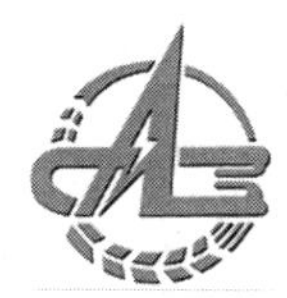

农业农村部农民教育培训规划教材
ཞིང་ལས་དང་གྲོང་གསེབ་ཕུའུ་ཞིང་པའི་སློབ་གསོ་དང་ཟབ་སྦྱོང་འཆར་འགོད་སློབ་དེབ།
农牧民教育培训系列教材（藏语版）
ཞིང་འབྲོག་མང་ཚོགས་ཀྱི་སློབ་གསོ་དང་ཟབ་སྦྱོང་སློབ་དེབ་ཕྲེང་བསྒྲར་མ།(བོད་ཡིག་པར་གཞི།)

养老护理

རྒན་གསོ་དང་གཉེར་སྐྱོང་།

中央农业广播电视学校　组编
ཀྲུང་དབྱང་ཞིང་ལས་རྒྱང་བསྒྲགས་བརྙན་འཕྲིན་སློབ་གྲྭས་སྒྲིག་འཛུགས་དང་རྩོམ་སྒྲིག་བྱས།

中国农业出版社
ཀྲུང་གོ་ཞིང་ལས་དཔེ་སྐྲུན་ཁང་།
北京
པེ་ཅིན།

图书在版编目（CIP）数据

养老护理：藏文 / 中央农业广播电视学校组编．—北京：中国农业出版社，2023.8

农业农村部农民教育培训规划教材　农牧民教育培训系列教材

ISBN 978-7-109-31055-1

Ⅰ.①养…　Ⅱ.①中…　Ⅲ.①老年人－护理－技术培训－教材－藏语　Ⅳ.①R473.2

中国国家版本馆CIP数据核字（2023）第158794号

中国农业出版社出版

地址：北京市朝阳区麦子店街18号楼

邮编：100125

责任编辑：高　原　文字编辑：索南黄加

版式设计：北京叶知舟文化传媒有限公司　　责任校对：索南草

印刷：三河市国英印务有限公司

版次：2023年8月第1版

印次：2023年8月河北第1次印刷

发行：新华书店北京发行所

开本：720mm×960mm　1/16

印张：12.25

字数：160千字

定价：30.50元

编审委员会

主　　任　刘明国

副 主 任　胡永万　陈良彪　刘爱芳

委　　员　童濛濛　刘　凯　次勒降泽　郭元建

　　　　　索南黄加　张娣红　李国建

原著编写人员

丛书主编　张文范

本册主编　赵宏珠　罗　刚　杨　萍

本册副主编　陈松蒲　张琴英

审　　稿　赵宏珠

翻译审定人员

翻　　译　吉毛先

审　　定　戈　明（译审）　华克加　泽让供

རྩོམ་སྒྲིག་ཚོགས་པ།

གྲུའུ་རེན། ཝེའུ་མིང་ཀུའོ།

གྲུའུ་རེན་གཞོན་པ། ཏུའུ་ཡུང་ཕན། ཁྲིན་ཝེའང་པེའོ། ཝེའུ་ཨའེ་ཧྲང་།

ཨུ་ཡོན། ཐུང་མིང་མིང་། ཝེའུ་ཁའེ། འཕྲིན་ལས་རྒྱལ་མཚན། ཀུའོ་ཡོན་ཙན།

བསོད་ནམས་དབང་རྒྱལ། གྲང་ཏི་ཏུང་། ལི་ཀུའོ་ཙན།

མ་རྩོམ་འབྲི་མཁན།

དཔེ་ཚོགས་གཙོ་སྒྲིག་པ། གྲང་ལྷུན་ཧྲན།

དེབ་འདིའི་གཙོ་སྒྲིག་པ། གྲོའོ་ཏུང་གྲུའུ། ལུའོ་ཀང་། དབྱང་ཕིང་།

དེབ་འདིའི་གཙོ་སྒྲིག་གཞོན་པ། ཁྲིན་སུང་ཕུའུ། གྲང་ཆིན་ཡིང་།

ཞུ་དག་པ། གྲོའོ་ཏུང་གྲུའུ།

ཡིག་སྒྱུར་དག་ཞུས་མི་སྣ།

ཡིག་སྒྱུར། ལྷུགས་མོ་བྱམས།

ཞུས་མཁན། དགེ་གཉེན།(ཞུས་ཆེན།) དཔལ་མཁར་རྒྱལ། ཚེ་རིང་མགོན།

前　　言

当前，少数民族语言农民教育培训教材特别是藏语教材品种不多，内容更新不及时，不能及时有效满足藏族地区农牧民学习需求，急需加强教材开发建设，为藏族地区农牧民提供更多有针对性和实用性的教材，切实提高农牧民素质素养和农业农村科技水平，助力藏族地区乡村人才振兴。按照农业农村部领导批示精神和计划财务司相关要求，中央农业广播电视学校组织编译了这套农牧民教育培训系列教材（藏语版），供相关机构开展高素质农民培训和职业教育使用。

本套教材定位服务教育培训，强调针对性和实用性，选择针对性强、覆盖面大、出版年限短、使用效果佳、编译基础好的现行教材进行编译出版。书中语言通俗易懂，技术深入浅出，实用性强，适合广大农牧民学习参考。希望这套教材的出版发行，为农牧民朋友带来丰富的精神食粮，为培养造就大批有文化、懂技术、善经营、会管理的高素质农牧民，巩固拓展藏族地区脱贫攻坚成果，促进乡村全面振兴、加快农业农村现代化作出积极贡献。

由于系列教材编译工作量较大，时间紧，水平有限，教材难免有疏漏之处，敬请广大读者批评指正。

中央农业广播电视学校

2023年2月

འགོ་བརྗོད།

མིག་སྔར་གྲངས་ཉུང་མི་རིགས་སྐད་ཡིག་གི་ཞིང་པའི་སློབ་གསོ་དང་ཟབ་སྦྱོང་སློབ་དེབ་དང་ལྷག་པར་དུ་བོད་ཡིག་སློབ་དེབ་རིགས་སྣ་ཉུང་བའི་ཁར་ནང་དོན་ཡང་གསར་སྒྱུར་བྱས་ཐུབ་མེད་པས། བོད་རིགས་ས་ཁུལ་གྱི་ཞིང་འབྲོག་མང་ཚོགས་ཀྱི་དགོས་མཁོ་དུས་ལྟར་གོ་འཕེར་བའི་སྒོ་ནས་བསྐང་ཐུབ་ཀྱི་མེད། དེར་བརྟེན། སློབ་དེབ་འཇུགས་སྐྲུན་ལ་ཤུགས་སྣོན་བརྒྱབ་སྟེ། བོད་རིགས་ས་ཁུལ་དུ་དམིགས་གཏད་རང་བཞིན་དང་ཉེར་སྤྱོད་རང་བཞིན་ལྡན་པའི་ཟབ་སྦྱོང་སློབ་དེབ་སྔར་ལས་མང་པོ་འདོན་སྤྲོད་བྱེད་དགོས་པ་དང་། ཞིང་འབྲོག་མང་ཚོགས་ཀྱི་བྱང་ཚད་དང་ཞིང་ལས་དང་གྲོང་གསེབ་ཀྱི་ཚན་རྩལ་ཚུ་ཚད་དངོས་གནས་མཐོར་འདེགས་གཏོང་དགོས་ལ། བོད་རིགས་ས་ཁུལ་གྱི་གྲོང་གསེབ་ཀྱི་ཤེས་ལྡན་མི་སྣ་དར་རྒྱས་གཏོང་བར་འདེགས་སྐྱོར་བྱེད་དགོས། ཞིང་ལས་དང་གྲོང་གསེབ་པུའུ་ཡི་འགོ་ཁྲིད་ཀྱི་མཆན་བཀོད་སློབ་སྟོན་གྱི་དགོངས་དོན་དང་འཆར་གཞི་ནོར་དོན་སི་ཡི་འབྲེལ་ཡོད་བླང་བྱ་ལྟར། ཀྲུང་དབྱང་ཞིང་ལས་རྒྱང་བསྒྲགས་བརྙན་འཕྲིན་སློབ་གྲྭ་ཡིས་བོད་ཡིག་པར་མའི་ཞིང་འབྲོག་མང་ཚོགས་ཀྱི་སློབ་གསོ་དང་ཟབ་སྦྱོང་སློབ་དེབ་ཕྲེང་བསྟར་མ་འདི་ཉིད་སྒྲིག་འཇུགས་དང་རྩོམ་སྒྱུར་བྱས་ཏེ། འབྲེལ་ཡོད་སྒྲིག་གཞིས་བྱང་ཚད་མཐོ་བའི་ཞིང་པའི་ཟབ་སྦྱོང་སྤེལ་བ་དང་ལས་རིགས་སློབ་གསོའི་ཐད་བཀོལ་སྤྱོད་བྱེད་པར་མཁོ་འདོན་བྱེད་པ་ཡིན།

སློབ་དེབ་ཕྲེང་བསྟར་མ་འདི་སྒྲིག་སྒྱུར་དང་དཔེ་སྐྲུན་བྱེད་སྐབས་སློབ་གསོ་དང་ཟབ་སྦྱོང་ལ་ཞབས་འདེགས་ཞུ་རྒྱུར་དམིགས་པ་དང་། དམིགས་གཏད་རང་བཞིན་དང་ཉེར་སྤྱོད་རང་བཞིན་གཙོ་སུ་བཟུང་སྟེ། དམིགས་གཏད་རང་བཞིན་ཆེ་བ་དང་། ཁྱབ་རྒྱ་ཆེ་

བ། དཔེ་སྐྲུན་དུས་ཚོད་ཐུང་བ། བཀོལ་སྤྱོད་ཀྱི་ཕན་འབྲས་བཟང་བ། སྒྲིག་སྒྱུར་གྱི་རྣང་གཞི་ལེགས་པ་བཅས་ཀྱི་ད་ལྟ་སྤྱོད་བཞིན་པའི་སློབ་དེབ་བདམས་པ་ཡིན། སློབ་དེབ་ཕྲེང་བསྐར་མ་འདིའི་ཚིག་སྦྱོར་གོ་བདེ་ཞིང་ཤེས་སླ་བ་དང་། ནང་དོན་ཕུན་སུམ་ཚོགས་ལ་ཉེར་སྤྱོད་རང་བཞིན་ཆེ་བའི་དགེ་མཚན་ལྡན་པས་ན། རྒྱ་ཆེའི་ཞིང་འབྲོག་མང་ཚོགས་ཀྱིས་སློབ་སྦྱོང་དང་ཟུར་ལྟའི་དཔྱད་གཞིར་འཛིན་པར་འཚམ་པོ་ཡིན། དཔེ་ཚོགས་འདི་དཔེ་སྐྲུན་འགྲེམ་སྤེལ་བྱས་པར་བརྟེན། ཞིང་འབྲོག་མང་ཚོགས་ལ་བསམ་པའི་ལོངས་སྤྱོད་ཕུན་སུམ་ཚོགས་པོ་གསོས་སུ་སྐྲུན་པ་དང་། ཤེས་ཡོན་ལྡན་པ་དང་། ལག་རྩལ་ལ་བྱང་བ། གཉེར་སྐྱོང་ལ་མཁས་པ། ངོ་དམ་ཤེས་པ་བཅས་ཀྱི་བྱང་ཚད་མཐོ་བའི་ཞིང་འབྲོག་མང་ཚོགས་སྐྱེད་སྲིང་བྱེད་པ། བོད་རིགས་ས་ཁུལ་གྱི་དབུལ་བྲལ་འགག་སྒྲོལ་གྲུབ་འབྲས་སྲ་བརྟན་དང་རྒྱ་སྐྱེད་གཏོང་བ། གྲོང་གསེབ་ཕྱོགས་ཡོངས་ནས་དར་རྒྱས་གཏོང་བ་དང་། ཞིང་ལས་དང་གྲོང་གསེབ་དེང་རབས་ཅན་དུ་འགྱུར་ཚད་མགྱོགས་སུ་གཏོང་བ་བཅས་ཀྱི་ཐད་ལ་ལེགས་སྐྱེས་བཟང་པོ་འབུལ་ཐུབ་པའི་རེ་བ་འཆང་ཡོད།

དཔེ་ཚོགས་འདིའི་རྩོམ་སྒྱུར་ལས་ཀ་ལྗིད་རྗོབ་ཆེ་བ་དང་། དུས་ཚོད་ཐུང་ངུའི་ནང་ཚགས་སུ་ཆུད་པར་བྱས་ཁར། རྩོམ་སྒྱུར་མི་སྣའི་ཡོན་ཚད་ལ་ཚད་གཟུང་ཡོད་རྐྱེན་དེབ་ནང་དུ་མི་འདང་བའི་ཆ་དང་ནོར་འཁྲུལ་གྱི་ཆ་ཡོད་སྲིད་པས་རྒྱ་ཆེའི་ཀློག་པ་པོ་རྣམས་ཀྱིས་དགོངས་འཆར་ལྷུག་སྤེལ་ཡོད་པ་མཁྱེན།

ཀྲུང་དབྱང་ཞིང་ལས་རྒྱང་བསྒྲགས་བརྒྱུད་འཕྲིན་སློབ་གྲྭ།

2023ལོའི་ཟླ་2པར།

དཀར་ཆག

ས་བཅད་དང་པོ། ཁྱིམ་ཚང་ནས་རྒྱན་འགོགས་ཀྱི་ལུས་ཁམས་བདེ་སྐྱོང་གི་རྨང་གཞི། ....(1)

དང་པོ། ཁྱིམ་ཚང་ནས་རྒྱན་འགོགས་ཀྱི་ལུས་ཁམས་བདེ་སྐྱོང་ཡོང་ཐབས། ....(1)

གཉིས་པ། གཙང་སྦྲ་དང་དུག་སེལ། སྲིན་འཇོམས་ཀྱི་ལག་རྩལ། ....(4)

གསུམ་པ། རྒྱན་འགོགས་ཀྱིས་རང་ཁྱིམ་ནས་སྨན་སྦྱོད་པའི་རྨང་གཞིའི་ཤེས་བྱ། ....(10)

ས་བཅད་གཉིས་པ། རྒྱན་འགོགས་ཀྱི་འགྱུལ་སྐྱོད་མ་ལག་དང་འབྲེལ་བའི་འཚོ་བ་དང་གཉེར་སྐྱོང་ལག་རྩལ། ....(18)

དང་པོ། རྒྱན་འགོགས་ཀྱི་ཁམས་སྲུང་འཕྱུར་མཉེད། ....(18)

གཉིས་པ། རྒྱན་འགོགས་རང་ཉིད་ཀྱིས་སྲུང་བརྟར་བྱེད་སྟངས།.....................................(19)

གསུམ་པ། རྐང་ལག་སྐྱོན་ཅན་གྱི་རྒྱན་འགོགས་ལ་གཉེར་སྐྱོང་། ....(21)

བཞི་པ། རང་ནུས་ཉམས་པའི་རྒྱན་འགོགས་ལ་རྐང་ལག་བཀྲུ་རོགས་བྱེད་པ། ....(24)

ལྔ་པ། རྒྱན་འགོགས་ཀྱི་རུས་ཚིགས་གྲུམ་ནད་ལ་གཉེར་སྐྱོང་། ....(26)

དྲུག་པ། རྒྱན་འགོགས་ཀྱི་དཔྱང་པའི་གཉན་ཚད། ....(28)

བདུན་པ། གྲིབ་སྐྱོན་ཕོག་པའི་རྒྱན་འགོགས་ཀྱི་གཉེར་སྐྱོང་། ....(29)

ས་བཅད་གསུམ་པ། རྒྱན་འགོགས་ཀྱི་འཇུ་བྱེད་མ་ལག་དང་འབྲེལ་བའི་འཚོ་བ་དང་གཉེར་སྐྱོང་ལག་རྩལ། ....(32)

དང་པོ། མིའི་མགོ་བོ་ནས་འཚོ་བཅུད་དོ་མཉམ་མིན་རྟགས་ངོས་འཛིན་པ། ....(32)

གཉིས་པ། ཁའི་བདག་སྐྱོང་། ....(34)

གསུམ་པ། རྒན་འགོགས་ལ་འཚམ་པའི་ཁ་ཟས་གདམ་པ། ....(37)

བཞི་པ། ལུགས་མཐུན་གྱིས་ཟས་བསྟེན་སྟངས། ....(41)

ལྔ་པ། རྒན་འགོགས་ཀྱི་བཤང་འགག་པ། ....(43)

དྲུག་པ། ཁོག་པ་བཤལ་བར་གཉེར་སྐྱོང་། ....(47)

བདུན་པ། ཟ་འཕྲུང་བྱ་བར་སྐྱོན་ཐེབས་པའི་རྒན་འགོགས་ལ་གཉེར་སྐྱོང་བྱེད་སྟངས། ....(48)

ས་བཅད་བཞི་པ། རྒན་འགོགས་ཀྱི་དབུགས་ལམ་མ་ལག་དང་འབྲེལ་བའི་འཚོ་བ་དང་
གཉེར་སྐྱོང་ལག་རྩལ། ....(52)

དང་པོ། འཁྱིན་ཧུབ་ལུས་རྟགས། ....(52)

གཉིས་པ། འཁྱིན་ཧུབ་འཇལ་བ། ....(53)

གསུམ་པ། དབྱང་རླུང་ཧུབ་ཏུ་འཇུག་པའི་ལག་རྩལ། ....(54)

བཞི་པ། དལ་གཤིས་གློ་སྦུག་ཡན་ལག་གཉན་ཚད། ....(56)

ལྔ་པ། གློ་ཚད་ཅན་གྱི་གཉེར་སྐྱོང་བྱེད་སྟངས། ....(59)

ས་བཅད་ལྔ་པ། རྒན་འགོགས་ཀྱི་གཅིན་འཛག་མ་ལག་དང་རྒྱུད་སྲེལ་མ་ལག་དང་
འབྲེལ་བའི་འཚོ་བ་དང་གཉེར་སྐྱོང་ལག་རྩལ། ....(63)

དང་པོ། རྒན་འགོགས་ཀྱི་གཅིན་ལམ་ལ་ཐེབས་རེད་བྱུང་བར་ནད་གཡོག་བྱེད་སྟངས། ....(63)

གཉིས་པ། མཚན་དབྲག་གི་གཙང་སྦྲ། ....(65)

གསུམ་པ། སྐྱེས་པའི་མདུན་དངར་གཤེར་ཚེན། ....(67)

བཞི་པ། བུད་མེད་ཀྱི་གསང་ལམ་གཉན་ཚད། ....(71)

ལྔ་པ། མཁལ་མའི་ནུས་པ་ཉམས་པ། ....(74)

དྲུག་པ། གཅིན་པ་འགག་ལྷག ....(82)

བདུན་པ། བཤད་རྩ་འཚོར་བ། ......(85)

ས་བཅད་དྲུག་པ། རྒན་འཁོགས་ཀྱི་གཞེར་འཛག་མ་ལག་དང་འབྲེལ་བའི་འཚོ་བ་དང་གཉོར་སྐྱོང་ལག་རྩལ། ......(87)
དང་པོ། རྒན་འཁོགས་ཀྱི་གཤེར་འཛག་མ་ལག་གི་ནད་གཡོག་རྒྱུན་སྤྱོད། ......(87)
གཉིས་པ། ནད་གཡོག་ཁྲོད་ཀྱི་བདེ་ཐང་བསྲུག་བསླབ། ......(90)
གསུམ་པ། རྒན་འཁོགས་ཀྱི་དྲིག་ནད། ......(91)
བཞི་པ། རྒན་འཁོགས་ཀྱི་གཅིན་མངར་ནད། ......(94)

ས་བཅད་བདུན་པ། རྒན་འཁོགས་ཀྱི་རྩ་ལམ་མ་ལག་དང་འབྲེལ་བའི་འཚོ་བ་དང་གཉོར་སྐྱོང་ལག་རྩལ། ......(102)
དང་པོ། རྩ་ལམ་མ་ལག་གི་གནས་ཚུལ། ......(102)
གཉིས་པ། ཁྲག་ཤེད་འཛལ་བ། ......(104)
གསུམ་པ། རྒན་འཁོགས་ཀྱི་རྒྱུན་མཐོང་དཔལ་གཤིས་ནད་རིགས་འགོག་པར་བརྩོན་པ། ......(108)
བཞི་པ། ཟེ་དཔྱིབས་སྙིང་ནད། ......(110)
ལྔ་པ། གླད་པའི་གྲིབ་ནད། ......(113)
དྲུག་པ། ན་རྒས་ཅན་གྱི་སྐྲན་ནད་བཅོ་སྐྱོང་། ......(117)

ས་བཅད་བརྒྱད་པ། རྒན་འཁོགས་ཀྱི་ཆོར་སྣང་མ་ལག་དང་འབྲེལ་བའི་འཚོ་བ་དང་གཉོར་སྐྱོང་ལག་རྩལ། ......(125)
དང་པོ། རྒན་འཁོགས་ཀྱི་ཆོར་སྣང་མ་ལག་གི་ནུས་པའི་འགྱུར་ལྡོག ......(125)
གཉིས་པ། ལུས་དྲོད་ལུས་རྟགས། ......(126)
གསུམ་པ། རྒན་འཁོགས་ལ་སེན་མོ་འབྲིག་རིགས་དང་ཁ་སྤུ་བཞར་རིགས། ......(129)

བཞི་པ། རྒན་འཁོགས་ལ་འབྱུང་རོགས་བྱེད་པ། ....(131)

ལྔ་པ། རྒན་འཁོགས་ལ་གྱོན་གོས་ཕུད་གོན་དང་མལ་ཆས་ལེགས་སྒྲིག་བྱེད་རོགས། .....(137)

དྲུག་པ། ལུས་དྲོད་འཇལ་ཐབས་འགའ། ....(140)

བདུན་པ། ཚ་དྲོད་ཁུག་མ་དང་དར་འཁྱག་ཁུག་མ་བཀོལ་བ། ....(144)

བརྒྱད་པ། ན་རྒས་ཅན་གྱི་པགས་ནད། ....(147)

དགུ་པ། རྒན་འཁོགས་ཀྱི་མིག་གི་བདེ་སྲུང་། ....(151)

བཅུ་པ། རྒྱུན་མཐོང་མིག་ནད། ....(152)

བཅུ་གཅིག་པ། རྣ་ཤེས་ཉམས་པའི་རྒན་འཁོགས་ལ་བདག་སྐྱོང་བྱེད་པ། ....(157)

ས་བཅད་དགུ་པ། རྒན་འཁོགས་ཀྱི་དབང་རྩ་མ་ལག་དང་འབྲེལ་བའི་འཚོ་བ་དང་
གཉེར་སྐྱོང་ལག་རྩལ། ....(162)

དང་པོ། རྒན་འཁོགས་ཀྱི་སེམས་ཁམས་གསོ་སྐྱོང་། ....(162)

གཉིས་པ། ཨའར་ཚེ་ཧའི་མོའི་ནད། ....(168)

གསུམ་པ། པ་ཅིན་སེན་ནད། ....(171)

བཞི་པ། ཤེས་རྟོགས་ལ་གེགས་བར་ཐེབས་པའི་རྒན་འཁོགས་ལ་གཉེར་སྐྱོང་། ....(172)

ཀ་ཁྲེང་ལྟར་བསྒྲིགས་པའི་ཐ་སྙད་བོད་རྒྱ་ཤན་སྦྱར། ....(181)

ས་བཅད་དང་པོ། ཁྱིམ་ཚང་ནས་རྒྱན་འཁོགས་ཀྱི་ལུས་ཁམས་བདེ་སྐྱོང་གི་རྨང་གཞི།

དང་པོ། ཁྱིམ་ཚང་ནས་རྒྱན་འཁོགས་ཀྱི་ལུས་ཁམས་བདེ་སྐྱོང་ཡོང་ཐབས།

ཁྱིམ་ཚང་གི་རྒན་གསོ་ནད་གཡོག་པས་རྒན་འཁོགས་ཀྱི་ལུས་ཁམས་བདེ་སྐྱོང་བྱ་བར་འཚོ་བཅུད་དོ་མཉམ་དང་འཚོ་བ་ཡག་སྐྱོང་རྨང་གཞི་བྱས་ནས། སྨན་གསོའི་སྐྱོང་ཚུལ་གྱི་རམ་འདེགས་ལ་བརྟེན་ཞིང་། རྩ་ལམ་བདེ་སྲུང་གཙོ་གནད་ལ་འཛིན་པའི་གཅིག་སྒྲིལ་གྱི་སྐྱོང་ཐབས་སྤྱད་དགོས།

1. འཚོ་བཅུད་དོ་མཉམ་དང་འཚོ་བ་ཡག་སྐྱོང་རྨང་གཞི་ལ་འཛིན་པ།

མིའི་ལུས་ཕུང་ནི་གཙོ་བོ་ཆུ་དང་སྤྱི་དཀར་རྫས། ཚིལ་ཞག །མངར་ཀ།(ཐླན་ཆུ་འདྲེས་གྱུར་རྫས།) གཉེར་རྫས། འཚོ་བཅུད་དངོས་རྫས། ཚ་སྣའི་རྫས། ལྷང་ལོའི་རྫས། མདོག་ཚགས་རྫས་སོགས་དངོས་རྫས་ཀྱིས་གྲུབ་ཅིང་། དེ་དག་ནི་མིའི་ཚེ་སྲོག་འགྲུལ་སྐྱོད་ལ་ངེས་པར་མཁོ་བའི་འཚོ་བཅུད་ཀྱི་གཞི་ཡིན། དངོས་པོའི་འཚོ་བཅུད་དེ་དག་སྤྱད་ནས་ཚེ་སྲོག་འགྲུལ་སྐྱོད་རྒྱུན་འཁྱོངས་བྱེད་དགོས། ཚེ་སྲོག་བདེ་ཐང་གི་སྔོན་འགྲོ་ནི། དངོས་པོ་དེ་དག་གི་འཚོ་བཅུད་ཀྱིས་ལུས་པོའི་དགོས་མཁོ་ཚིམ་ལ་དོ་མཉམ་ཡོང་བར་བྱེད་པ་དེ་ཡིན། མི་ཞིག་གི་འཚོ་བཅུད་དོ་མཉམ་བྱུང་ན་དེ་ཉིད་བདེ་ཐང་དུ་འགྱུར། ལུགས་མཐུན་གྱི་འཚོ་བཅུད་ནི་བདེ་ཐང་གི་རྨང་གཞི་ཡིན།

རང་ཁྱིམ་ནས་རྒན་འཁོགས་ལ་གཉེར་སྐྱོང་བྱེད་ཚུལ་ཐད་ནས། རྒྱུན་ལྡན་འཚོ་བའི་ཡག་སྐྱོང་ལས་ཀ་དེ་རྨང་གཞིའི་ལས་གཉེར་གལ་ཆེན་ཞིག་ཡིན་པ་གདོན་མི་ཟ།

2. སྨན་གསོ་གཉེར་སྐྱོང་ལག་རྩལ་གྱི་རིམ་འདེགས་ལ་བརྟེན་པ།

བདེ་སྐྱོང་ལག་རྩལ་ལས་མང་ཤས་ཤིག་སྨན་ཁང་པོ་ནར་མ་གཏོགས་ཁྱིམ་ཚང་ནས་སྤྱོད་མི་འོས། འོས་འཚམ་གྱིས་སྨན་གསོ་གཉེར་སྐྱོང་ལག་རྩལ་བཀོལ་སྤྱོད་བྱེད་པ་ནི། ཁྱིམ་མི་ནད་གཡོག་པས་རང་ཁྱིམ་ནས་གཉེར་སྐྱོང་བྱ་བར་སྤྱོད་འཚམ་པའི་རྨང་གཞིའི་ལག་རྩལ་གྱི་འཇུག་རིམ་ཡིན།

བྱེ་བྲག་གི་ཚུལ་ནི་གཤམ་གསལ་ལྟར།

❀ ལུས་ཁམས་ཀྱི་ཉམས་བརྟག་པ། དཔེར་ན། ལུས་དྲོད། ཁྲག་རྩ་འཕར་ཚུལ། དབུགས་ཀྱི་འབྱིན་རྔུབ། ཁྲག་ཤེད་བརྟག་པ་བཅས་རེད།

❀ ཁྱིམ་ཚང་གི་རྒན་སྐྱོང་རྨང་གཞི། དཔེར་ན། ཁ་ནང་། མགོ་སྐྲ། པགས་མདོག །གཟིམ་གཉིད། རྒྱབ་རྨ་ཐེབས་པ། གཉེར་སྐྱོང་བཅས་རེད།

❀ རྒྱུན་བཀོལ་དམར་དཔེ་བརྟུ་བ། ལུད་པའི་དམར་དཔེ་དང་གཅིན་པའི་དམར་དཔེ་བཅས་རེད།

❀ དལ་གཤིས་གཙོང་ནད། ལུས་ནུས་ཉམས་པ། བློ་རིག་ཉམས་པ། ཁྲག་གྲིབ་ཕོག་པ། ཉུས་པ་ཆག་པ། རྐེད་ཚིགས་མཚམས་འབུར་ནད་སོགས་ལ་རང་ཁྱིམ་ནས་གཉེར་སྐྱོང་བྱེད་པ་ལྟ་བུ་རེད།

3. རྩ་ལམ་གྱི་བདེ་སྲུང་གཙོ་གནད་ལ་འཛིན་པ།

(1) མི་ལུས་ཀྱི་རྩ་ལམ་ནི་ནད་མེད་ཚེ་རིང་གི་གསང་བའི་གནས་ཡིན། མི་ལུས་ཀྱི་ནུས་པ་ཐམས་ཅད་དབང་རྩ་མ་ལག་ནས་ཚོད་འཛིན་ཡོང་བ་ཡིན་ལ། ནད་གཞི་འབྱུང་བའི་རྒྱུ་རྐྱེན་ནི་དབང་རྩའི་མ་ལག་ནས་ལས་རིམ་ཁ་ཤས་ལ་ཚོད་འཛིན་མ་ཐུབ་པ་དང་། ནད་གཞི་

སངས་དྲག་འགྲོ་བ་ནི་དབང་རྩ་སླར་གསོ་བྱུང་བའི་འབྲས་བུའམ་ཡང་ན་དབང་རྩ་ནི་ལུས་པོ་སྤྱིའི་སྟོམས་སྒྲིག་མ་ལག་ཡིན་ལ། ནད་རིགས་འགོག་བཅོས་བྱེད་པའི་བདེ་སྲུང་མ་ལག་ཀྱང་ཡིན།

དེང་རབས་ཀྱི་སྐྱེ་དངོས་རིག་པ་བ་གྲགས་ཅན་ཕུའུ་ལུའུ་སི・ལི་ཕུའུ་ཏུན་གྱིས་བརྩམས་པའི་《དད་སེམས་ཀྱི་སྟོབས་ཤུགས་》ཟེར་བའི་དེབ་དེར། "ལུས་པོ་ནི་གྲུ་ནོམ་པའི་ནུས་སྟོབས་ཀྱི་རྒྱུ་ལམ་ཞིག་གམ་རྩ་ལམ་རང་རེད།" "སྨན་གསོ་ལས་རིགས་ཀྱིས་ཁིངས་དྲིགས་དང་ལོ་ངོ་སུམ་སྟོང་གི་ལོ་རྒྱུས་ལྡན་པའི་སྤྱོད་བཟང་ཤར་ཕྱོགས་གསོ་རིག་དེ། ཚན་རིག་དང་མི་མཐུན་པར་འདོད་ནས་དམའ་འབེབས་བྱེད་མོད། འོན་ཀྱང་དེའི་གཞི་འཛིན་ས་ནི་སྔར་ལས་གཏིང་ཟབ་པའི་འཛིག་རྟེན་ལྟ་བ་ཞིག་རེད་"ཅེས་བསྟན།

(2) རྩ་ལམ་བདེ་སྲུང་ཟེར་བ་དེ་མི་རྣམས་དང་ཁྱིམ་ཚང་གིས་ཡོངས་སུ་ཁྱབ་པར་དང་ལེན་བྱེད་ཀྱིན་འདུག །རྩ་ལམ་སྙར་ནས་སླེང་ཚེ། ཀྲུང་གོའི་ཁྱིམ་ཚང་ཀུན་གྱིས་ཤེས་པར་མ་ཟད། དར་མ་ཚང་མས་ཙུང་ཟད་ལག་བསྟར་བྱེད་སྲིད། དཔེར་ན། མགོ་བོ་ན་དུས་མགོ་བོ་རྗེབ་པ་དང་། རྐང་པ་ན་དུས་རྐང་པ་རྡུང་བ། ག་ཚོད་ན་ན་དེ་ག་གནོན་ཙམ་བྱེད་པ་རེད། གལ་སྲིད་གསབ་སྦྱོང་བྱས་པ་བརྒྱུད་རྩ་ལམ་གྱི་འཕོར་སྐྱོད་ཆོས་ཉིད་ལྟར་གཏན་ལ་ཕབ་པའི་ལག་རྩལ་བཀོད་སྤྱོད་བྱས་ན། དེ་ལ་ཕན་འབྲས་ཡག་ཙམ་འབྱུང་བ་རེད།

ཁྱིམ་ཚང་ནས་ནད་འཕོགས་གཉེར་སྐྱོང་བྱེད་པའི་དོན་དེ་ནི་རྟོག་འཛིང་ཅན་ཞིག་སྟེ། དེའི་དོན་སྣ་ཚོགས་ཞིབ་འཇུག་བྱེད་པར་ཤུགས་གཏད་པ་ལ་མུ་མཐུད་ནས་མཐོང་ཆེན་བྱེད་བཞིན་ཡོད། ང་ཚོས་ཞིབ་འཇུག་དེ་བས་མང་བ་དང་ལག་ལེན་དེ་བས་མང་བ་བྱས་ཚེ། གཞི་ནས་འབྱུང་འགྱུར་ཁྱིམ་ཚང་གི་ནད་སྐྱོང་འཆར་གཞི་དེ། བརྟན་བརླིང་དང་ཉམས་མྱོང་དང་རིག་གཞུང་གི་རྨང་གཞིར་བརྟེན་ཐུབ་འགྲོ།

གཉིས་པ། གཙང་སྦྲ་དང་དུག་སེལ། སྲིན་འཇོམས་ཀྱི་ལག་རྩལ།

1. གཙང་སྦྲ་དང་དུག་སེལ། སྲིན་འཇོམས་ཀྱི་གཞི་རྩའི་གོ་དོན།

(1) གཙང་སྦྲ། གཙང་སྦྲ་ནི་ཆུ་གཙང་མ་དང་འདག་བྱེད་གཤེར་ཁུས་དངོས་པོའི་ཕྱི་ངོས་ལ་བཙོག་སྙིགས་ཐེབས་པ་ཡོད་ཚད་གཙང་སེལ་བྱེད་པ་ལ་ཟེར།

(2) དུག་སེལ། དུག་སེལ་ནི་དངོས་ལུགས་སམ་རྫས་འགྱུར་གྱི་ཐབས་ལ་བརྟེན་ནས། ཁོར་ཡུག་ཁྲོད་ཀྱི་ནད་སྐྱེད་སྲིན་འབུ་དང་གནོད་ལྡན་སྲིན་འབུ་གཙང་སེལ་ལམ་རྩ་མེད་དུ་བཏང་ནས། དེའི་གྲངས་འབོར་གནོད་མེད་ཚད་དུ་གཏོང་བར་ཟེར། དུག་སེལ་ལ་སྤྱོད་པའི་སྨན་རྫས་དེར་དུག་སེལ་སྨན་རྫས་ཟེར།

(3) སྲིན་འཇོམས། སྲིན་འཇོམས་ནི་དངོས་ལུགས་སམ་རྫས་འགྱུར་གྱི་ཐབས་ལ་བརྟེན་ནས། དངོས་པོའི་ཁྲོད་ཀྱི་སྐྱེ་དངོས་འབུ་རབ་གཙང་སེལ་ལམ་རྩ་མེད་དུ་གཏོང་བ་ལ་ཟེར་ཞིང་། དེར་ནད་སྐྱེད་སྲིན་འབུ་དང་ནད་མི་སྐྱེད་སྲིན་འབུ་འདུས་སྲིད། སྲིན་འབུ་བཅོམ་པའི་དངོས་རྫས་ལ་སྲིན་མེད་དངོས་རྫས་ཟེར།

དུག་སེལ་དང་སྲིན་འཇོམས་ནི་དོན་སྤྱི་མི་འདྲ་བ་གཉིས་རེད། དུག་སེལ་བྱས་ཚད་སྲིན་འཇོམས་ཚད་གཞིར་སླེབས་པའི་ངེས་པ་མེད་མོད། འོན་ཀྱང་སྲིན་འཇོམས་བྱས་པ་དུག་སེལ་གྱི་ཚད་གཞིར་སླེབས་ཡོད་པ་ཐག་རེད།

(4) དུག་སེལ་སྲིན་འཇོམས་ཀྱི་དོན་སྙིང་། ན་ཚོད་ཇེ་མཐོར་སོང་བ་དང་བསྟུན་ནས། རྒན་འཁོགས་ཀྱི་ལུས་ཕུང་གི་བདེ་སྲུང་ནུས་པ་དང་ནད་འགོག་ནུས་པ་རིམ་བཞིན་ཇེ་ཞན་ལ་གྱུར་ནས་ན་ཚ་འབྱུང་བ་རེད། གལ་སྲིད་ནད་དུག་ཁ་ཤས་འགོས་ཚེ། རྒན་འཁོགས་ལ་རིམས་ནད་འགོ་ཉེན་ཇེ་ཆེར་འགྲོ་སྲིད། དེར་བརྟེན། གཙང་སྦྲ་དང་དུག་སེལ། སྲིན་འཇོམས་ལས་གཉེར་དེ་རྒན་གསོའི་ཞབས་ཞུ་ཁྲོད་ཀྱི་རྨང་གཞིའི་ལས་ཀ་གལ་ཆེན་ཞིག་ལགས།

2. རྒྱུན་སྤྱོད་ཀྱི་དུག་སེལ་སྲིན་འཛོམས་བྱེད་ཐབས།

རྒྱུན་སྤྱོད་ཀྱི་དུག་སེལ་སྲིན་འཛོམས་བྱེད་ཐབས་ལ་དངོས་ལུགས་ཀྱིས་སྲིན་འཛོམས་ཐབས་དང་རྫས་འགྱུར་གྱིས་སྲིན་འཛོམས་ཐབས་ཏེ་རིགས་གཉིས་ཡོད།

(1) རྒྱུན་སྤྱོད་ཀྱི་དངོས་ལུགས་སྲིན་འཛོམས་བྱེད་ཐབས།

མེས་སྲེག་ཐབས། མེས་སྲེག་ཐབས་ནི་ནད་སྲིན་ཡོད་ལ་ཉར་རིན་མེད་པའི་དངོས་རྫས་མེ་ལ་སྲེག་པའི་ཐབས་རེད། དེ་ནི་སྟབས་བདེ་ཞིང་ལག་བསྟར་མགྱོགས་པ། ཕྱོད་བཟང་བའི་སྲིན་འཛོམས་བྱེད་ཐབས་ཤིག་ཡིན་མོད། འོན་ཀྱང་དངོས་རྫས་ལ་གཏོར་བརླག་ཐེབས་ཚད་ཆེ་བ་རེད།

སྤྱོད་འཐུས་ཁྱབ་ཁོངས། མང་ཆེ་བ་བཙོག་ཐེབས་གཙུད་བྱུག་རྒྱུ་ཆ་དང་ཤོག་རྡུག་སོགས་ཉར་རིན་མེད་པའི་དངོས་རྫས་ལ་སྤྱོད་པ་དང་། ཀྱུ་ཀྱུ་ཤལ་ཅན་དངོས་རྫས་ཀྱང་མེ་ལ་བསྲེགས་ནས་དུག་སེལ་བྱེད་ཆོག་པ་རེད། དཔེར་ན། ཁྲུས་གཞོང་དང་ཀ་ཏོ་ར་ལ་དུག་སེལ་བྱེད་པར། ཐོག་མར་ཁྲུས་གཞོང་གཙང་མར་བཀྲུས་རྗེས། 95%ཅན་གྱི་ཁྲིན་ཁ་པ་ཅུང་ཙམ་ལྷུག་པ་དང་། མེ་སྦར་རྗེས་དལ་གྱིས་གཞོང་སྡོད་དེ་མེ་ཐེབས་པའི་ཕྱོགས་ལ་འཕོར་དུ་བཅུག་སྟེ། ནང་ངོས་ཚང་མ་བསྲེགས་ནས་དུག་སེལ་གྱི་དམིགས་ཡུལ་འགྲུབ་དགོས།

རླངས་བཙོ་ཐབས། རླངས་བཙོ་ཐབས་ནི་དངོས་རྫས་ཆུའི་ནང་དུ་འཛོག་པ་དང་། ཆུ་བསྐོལ་ནས་100℃ལ་སླེབས་རྗེས། སྐར་མ་5～10ལ་རྒྱུན་འཁྱོངས་བྱས་ནས་སྲིན་ཕྲ་གསོད་པ་ཡིན་ལ། དེ་ནི་སྟབས་བདེ་བའི་སྲིན་འཛོམས་ཐབས་བཀོད་ཅིག་ཡིན།

སྤྱོད་འཐུས་ཁྱབ་ཁོངས། རླངས་བཙོ་དུག་སེལ་ནི་སྤྱིར་བཏན་གཤེར་ལ་མི་སླྲག་པ་དང་ཚ་བ་བཟོད་པའི་དངོས་རྫས་ལ་སྤྱོད་དེ། དཔེར་ན། སྲིང་བལ་གྱི་བཏགས་པ་དང་། ཀྱུ་ཀྱུ་ཤལ། ལྕགས་རིགས། ཤེལ་རིགས་ལྟ་བུ།

ཁྱོད་ལ་རྩལ་ཆུང་ཞིག་འབྲིད།

རླངས་བཙོ་བྱེད་ཐབས་བཀོལ་དུས། སྔོན་ལ་དངོས་པོ་གཙང་མར་བཀྲུ་དགོས་ལ། ཆུའི་མང་ཉུང་འདང་ངེས་ཤིག་དང་། དངོས་རྫས་རྣམས་ངེས་པར་ཆུའི་ནང་ལ་སྦངས་དགོས། ཆེ་ཆུང་གཅིག་མཚུངས་ཀྱི་

དངོས་རྫས་དཔེར་ན། དཀར་ཡོལ་དང་གཞོང་བ་དག་གཅིག་ནང་གཅིག་རྩིག་མི་རུང་བར། ངེས་པར་བཀར་དགོས། རླངས་བཙོ་བྱེད་དུས་གང་འདོད་དུ་ནང་ལ་དངོས་རྫས་འཛོག་མི་རུང་། ཆེས་མཐའ་མཇུག་ནང་ལ་བཞག་པའི་རླངས་བཙོ་དུས་ཚོད་ནས་བརྩི་དགོས།

③ ཉི་འོད་འཕྲོ་ཐབས། ཉི་འོད་འཕྲོ་ཐབས་ནི་ཉི་འོད་ཁྲོད་ཀྱི་སྨུག་ཕྱིའི་འོད་ཐིག་ལ་བརྟེན་ནས་དངོས་རྫས་ཕྱི་ངོས་ཀྱི་ནད་སྲིན་གསོད་པའི་ཐབས་བཀོད་ཅིག་ཡིན།

སྤྱོད་འཐུས་ཁྱབ་ཁོངས། མལ་ཆས་དང་མལ་གདན། ལྭ་བ་སོགས་ལ་དུག་སེལ་བྱེད་པར་སྤྱོད་པ་མང་།

ཁྱོད་ལ་རྒྱལ་ཚུང་ཞིག་འདྲིད།

དངོས་པོ་ཐད་ཀར་ཉི་འོད་འོག་ནས་སྐེམ་པ་དང་། ཆུ་ཚོད་གཉིས་རེའི་ནང་གཞོག་བརྗེས་ན། ཆུ་ཚོད་དྲུག་གི་ནང་དུག་སེལ་གྱི་དམིགས་ཡུལ་འགྲུབ་ཐུབ།

④ སྨུག་ཕྱིའི་འོད་ཐིག་གིས་དུག་སེལ་བྱེད་ཐབས། དེ་ནི་སྨུག་ཕྱིའི་འོད་ཐིག་གི་གློག་སྒྲུག་ནས་འོད་འཕྲོ་བ་བརྒྱུད་ནད་དུག་གསོད་པའི་བྱེད་ཐབས་ལ་ཟེར། སྨུག་ཕྱིའི་འོད་ཐིག་གི་གློག་སྒྲུག་དང་འོད་འཕྲོ་དངོས་རྫས་བར་གྱི་ཐོད་བཟང་བར་ཐག་སྨི2ལས་མི་བརྒྱུད་པ་དང་། འོད་འཕྲོ་དུས་ཡུན་སྐར་མ30～60ཙམ་འཚམ་པ།

སྤྱོད་འཐུས་ཁབ་ཁོངས། མཁའ་རླུང་དང་མལ་ཁྲི། མལ་ཆས། མལ་གདན་སོགས་ཀྱི་དངོས་རྫས་ལ་འོད་འཕྲོ་དུག་སེལ་བྱེད་པར་སྤྱོད་པ་མང་།

(2) རྫས་འགྱུར་གྱིས་སྲིན་འཛོམས་བྱེད་ཐབས།

རྫས་འགྱུར་གྱིས་དུག་སེལ་སྲིན་འཛོམས་བྱེད་ཐབས་ནི། རྫས་འགྱུར་སྨན་རྫས་སྤྱད་ནས་སྐྱེ་དངོས་ཕྲ་རབ་ཀྱི་སྐྱེ་འཕེལ་ལ་ཚོད་འཛིན་པའམ། ཡང་ན་སྐྱེ་དངོས་ཕྲ་རབ་གསོད་པའི་དུག་སེལ་བྱེད་ཐབས་རེད། དུག་སེལ་བྱ་ཡུལ་ནི་གཙོ་བོ་སྐྱེ་པགས་དང་། འབྲུར་སྐྱི། ཡོ་

བྱེད། རྩ་ཆུ་བཤང་ལུད་སོགས་ལ་གཙོ་བོར་སྤྱོད་པ་རེད།

རྫས་འགྱུར་གྱི་དུག་སེལ་སྤེབ་ཀ་དག་གཤམ་གསལ་ལྟར།

❁ 2.5%～5%ཏིན་ཆང་། འདི་ནི་སྐྱི་པགས་ཀྱི་དུག་སེལ་བར་སྤྱོད།

❁ 75%ཡི་ཁྲུན་ཁ་པ། འདི་ནི་སྐྱི་པགས་ལ་དུག་སེལ་དང་། སྣོད་ཆས་ཆུ་ནང་དུ་སྦངས་ནས་སྐར་མ་30ཡན་ལ་དུག་སེལ་བྱེད་པར་སྤྱོད།

❁ དཀར་བྱེད་ཕྱེ་མ། འདི་ནི་རྒྱུན་པར་བཤང་ལུད་དངོས་རྫས་རིགས་ལ་དུག་སེལ་བྱེད་པར་སྤྱོད།

❁ ཀོ་ཚོད་ཁིལ་འདུས་དུག་སེལ་གཤེར་ཁུ། སྤྱིར་བཏང་དངོས་རྫས་ལ་དུག་སེལ་བྱེད་སྐབས་ཀོ་ཚོད་ཁིལ་འདུས་དུག་སེལ་གཤེར་ཁུའི་གར་ཚད་དེ་ཏའོ་ཁེ་འམ་ཏའོ་ཧྲེང་250～500བར་ཡིན་དགོས། རྒྱུན་པར་ས་ངོས་དང་ཅོག་ཙེ། རྐུབ་སྟེགས། ཁྱིམ་ཆས། ཟས་སྣོད། བཤང་གཅིའི་སྣོད་སོགས་ཀྱི་དུག་སེལ་ལ་སྤྱོད་པ་རེད།

3. ཟས་སྣོད་དང་ཟ་ཕོར་ལ་དུག་སེལ་བྱེད་པ།

ཟས་ཐུན་རེ་རེར་ཟས་སྣོད་ལ་དུག་སེལ་བྱེད་པ་དང་། ཟ་ཕོར་ལ་དུས་རེས་ལྟར་གཙང་སྦྲ་དུག་སེལ་བྱེད་དགོས། རྒྱུན་སྤྱོད་དུག་སེལ་ཐབས་བཀོད་གཤམ་གསལ་ལྟར།

❁ སྐར་མ་15ལ་བཙོས་ནས་དུག་སེལ་བ།

❁ རླངས་པ་རྒྱུ་ཏུ་བཅུག་ནས་སྐར་མ་20ཙམ་ལ་དུག་སེལ་བྱེད་པ།

❁ ཀོ་ཚོད་ཁིལ་འདུས་དུག་སེལ་གཤེར་ཁུ་ཏའོ་ཁེ་འམ་ཏའོ་ཧྲེང་250～500བསྲེས་པའི་ནང་ནས་སྐར་མ་30རིང་སྦངས་པ།

❁ འགོས་ནད་ཅན་གྱི་ནད་སྲིན་ཡོད་པར་དོགས་པའི་ཟ་འཕྲུང་ཡོ་བྱད་ལ། དུག་སེལ་—གཙང་སྦྲ—ཡང་སེལ་བཅས་ཀྱི་ཐབས་སྤྱད་ནས། ཀོ་ཚོད་ཁིལ་འདུས་དུག་སེལ་གཤེར་ཁུའི་ནང་ནས་(གར་ཚད་ལ་ཏའོ་ཁེ་འམ་ཏའོ་ཧྲེང་1000)སྐར་མ་30～60ལོང་ཚོད་སྦངས་པ།

4. བཤང་གཅིའི་སྣོད་དང་བཤང་ཕུད་དངོས་རྫས་ལ་དུག་སེལ་བྱེད་པ།

(1) བཤང་གཅིའི་སྣོད་ལ་དུག་སེལ་བྱེད་པ། ཏའོ་ཁེ་འམ་ཏའོ་ཧྲེང་500～1000ཅན་གྱི་གོ་ཚོད་ཁྱིལ་འདུས་དུག་སེལ་གཤེར་ཁུའི་ནང་སྐར་མ་30རིང་སྦངས་དགོས་ལ། འགོས་ནད་ཅན་གྱི་ནད་རིགས་ཡོད་པར་དོགས་ན། གར་ཚད་ཏའོ་ཁེ་འམ་ཏའོ་ཧྲེང་1000ཅན་གྱི་གོ་ཚོད་ཁྱིལ་འདུས་དུག་སེལ་གཤེར་ཁུའི་ནང་སྐར་མ་30ལོང་ཚོད་སྦངས་པ།

(2) བཤང་ཕུད་དངོས་རྫས་ལ་དུག་སེལ་བྱེད་པ། རྒྱུན་སྤྱོད་ཀྱི་དཀར་བྱེད་ཕྱེ་མས་དུག་སེལ་བྱེད་པ།

✤ བཤང་གཅི། དཀར་བྱེད་ཕྱེ་མ་དང་བཤང་གཅིའི་སྤྱར་ཚད་1:5ལྟར་བསྲེས་རྗེས། ཆུ་ཚོད་གཉིས་རིང་འཇོག་པ།

✤ གཅིན་པ། གཅིན་པ་ཏའོ་ཧྲེང་1000ནང་དཀར་བྱེད་ཕྱེ་མ་ཁེ་5བླུགས་རྗེས། སྐར་མ་10རིང་བཞག་ནས་དུག་སེལ་བྱེད་པ།

5. གྱོན་ཆས་དང་མལ་ཆས་ལ་དུག་སེལ་བྱེད་པ།

(1) གྱོན་ཆས་ལ་དུག་སེལ་བྱེད་པ།

✤ ཉི་འོད་དྲག་པོར་སྐེམ་པ།

✤ མཐོ་གནོན་རླངས་པས་དུག་སེལ་བྱེད་པ།

✤ ཏའོ་ཁེ་འམ་ཏའོ་ཧྲེང་250～500ཅན་གྱི་གོ་ཚོད་ཁྱིལ་འདུས་དུག་སེལ་གཤེར་ཁུའི་ནང་ནས་སྐར་མ་30རིང་སྦངས་པ།

✤ འགོས་ནད་ཅན་གྱི་ནད་རིགས་ཡོད་པར་དོགས་ན། ཏའོ་ཁེ་འམ་ཏའོ་ཧྲེང་2000ཅན་གྱི་གོ་ཚོད་ཁྱིལ་འདུས་དུག་སེལ་གཤེར་ཁུ་བཀོལ་ནས་སྐར་མ་30～60རིང་སྦངས་པ།

(2) མལ་ཆས་ལ་དུག་སེལ་བྱེད་པ།

✤ སྨུག་ཕྱིའི་འོད་ཐིག་གིས་སྐར་མ་30རིང་དུག་སེལ་བྱེད་པ།

❀ ཉི་འོད་དྲག་པོའི་འོག་ཆུ་ཚོད་དུག་ལ་སྐེམ་པ།

❀ དྲི་ངན་དབྱང་རླུང་སྤྱད་ནས་དུག་སེལ་བྱེད་པ།

6. ས་ལ་རྟེན་པའི་ཁྱིམ་ཆས་ལ་གཙང་སྦྲ་དུག་སེལ་བྱེད་པ།

(1) ས་མཐིལ་ལ་གཙང་སྦྲ་དུག་སེལ་བྱེད་པ།

❀ ཏའོ་ཁེ་འམ་ཏའོ་རྞིང་250～500ཅན་གྱི་གོ་ཚོད་ཁེལ་འདུས་དུག་སེལ་གཤེར་ཁུ་སྤྱད་ནས་ས་མཐིལ་ལ་རླན་འཇིད་བྱེད་པའམ་ཡང་ན་སྨུགས་གཏོར་བཏང་ནས་སྐར་མ་30རིང་འཇོག་པ།

❀ འགོས་ནད་ཅན་གྱི་ནད་སྲིན་ཡོད་པར་དོགས་ན། ས་མཐིལ་ལ་ཏའོ་ཁེ་འམ་ཏའོ་རྞིང་1000ཅན་གྱི་གོ་ཚོད་ཁེལ་འདུས་དུག་སེལ་གཤེར་ཁུ་སྤྱད་ནས། རླན་ཐེབས་པར་འཇིད་པའམ་ཡང་ན་སྨུགས་གཏོར་བྱས་ནས་སྐར་མ་30རིང་འཇོག་དགོས་ལ། དེ་ལྟར་ཉིན་རེར་ཐེངས་གཉིས་བྱེད་པ།

❀ སྨུགས་གཏོར་དུག་སེལ་བྱེད་སྐབས། ས་མཐིལ་ཡོངས་རྫོགས་ལ་ཆ་སྙོམས་པོར་རླན་ཐེབས་སུ་འཇུག་པ།

(2) ཁྱིམ་ཆས་ལ་གཙང་སྦྲ་དང་དུག་སེལ་བྱེད་པ།

❀ ཏའོ་ཁེ་འམ་ཏའོ་རྞིང་250～500ཅན་གྱི་གོ་ཚོད་ཁེལ་འདུས་དུག་སེལ་གཤེར་ཁུ་སྤྱད་ནས། རླན་འཇིད་བྱེད་པའམ་ཡང་ན་སྨུགས་གཏོར་བཏང་ནས་སྐར་མ་30རིང་འཇོག་པ།

❀ སྨུགས་གཏོར་ཚུལ་གྱིས་དུག་སེལ་བྱེད་པ། ཁྱིམ་ཆས་ཀྱི་ཕྱི་ངོས་ལ་སྙོམས་པོར་རླན་ཐེབས་སུ་འཇུག་པ།

གསུམ་པ། རྒན་འཁོགས་ཀྱིས་རང་ཁྲིམ་ནས་སྨན་སྤྱོད་པའི་རྨང་གཞིའི་ཤེས་བྱ།

1. རང་ཁྲིམ་ནས་སྨན་སྤྱོད་པའི་གཞི་རྩའི་རྩ་དོན།

(1) སྨན་རྫས་འཕྲོད་མིན་གྱི་ལྟོས་ཟླའི་ནད་རྟགས་ཤེས་དགོས། སྨན་སྤྱད་ན་དེ་འཕྲོད་མིན་གྱི་ལྟོས་ཟླའི་ནད་རྟགས་ཡོང་དུ་ཆུད་དགོས་ཤིང་། ནད་དཔྱད་གསལ་ཚོ། ད་གཟོད་ནད་ལྟོས་སྨན་གསོ་བྱེད་ཐུབ། གལ་སྲིད་ཕྱི་ཉམས་ཙམ་ལ་གཞིགས་ནས་ངོས་བཟུང་བ་ལྟར་སྨན་བཀོལ་བ་འཆུགས་ཚོ། མི་འཕྲོད་པ་འབྱུང་སྲིད། དེར་མ་ཟད་སྨན་བསྟེན་སྐབས་མི་སོ་སོའི་གནས་ཚུལ་ལ་གཞིགས་དགོས། སྤྱིར་ལུས་གཞི་ཞན་པ་དང་སྐམ་རིད། ཁྲག་ཉམས་པ། ལུས་སྟོབས་ཉམས་པའི་རྒན་འཁོགས་ལ་གྲང་ཆེ་ཞིང་བསིལ་ཆེ་བ་དང་། ཐོར་བསྐྱེད་པ། བཤལ་རྐྱེན་བཅས་ཀྱི་སྨན་སྤྱོད་པར་འཛེམ་དགོས། ལུས་ཤ་རྒྱགས་པ་དང་ལུས་སྟོབས་རྒྱས་པ། ཁྲག་ཤེད་མཐོ་བ། ཁྲག་ཞག་མཐོ་བ། མཁྲིས་དཀག་རྩི་མཐོ་བའི་རྒན་འཁོགས་ཀྱིས་ དྲོད་ཆེ་བ་དང་། ཚ་རྒྱས་པ། འཕར་སྐྱུལ་བ། ཟུངས་གསོ་བ་བཅས་ཀྱི་སྨན་སྤྱོད་པར་གཟབ་དགོས།

(2) འཚམ་པའི་སྤྱིར་རྣམ་གདམ་པ། རྒན་འཁོགས་ཁ་ཤས་ཀྱི་ལུས་ཟུངས་ཞན་ཞིང་ནད་མང་བས། ཐེངས་གཅིག་ལ་སྨན་སྣ་མང་ཙམ་འཐུང་དགོས་པ་མ་ཟད། ཁ་ཤས་ཀྱིས་སྨན་མིད་དཀའ་ཚོ། སྨན་ལེབ་དང་སྤྱིན་ཐུམ་སོགས་བཀོལ་མི་འོས་ལ། གཤེར་ཚུལ་སྨེབ་ཀ་ཙན་བཀོལ་འོས་པ་རེད། རྒན་འཁོགས་ཀྱི་ཕོ་བ་རྒྱུ་མའི་བྱེད་ནུས་མི་བརྟན་ཚོ། ནུས་པ་ཐོན་པ་དལ་བའི་སྨེབ་ཀ་ཙན་འཕྲུང་མི་ཉུང་།

(3) འཚམ་པའི་སྤྱིར་ཚད་གདམ་པ། རྒན་འཁོགས་ཀྱི་མཆིན་པ་དང་མཁལ་མའི་བྱེད་ནུས་ཉམས་པ། སྨན་ལ་རྙིང་ཚབ་གསར་བརྗེའི་ནུས་པ་ཉམས་ལ། མཁལ་མའི་འཕྲུད་འདོར་

ཡང་དལ་ཕྱིར། སྨན་སྤྱོད་ཚད་གཞོན་དར་ལས་ཉུང་ཟད་ཉུང་འོས། སྤྱིར་ལོ་ན་60～80ཅན་གྱི་སྨན་སྤྱོད་ཚད་དར་མའི་4/5ཡིན་པ་དང་། ལོ་80ཡན་དག་ནི་དར་མའི་1/2ཙམ་ཡིན་འོས།

(4) སྨན་འཕྲུང་སྟངས་འཚམ་པ། རྒན་འཁོགས་ལ་དལ་གཉིས་ནད་ཕོག་པར་འཕྲུང་སྨན་བསྟེན་ཐུབ་ཆེ། ཁྲག་རྩའི་ཁབ་དང་ཤ་གསེང་ལ་ཁབ་རྒྱག་མི་དགོས། འོན་ཀྱང་དོས་དྲག་ནད་བྱུང་སྐབས་ཁྲག་རྩའི་སྨན་སྤྱོད་དགོས། དེའི་རྒྱུ་མཚན་ནི། རྒན་འཁོགས་ཀྱི་ལུས་ཤ་ནས་སྨན་རྫས་ལེན་པའི་ནུས་པ་ལྷོད་བཅས་ཀྱིས་ཞན་པ་དང་། ཁབ་བརྒྱབ་པར་ན་ཟུག་མངོན་ལ་ལུས་ཤ་སྲ་མོར་འགྱུར་སྲིད་པས། སྨན་ཁབ་རྒྱག་ཚད་ཉུང་འཕྲི་གང་ཐུབ་བྱེད་འོས།

(5) ལྡོགས་ཚོད་ཀྱིས་སྨན་སྣ་ཉུང་དུ་འཇུག་པ། སྨན་སྣ་མང་པོ་སྤྱོད་པ་ནི་སྨན་རྫས་མི་འཕྲོད་པའི་ལྡོག་མངོན་སློང་བའི་རྒྱུ་རྐྱེན་ཡིན། ཆུ་ཚོད་གཅིག་ཙམ་ནང་སྨན་སྣ་སྤྱོད་མང་ན། ཞོར་སྐྱོན་འབྱུང་བའི་གོ་སྐབས་དེ་ལྟར་མང་ལ། མི་བཟང་བའི་ལྡོག་མངོན་འབྱུང་ཤོས་ཆེ། བསྡོམས་རྩིས་ལྟར་ན། སྨན་རིགས་གཅིག་གི་མི་འཕྲོད་པའི་ལྡོག་མངོན་འབྱུང་ཚད་10.8%ཙམ་ཡིན་ཆེ། སྨན་སྣ་རིགས་6འཕྲུང་ན་མི་འཕྲོད་པའི་ལྡོག་མངོན་འབྱུང་ཚད་27%ལ་འཕར་སྲིད། དེའི་ཕྱིར་རྒན་འཁོགས་སམ་ནང་སྐོར་སུ་ནད་ཕོག་ཡོད་མཁན་ལ་ཅི་ལྡོགས་ཀྱིས་སྨན་སྣ་ཉུང་དུ་འཇུག་དགོས།

(6) སྨན་སྤྲུད་པའི་ཞོར་སྐྱོན་ལ་འཛེམ་དགོས། རྒན་འཁོགས་རྣམས་ནི་སྨན་མི་འཕྲོད་པའི་ལྡོག་མངོན་འབྱུང་ཚད་མཐོ་བའི་རིགས་ཡིན་ལ། སྨན་སྤྱོད་པའི་གོ་རིམ་ཁྲིད་རྒྱུན་ལྡན་མིན་པའི་ནད་རྟགས་བྱུང་ཆེ། མྱུར་བར་སྨན་འཕྲུང་མཚམས་འཇོག་དགོས་ལ། བཀོལ་མ་མྱོང་བའི་སྨན་ཡིན་ཆེ་དེ་བས་དོ་སྣང་བྱེད་དགོས། ཞོར་སྐྱོན་བྱུང་མྱོང་བ་དང་། ནང་སྐོར་སུ་ཚོར་ལོག་འབྱུང་བའི་སྨན་གཏན་ནས་སྤྱོད་མི་རུང་། དེ་མིན་དུས་ཡུན་རིང་པོར་སྨན་སྤྲུད་ནས་སྨན་དུག་གསོག་ཕོག་འབྱུང་བར་འཛེམ་དགོས། རྒན་འཁོགས་ལ་དལ་གཉིས་ནད་ཡོད་ཆེ། སྤྱིར་གནས་སྐབས་སམ་ཡུན་ཐུང་བའི་སྨན་སྤྱོད་ཚུལ་བསྟེན་དགོས།

(7) སྲིན་འཛོམས་རྫས་རིགས་ཀྱི་སྨན་དེ་དག་གང་བྱུང་དུ་སྤྱོད་མི་རུང་། ནད་པ་རྒན་

གྲས་ལ་ལར་ནད་དུག་གིས་ཐེབས་རེད་དང་སྲིན་སྲས་ཐེབས་རེད་གང་ཉུང་གིས་རྐྱེན་བྱས་ནས་ཚ་རྒྱས་ཆེ། རྫོངས་ཚོད་ཀྱིས་སྲིན་འཇོམས་རྫས་ཀྱི་སྨན་འཐུང་བཞིན་ཡོད། རྒྱན་འཕོགས་ཀྱི་ལུས་ཟུངས་ཞན་པས། རྫོངས་ཚོད་ཀྱིས་སྲིན་འཇོམས་རྫས་ཀྱི་སྨན་སྣ་གང་བྱུང་དུ་སྤྱད་ན། སྲིན་སྲ་དེ་རིགས་ལ་སྨན་འདྲེད་བྱུང་ནས། སྨན་གསོས་མི་ཕན་པའམ་ཡང་ན་སྲིན་བུའི་འཚམ་ཚུལ་འཚོར་བ་དང་། ཐ་ན་ཐེབས་རེད་གཉིས་སྦྲགས་བྱུང་ནས། ནད་གཞི་ཇེ་སྡུག་ཏུ་འགྲོ་ལ། ཞོར་སྐྱོན་སྣ་མང་འབྱུང་སྲིད་པ་རེད།

(8) ཚ་སེལ་ཟུག་འཇོམས་རིགས་ཀྱི་སྨན་སྤྱོད་པར་གཟབ་པ། ཚ་སེལ་ཟུག་འཇོམས་སྨན་གྱིས་ནད་རྟགས་ཞི་འཇགས་ཡོང་བ་ཙམ་ལས་ནད་རྐྱེན་སེལ་མི་ཐུབ། རྒྱན་འཕོགས་ལ་ཚ་རྒྱས་པའམ་ན་ཟུག་འབྱུང་བའི་རྒྱུ་རྐྱེན་ཏ་ཙང་མང་། རྒྱུ་རྐྱེན་མ་དཔྱོད་པར་ཚ་སེལ་ཟུག་འཇོམས་རིགས་ཀྱི་སྨན་སྤྱད་ན། ནད་རྟགས་འགག་ཤས་ཡང་དུ་གཏོང་སྲིད། འོན་ཀྱང་ནད་ཀྱི་རྒྱུ་རྐྱེན་གབ་ནས་དཔྱད་པར་དཀའ་ཁག་བཟོ་བའམ་སྨན་གསོའི་གོ་སྐབས་བཟང་པོ་འགོར་འགྱངས་བྱེད་སྲིད།

(9) ལྷོགས་ན་བཤལ་སྨན་རིགས་ཉུང་དུ་འཇུག་དགོས། རྒྱན་འཕོགས་ཀྱི་འཇུ་བྱེད་དབང་པོའི་ནུས་པ་ཉམས་པ་དང་། འགྲུལ་སྐྱོད་ཉུང་སོང་བ། རྒྱུ་མ་འགྲུལ་དལ་བ་བཅས་ཀྱི་རྐྱེན་གྱིས་བཤང་འགག་འབྱུང་སླ། གལ་སྲིད་རྒྱུན་པར་བཤལ་སྨན་གྱིས་བཤང་ཕུད་བྱས་ཆེ། ཡོང་གར་རྩ་འཕྲུམ་འབྱུང་སླ་བ་དང་། ད་དུང་ཟས་རིགས་ཁྲོད་ཀྱི་འཚོ་བཅུད་རྫས་དང་ཀལ་གྱི་རྫུད་ལེན་ལ་ཤུགས་རྐྱེན་ཐེབས་ནས། འཚོ་བཅུད་རྫས་མི་འདང་བའི་ནད་དང་ཉུས་སོབ་ནད་སོགས་འབྱུང་སླ། དེའི་ཕྱིར། རྒྱན་འཕོགས་ཀྱིས་ཚི་སྣའི་རྫས་འདུས་པའི་ཟས་རིགས་མང་དུ་སྤྱོད་དགོས། དཔེར་ན། འབྲུ་རྩིང་དང་སྔོ་ཚལ། སེལ་ཏོག་སོགས་ཀྱིས་རྒྱུ་མ་འགྲུལ་བར་སྐུལ་ནས་རྩ་འགག་མི་འབྱུང་བར་ཕན།

(10) འཚོ་བཅུད་གསབ་སྨན་གང་བྱུང་དུ་བསྟེན་མི་ རུང་། ངག་རྒྱུན་ལས“སྨན་གསབ་རྒྱག་པ་ལས་ཟས་གསབ་བརྒྱབ་ན་བཟང”ཞེར་བ་ལྟར། འཚོ་བཅུད་གསབ་སྨན་གང་བྱུང་དུ་

འཕྲུང་ན། གནོད་འཚེ་མི་ཉུང་བ་ཞིག་འབྱུང་སྲིད། དཔེར་ན། དུས་ཡུན་རིང་པོར་འཚོ་བཅུད་གསབ་སྨན་འཕྲུང་ན། ཉུས་འཛེར་སྐྱིད་སྲིད། སྨན་གསོའི་རམ་འདེགས་ཙམ་འོས་པའི་ཆ་ནས། འཚོ་བཅུད་གསབ་སྨན་འོས་འཚམ་རེ་བསྟེན་ཆོག་མོད། འོན་ཀྱང་ངེས་པར་སྨན་པའི་གདམས་པ་ལྟར་བསྟེན་དགོས།

དོ་སྣང་བྱེད་དགོས་པ་ཞིག་ནི། རྒན་འཁོགས་ལ་རྒྱུན་པར་ནད་མང་ཙམ་འབྱུང་བའི་སྣང་ཚུལ་མངོན་མོད། འོན་ཀྱང་"ནད"ཁ་ཤས་ནི་ལུས་ཕུང་རྒས་པ་དང་བསྟུན་ནས་བྱུང་བའི"རང་བྱུང་སྣང་ཚུལ"ཡིན་སྲིད། དཔེར་ན། ཉུས་སོབ་དང་རྐེད་རྐང་ན་བ། ཟས་ཀྱི་ཡི་ག་འཆུས་པ། གཉིད་མི་ཁུགས་པ་ལྟ་བུ། གལ་སྲིད་ལུས་ཁམས་བདེ་པོ་ཡོང་བར་དོ་སྣང་བྱས་ནས། ཟ་འཕྲུང་འཚམ་པར་སྦེབ་པ་དང་ལུགས་མཐུན་ངང་ལུས་སྦྱོང་བྱ་བྱེད་ལ་ཞུགས་པ། དངོས་ལུགས་ཀྱི་གསོ་ཐབས་དང་སེམས་ཁམས་ཀྱི་གསོ་ཐབས་སོགས་ལ་བརྟེན་ན། སྨན་མ་བསྟེན་པར་ནད་རྟགས་ཧ་ཡང་དུ་གཏོང་ཐུབ།

2. ཀྱང་ལུགས་ཀྱི་སྨན་བསྐོལ་ཐབས།

(1) སྨན་བསྐོལ་ཐབས།

① སྣོད་ཆས་འདེམ་པ་དང་ཆུ་སྟོན་པ། སྣོད་ཆས་ཀུན་ལས་རྫ་ཆས་བཟང་བ་རེད། དཔེར་ན། རྫ་ཁོག་དང་ཀུ་ཀུ་ཤལ་གྱི་སྣོད་ཆས་སོགས་སྤྱོད་འོས། ལྕགས་རིགས་སྤྱོད་མི་འཚམ། སྨན་བསྐོལ་བའི་སྔོན་ལ་ཆུ་ནང་དུ་ཆུ་ཚོད་ཕྱེད་ཙམ་རིང་སྦངས་ན། ཕན་ནུས་ཀྱུབ་ཆ་འབྱུང་བར་སྟབས་བདེ་བཟོ་ཐུབ། ཕྱི་རྐྱེན་སངས་སྨན་ལ་ཆུ་བླུགས་ནས་སྨན་སྦུབ་པ་ཙམ་དང་། ཟུངས་སྐྱེད་སྨན་ལ་ཆུ་བླུགས་ནས་སྨན་སྦུབ་པའི་ཡན་ལ་ལི་སྨི2～3ཀྱི་མཚམས་ཟིན་དགོས།

② ཐབ་ནས་བསྐོལ་ཚད་ཚོད་འཛིན་པ་དང་བསྐོལ་ཡུན་རན་པ། ཕྱི་རྐྱེན་སངས་སྨན་དང་རླུང་འཁོར་སྨན་ནི། རླུང་འཁོར་ཀྱུབ་ཆའི་ནུས་པ་འདོན་དགོས་པས་བསྐོལ་ཡུན་ཐུང་ན་འཚམ་ཞིང་མེ་དྲག་པོས་བསྐོལ་དགོས་ལ། ཆུ་ཁོལ་རྗེས་སྐར་མ་ལྔ་ཙམ་ལ་བསྐོལ་བས་

འཐུས། ཟུངས་སྐྱིད་སྨན་ནི་དྲི་མར་བསྐེན་དགོས་ཕྱིར། སྨན་གྱི་ཆུར་བཞུས་གྲུབ་ཆ་གཙོ་བས་གདུ་ཡུན་རིང་ན་འཚམ་ཞིང་མེ་དྲག་པོས་གདུ་དགོས་ལ། ཆུ་ཁོལ་རྗེས་མེ་གཉོམ་པོས་སྐར་མ་45ཙམ་ལ་བསྐོལ་བར་འཐུས། སྨན་གདུ་སྐབས་འཚིག་པ་དང་འཕྱུར་བ། རྫུལ་ཐེབས་པ་སོགས་ལ་འཛེམ་དགོས། བསྐོལ་ཐེངས་རེར་སྨན་གདུ་ཚད་ཧའོ་ཧྲིང་200ཡས་མས་ཙམ་འཚམ་པ་རེད།

(2) སྨན་འཐུང་ཐབས།

① སྨན་འཐུང་ཐབས།

❀ བཏུང་བྱའི་སྨན་ཁུ་སྤྱིར་དྲོ་འཧམ་ཚོད་ལྟར་འཐུང་ན་འཚམ་ཞིང་། གྲང་རླུང་སེལ་སྨན་རིགས་དྲོན་མོར་འཐུང་དགོས། སྐྱུག་འདུག་པའི་ནད་པས་ཚོད་ཉུང་ཐེངས་མང་ལྟར་འཐུང་དགོས།

❀ རིལ་བུ་ཅན་དང་ཕྱེ་མ་ཅན་སོགས་བོངས་ཚུལ་སྨན་རྫས་དག་ལ་དམིགས་བསལ་གྱི་གཏན་འཕེལ་ལས་གཞན། སྤྱིར་དྲོན་མོ་ལྟར་འཐུང་དགོས།

② སྨན་འཐུང་བའི་དུས་ཚོད། འཚོ་བཅུད་གསབ་སྨན་ནི་ཟས་སྔོན་གྱི་སྐར་མ་30～60ཚོད་ལ་བསྐེན་དགོས། གཉིད་ཁུགས་སྨན་ནི་མ་ཉལ་སྔོན་གྱི་སྐར་མ་15～30ཚོད་ལ་འཐུང་དགོས། འབུ་འདེད་སྨན་དང་བཤལ་སྨན་མང་ཆེ་བ་ལྟོ་སྟོང་ཡིན་ཚོད་ལ་འཐུང་དགོས། ཕོ་བ་གསོ་སྨན་དང་འཇུ་ལམ་ལ་ཕོག་ཐུག་ཆེ་བའི་སྨན་སྣ་ཟས་ཕྱིའི་སྐར་མ་15～30ཚོད་ལ་འཐུང་དགོས། སྨན་སྣ་གཞན་པ་སྤྱིར་ཟ་མ་ཟོས་རྗེས་འཐུང་ན་འཚམ་པ་རེད།

3. རྣ་འབོགས་ཀྱིས་སྨན་བསྟེན་ཚུལ་སྐོར་གྱི་གཏོར་སྐྱོང་།

(1) རྒྱུན་སྲོལ་གཏོར་སྐྱོང་། རྣ་འབོགས་ལ་ནད་སྣ་ཚོགས་བྱུང་ནས་སྨན་སྣ་མང་ཙམ་བསྟེན་གྱིན་ཡོད་པས། ནད་གཡོག་པས་སྨན་པའི་གདམས་པ་ལྟར། དུས་ངེས་གྲངས་ངེས་ཀྱི་ལུགས་ལ་གཞིགས་ནས་རྣ་འབོགས་ཀྱིས་སྨན་འཐུང་བར་རམ་འདེགས་བྱེད་དགོས།

ཁྱོད་ལ་རྒྱལ་ཚུང་ཞིག་འབྲིད།

དམིགས་བསལ་སྨན་སྣ་བསྟེན་སྐབས་མཉམ་འཛོག་དགོས་དོན།

①སྨན་མི་འཁྲོད་པའི་ལྡོག་མདོན་འབྱུང་སླ་བའི་སྲིན་འཇོམས་སྨན་ལ་དོ་སྣང་བྱེད་དགོས།

②ཡང་ཏི་ཧོང་གི་སྡེབ་སྒྲུབ་རིགས་འཐུང་སྐབས། ནད་འཕོགས་ཀྱི་སྙིང་ལྡང་ལུགས་དང་དངོས་པོ་མཐོང་བའི་ཁ་དོག་ལ་དོ་སྣང་བྱེད་དགོས། དཔེར་ན། སྙིང་ལྡང་ལུགས་དལ་འགྱུར་ན། སྨན་པར་ཞུ་དགོས་པ་དང་། གལ་སྲིད་ནད་འཕོགས་ཀྱི་མིག་ལས་ཆོས་ཅན་སེར་པོ་དང་ལྡང་ཁུ་མཐོང་བྱུང་ཚེ། མྱུར་བར་སྨན་པའམ་ནད་གཡོག་པར་བཤད་རྒྱུ་ཤེས་དགོས། དུག་ཕོག་པར་འཛེམ་འགོག་བྱ་དགོས།

③གཉིད་སྨན་བསྟེན་ཚེ། ནད་འཕོགས་ཀྱིས་སྨན་རྫས་ཚང་མ་མིད་ཡོད་མེད་ལ་བརྟག་དགོས། ནད་འཕོགས་ཀྱིས་སྨན་འཐུང་ཚར་རྗེས་ད་གཟོད་དེ་གར་འབྲལ་བ།

④ནད་འཕོགས་ཀྱིས་བཤལ་སྨན་བསྟེན་ཚེ། བཤང་གཅི་ག་ཚོད་ཕུད་པ་ལ་བརྟགས་ནས། ལུས་ཆུ་འཚོར་དྲག་པར་འཛེམ་དགོས།

❀ སྨན་འཐུང་རྗེས་ནད་འཕོགས་ལ་བཏུང་ཆུ་མང་ཙམ་འཐུང་དུ་བཅུག་ན། སྨན་རྫས་འཇུ་ལེན་དང་ཕྱིར་འབུད་ལ་ཕན། སྤྱིར་སྨན་འཐུང་དུས་ཆུ་ཏའོ་ཧྲེང་50～100ཚོད་ཙམ་འཐུང་ན་བཟང་།

❀ སྨན་འཐུང་སྐབས་ནད་འཕོགས་ཅོག་པའམ་གན་རྐྱལ་དུ་ཁེན་ཉལ་བྱས་ན། སྨན་ཁོག་ལ་འབབ་པར་ཕན། གལ་སྲིད་ཡུན་རིང་མལ་སར་ལྷུང་བའི་ནད་འཕོགས་ཀྱིས་སྨན་འཐུང་བར་རོགས་བྱེད་ན། ཆུ་མང་ཙམ་འཐུང་དུ་བཅུག་ནས། སྨན་མིད་པར་འགག་ནས་ནུས་པ་འདོན་མི་ལེགས་པར་འཛེམ་ཤེས་དགོས།

❀ སྨན་ལས་མང་ཤས་ནི་ཟ་མ་ཟོས་རྗེས་ཀྱི་ཆུ་ཚོད་1～2ཙམ་ལ་འགྱངས་ནས་འཐུང་ན་འཇུ་བར་ཕན་པ་མ་ཟད། སྨན་གྱིས་ཕོ་བར་ཟུག་གཟེར་སློང་བ་འགོག་ཐུབ།

❀ ཕོ་བ་གསོ་བའི་སྨན་ནི་ཟ་མ་མ་ཟོས་སྔོན་ལ་འཐུང་དགོས། འཚོ་བཅུད་རྫས་ཀྱི་སྨན་ནི་

ཟ་མ་ཟ་དུས་འཕྲང་འོས།

❀ རྩ་ཚུའི་ཁ་དོག་བསྒྱུར་སླ་བའི་སྨན་རྫས་ཡིན་ན། སྔ་མོ་ནས་རྒན་འཕོགས་ལ་བཤད་ནས་སྐྲག་སྣང་མི་འབྱུང་བ་བྱེད་དགོས།

❀ རང་འགུལ་དང་སྨན་འཕྲང་བའི་རྒན་འཕོགས་ལ་མཚོན་རྟགས་བཟོ་རོགས་བྱེད་དགོས། ཡིད་འཛིན་ཞན་པའི་དབང་གིས་སྨན་བསྟེན་ཚད་ལས་བརྒལ་བ་འགོག་དགོས།

(2) རྒན་འཕོགས་དམིགས་བསལ་ཅན་གྱིས་སྨན་འཕྲང་བའི་གཟབ་གནད།

① བློ་རིག་ཉམས་པའི་རྒན་འཕོགས་ཀྱིས་སྨན་འཕྲང་བའི་གཟབ་གནད། སྨན་པས་ནད་གཞི་ལ་དཔྱད་པ་བརྒྱུད་ནས་རྒན་འཕོགས་ཀྱི་བློ་རིག་ཉམས་པ་ཐག་བཅད་ཚེ། ནད་ཡུན་རིང་ཐུང་གང་ཡིན་ट्रང་རྒྱུན་པར་སྨན་ལ་བསྟེན་ནས་ནད་གསོ་དགོས། ཕྱིར་འཕྲང་སྨན་བསྟེན་རྒྱུ་གཙོ། ཁྱིམ་ནས་བློ་རིག་ཉམས་པའི་རྒན་འཕོགས་ཀྱིས་སྨན་འཕྲང་བར་ལྟ་སྐྱོང་བྱེད་སྐབས། གཤམ་གསལ་ཕྱོགས་ལ་དོ་སྣང་ཡོང་དགོས།

❀ དྲན་པ་ཉམས་པའི་རྒན་འཕོགས་ཀྱིས་སྨན་འཕྲང་རྒྱུ་བརྗེད་པ་དང་སྨན་སྣ་འཕྲང་རྒྱུ་འཆུགས་པ། ཡང་ན་འཕྲང་ཟིན་པ་བརྗེད་ནས་ཡང་བསྐྱར་འཕྲང་བ་སོགས་འབྱུང་བས། སྨན་འཕྲང་སྐབས་ངེས་པར་གམ་དུ་རོགས་རམ་བྱས་ནས། སྨན་འཕྲང་རྒྱུ་བརྗེད་པའམ་འཕྲང་རྒྱུ་འཆུགས་པར་གཟབ་དགོས།

❀ དྲན་པ་ཉམས་པའི་རྒན་འཕོགས་ཀྱིས་རང་ཉིད་ལ་ནད་ཡོད་པ་ཁས་མི་ལེན་པའི་ངང་ཚུལ་འབྱུང་སྲིད། ཡང་ན་འཕྲུལ་དོགས་དབང་གིས་ཁྱིམ་མིའམ་ནད་གཡོག་པས་སྦྱིན་པ་ནི་དུག་ཡིན་པར་འདོད་པས། ངང་རྒྱུད་རིང་པོས་གོ་སྐོན་ཡིད་འགུགས་ཤེས་དགོས་པ་དང་། སྨན་འཐག་ནས་ཟ་མའི་ནང་དུ་བསྲེ་བ་ལྟ་བུ། ངེས་པར་གམ་དུ་བལྟས་བསྡད་ནས་ཁོ་ཚོར་འཕྲང་དུ་འཇུག་དགོས། གམ་ན་མི་མེད་དུས་སྨན་སྐྱུག་པར་གཟབ་དགོས།

❀ དྲན་པ་ཉམས་ཤིང་མལ་སར་ལྷུང་བའི་རྒན་འཕོགས་དང་། ཡང་ན་ཟས་མིད་དཀའ་བའི་དྲན་པ་ཉམས་པའི་རྒན་འཕོགས་ཡིན་ཚེ། སྨན་ལེབ་འཕྲང་ན་མི་འཚམ། རབ་ཡིན་ན་

ཞིབ་མོར་བཏང་བ་ཆུ་ལ་སྦྲངས་ནས་འཐུང་དུ་འཇུག་པ། དབང་པོ་ཤོར་བའི་རྒྱུན་འཕོགས་ལ་མཚོན་ན། སྣ་སྦྲུག་ནས་ཁོག་ལ་སྨན་འདྲེན་དགོས།

❀ ཡིད་ཞུག་པའི་ནད་དང་འཕྲུལ་སྣང་། རང་དམི་བསམ་ཚུལ་ཡོད་པའི་རྒྱུན་འཕོགས་ལ། ཁྲིམ་མི་དང་ནད་གཡོག་པས་སྨན་རྫས་ངེས་པར་དོ་དམ་ཡག་པོ་འཐྲོངས་དགོས། ཁོ་ཚོས་ལེན་མི་ཐུབ་པའམ། མི་རྙེད་པའི་གནས་ལ་འཛོག་དགོས།

② དབང་ནུས་ཉམས་པའི་རྒྱུན་འཕོགས་ཀྱིས་སྨན་འཐུང་བའི་གཟབ་གནད། རྒྱུན་འཕོགས་དེ་རིགས་ནི་ཡིད་འཛིན་ནུས་པ་དང་ཉན་རྣའི་དབང་པོ་ཉམས་པའི་རྒྱུན་འཕོགས་གལ་ཟེར། དབང་པོའི་ནུས་པ་ཞན་གྱུར་པས། རྒྱུན་འཕོགས་ཀྱིས་སྨན་འཐུང་བའི་དུས་ཚོད་དང་སྤྱོད་ཚད་བརྗེད་པའམ། ཡང་ན་གོ་རིམ་འཁྲུགས་སླ་བས། ནད་གཡོག་པས་རྒྱུན་འཕོགས་ལ་སྨན་འཐུང་བར་རོགས་རམ་འཐྲོངས་དགོས། དུས་ལྟར་སྨན་འཐུང་བར་དྲན་སྐུལ་བྱེད་པ་ལས་གཞན། སྨན་འཐུང་བའི་གྲངས་ཚད་ལ་དོ་སྣང་བྱེད་ཐུབ་དགོས། ཉིན་རེར་ངེས་པར་འཐུང་དགོས་པའི་སྨན་སྣ་དག་ནི་བཀོལ་ཚད་ལྟར་སྨན་ཐུན་བགོས་ནས། ཉིན་རེར་ཐུམ་གཅིག་རེ་ལྟར་སྤྱོད་དགོས་ཚུལ་གསལ་བཤད་བྱེད་དགོས། འདི་ལྟར་ན་ཉན་དབང་ཉམས་པའི་རྒྱུན་འཕོགས་དག་ལ་ཕན་བཟང་ཅམ་ཐོགས་སྲིད།

ས་བཅད་གཉིས་པ། རྣན་འཁོགས་ཀྱི་འགྲུལ་སྐྱོད་མ་ལག་དང་འབྲེལ་བའི་འཚོ་བ་དང་གནོར་སྐྱོང་ལག་རྩལ།

དང་པོ། རྣན་འཁོགས་ཀྱི་ཁམས་སྣང་འཕྱུར་མཉེད།

1. ལུས་རྒྱབ་ལ་འཕྱུར་འདེད།

རྣན་འཁོགས་ཁ་ཤས་མལ་སར་ལྷུང་བས། ལུས་རྒྱབ་ཀྱི་ཁྲག་རྒྱུག་ཚུལ་མི་ལེགས་པ་འགོག་ཆེད། རྒྱུན་པར་ལུས་རྒྱབ་ལ་འཕྱུར་འདེད་བྱས་ནས་ཁྲག་གི་འཁོར་སྐྱོད་ལ་རམ་འདེགས་འབྱོངས་དགོས།

(1) རྒྱབ་ལ་འཕྱུར་མཉེད་བྱེད་པ། འཕྱུར་མཉེད་མཁན་གྱིས་ལག་མཐིལ་རྒྱབ་ལ་སྦྱར་ནས། སྐལ་ཏུས་གམ་གྱི་ཚུན་1.5ཡི་མཚམས་ལ་གོང་ནས་འོག་ལ་གཡས་ཕྱོགས་ལ་བསྐོར་མཉེད་བྱེད་དགོས་ལ། ཤུགས་ཚད་ཆུང་དུ་བཅུག་ནས་སྐར་མ་20ཡན་ལ་ཡུན་བསྲིངས་ཆོ། རྣན་འཁོགས་ཀྱི་སྐལ་གཞུང་གི་ཁྲག་འགག་པ་སེལ་བའི་ནུས་པ་འབྱུང་།

(2) རྒྱབ་ལ་ནོན་ཉུག་འདེད་པ། འཕྱུར་མཉེད་མཁན་གྱིས་ལག་མཐིལ་ཡོངས་ཀྱིས་རྒྱབ་ངོས་མནན་ནས། སྐལ་ཏུས་གམ་གྱི་ཚུན་1.5ཡི་མཚམས་ལ་གོང་ནས་འོག་ལ་ནོན་ཉུག་འདེད་དགོས། ཤུགས་ཚད་ཆུང་བ་ནས་ཇེ་ཆེ་ལས་ཤུགས་དྲག་མི་ཏུང་ལ། ཡང་དང་བསྐྱར་ལྡར་ཐེངས་20ཡས་མས་ལ་དེད་ན། རྩ་ལམ་བཤངས་ཤིང་ཁྲག་རྒྱུག་པའི་ནུས་པ་འབྱུང་།

2. ཡན་ལག་གི་འཕུར་མཉེད།

(1) ལག་པར་འཕུར་མཉེད། འཕུར་མཉེད་མཁན་གྱི་ལག་མཐིལ་གྱིས་འཕུར་མཉེད་སྦྱོང་མཁན་གྱི་ལག་པའི་སྟེང་ལ་འཕུར་མཉེད་གཏོང་སྐབས། མཐེ་བོང་དང་མཛུབ་མོ་བཞི་སོ་སོར་བཀར་ནས། ལག་མཐིལ་གྱིས་འཕུར་མཉེད་སྦྱོང་མཁན་གྱི་ལག་པ་གནོན་པ་དང་། ལག་མཐིལ་འཛིན་པ། འཐེན་པ། གནོན་པ། འདེད་པ་བཅས་ཡང་ཡང་བྱེད་ལ། ཤུགས་ཚད་ཇེ་ཆེར་བཏང་ནས་མཚམས་མི་འཇོག་ཅིང་། ཡང་ཤུང་མི་གཡེང་བ། མྱུ་འབྲེལ་མཆོང་འགོམ་ཚུལ་མིན་པ། གསེང་ཚོད་པའི་ཚོར་བ་ཡོད་དུ་འཇུག་པ། ལག་སྟུག་གི་ཚོར་སྣང་མེད་པའི་སྒོ་ནས་ནོམ་ཉུག་རྒྱག་ལ། ལག་པའི་ཕྱི་ངོས་ལ་ཤུགས་རྒྱག་ཚད་ལག་པའི་ནང་ངོས་ལས་ཆེ་ཙམ་དགོས། འཕུར་མཉེད་དུས་ཡུན་ནི་སྐྱིར་སྐར་མ་3～5ཙམ་འོས། དེ་ལྟ་ན་སྒོ་སྙིང་ལ་བདེ་སྐྱིད་ནུས་པ་འབྱུང་སྲིད།

(2) རྐང་པར་འཕུར་མཉེད། འཕུར་མཉེད་མཁན་གྱིས་རྣལ་འཕོགས་ཀྱི་རྐང་པ་མཉེད་སྐབས། མཐེ་བོང་དང་མཛུབ་མོ་བཞི་བཀར་ནས་སོར་འབྱེད་གང་ཐུབ་བྱེད་པ་དང་། ལག་མཐིལ་གྱིས་རྐང་པ་གནོན་ཡག་འཁྱོངས་དགོས། འགུལ་སྟངས་དལ་ཞིང་གསེང་ཚོད་པ་དང་། སྤྱིར་རྐང་པར་ལག་པ་ལས་ཤུགས་བཀོལ་ཚད་ཆེ་དགོས་ལ། དེ་ལྟར་འཕུར་མཉེད་བྱས་ན། ཕོ་བ་མི་བདེ་བ་སོགས་ཀྱི་ནད་རྟགས་སེལ་ཐུབ།

གཉིས་པ། རྣལ་འཕོགས་རང་ཉིད་ཀྱིས་སྦྱོང་བརྡར་བྱེད་སྟངས།

1. ཅོག་ཙུལ་རང་སྦྱོང་།

(1) སོ་རྡེབ་པ། མལ་ཁྲིའི་སྟེང་ངམ་རྐུབ་སྟེགས་སྟེང་ཅོག་ནས། རང་བཞིན་གྱིས་དབུགས་འཐེན་རྔུབ་བྱེད་དགོས་ལ། ལག་ཟུང་བསྣོལ་ནས་ཀླད་རྒྱབ་ལ་བཞག་སྟེ་ཐེངས་36ཡན་ལ་སོ་རྡེབ་པ་དང་། ལུས་ཤ་ལྷོད་ནས་དབུགས་འཐེན་རྔུབ་བྱེད་དགོས།

(2) སྒྲད་ཕྱི་རྟིང་བ། ལག་ཟུང་སྒྲད་རྒྱབ་ལ་འཇོག་པ་དང་། གོང་མཛུབ་དཀྱིལ་མཛུབ་སྣེང་བཞག་ནས་སྒྲད་རྒྱབ་ཡང་ཡང་བརྟུངས་ལ། དྲངས་ཤིང་འཇམ་པའི་སྦྲ་ཚོར་བ་ན། སྒྲད་པ་དྲངས་པའི་ནུས་པ་འབྱུང་།

(3) མགོ་བོ་དགྱེ་སྒྱུར་བྱེད་པ། སེམས་ལྷོད་ལ་བབ་ནས་ལག་པ་གཉིས་ལྤུས་མོའི་སྟེང་འཇོག་པ་དང་། མགོ་བོ་སྒྱུར་ཚད་30°ལས་མི་ཆེ་བ། དགྱེ་ཚད་15°ལས་མི་ཆེ་བ། དལ་མོའི་ངང་ཐེངས་20ཡས་མས་ལ་རྒྱུན་བསྐྱངས་ན། མཇིང་ཚིགས་ཀྱི་ནད་མི་འབྱུང་བར་ཕན།

(4) ལག་པ་གཉིས་ཀྱིས་ངོ་གདོང་འཕྱུར་བ། ལག་པ་གཉིས་བཏར་ནས་དྲོས་རྗེས། ངོ་གདོང་ལ་ཡང་དང་བསྐྱར་དུ་ཐེངས་30ཡས་མས་འཕྱུར་འཕྱུར་བྱས་ན། ངོ་གདོང་གི་ཁྲག་རྒྱུག་ཚུལ་མགྱོགས་སུ་འཇུག་ལ། པགས་རྐྱས་ཚད་དལ་བའི་ཕན་པ་འབྱུང་སྲིད།

(5) དཔུང་ལག་ནང་ལ་བསྐུམ་པ། གཡོན་ལག་གིས་ཕྲག་གཡས་ལ་ནོམ་ཉུག་བྱས་རྗེས་ལྤུས་མོའི་སྟེང་འཇོག་པ། ཡང་མུར་གཡས་ལག་གིས་ཕྲག་གཡོན་ལ་ནོམ་ཉུག་བྱས་རྗེས་ལྤུས་མོའི་སྟེང་འཇོག་པ། དེ་ལྟར་ཡང་དང་བསྐྱར་དུ་ཐེངས་40ཡན་བྱས་པ་ན། ཕྲག་ཚིགས་ཀྱི་གཉན་ཚད་འགོག་ཞི་ཡོང་སྲིད།

(6) དཔུང་ལག་ཕྱི་ལ་བརྐྱང་པ། ལག་པ་བྲང་ངོས་ནས་མགོའི་ཡན་ལ་བཀུགས་རྗེས་ཕྱི་ལ་བརྐྱངས་མུར་ལུས་ཟུར་ལ་འཇོག་པ་དང་། དེ་ནས་ལག་པ་གཞན་དེ་བྲང་ངོས་ནས་མགོའི་ཡན་ལ་བཀུགས་རྗེས་ཕྱི་ལ་བརྐྱངས་མུར་ལུས་ཟུར་ལ་འཇོག་པ། དེ་ལྟར་ཡང་དང་བསྐྱར་དུ་ཐེངས་20ཡན་བྱས་པ་ན། ཕྲག་ཚིགས་ཀྱི་གཉན་ཚད་འགོག་ཞི་ཡོང་སྲིད།

(7) བྲང་བསྐྱེད་འགྲུལ་སྐྱོད། ལག་པས་ཐལ་མོ་སྦྱོར་བ་དང་བྲང་ཁ་བསྐྱེད་ཞོར་དབུགས་རྔུབ་པ། ལག་པས་ཐལ་མོ་སྦྲུར་ནས་དབུགས་གཏོང་བ། བྲང་ཁ་བསྐྱེད་ཞོར་དབུགས་རྔུབ་པ། དེ་ལྟར་ཡང་དང་བསྐྱར་དུ་ཐེངས་20ཡས་མས་བྱས་ན། གློ་ལ་ཁོག་དབུགས་ཤོང་ཚད་ཆེར་སྐྱེད་ཡོང་བར་ཕན།

2. ལངས་ཚུལ་རང་སྦྱོང་།

(1) རྐང་པ་གཉིས་ཀྱི་བར་ཐག་དཔུང་ཞེང་གི་ཆེ་ཆུང་ཙམ་ཕྱེ་ནས་ལངས་ལ། རང་བཞིན་ལྟར་དབུགས་འཛིན་རྒྱབ་བྱེད་ཅིང་། ལག་པ་གཅིག་མགོའི་ཡན་ལ་འགྱོག་པ་དང་། ལག་པ་གཞན་དེ་དཔྱངས་ནས་དལ་ཞིང་ཤུགས་དང་ལྡན་པར་འགུལ་སྐྱོད་བྱེད་པ། ཤུགས་བརྟོན་ནས་ལག་པས་ཡར་འདེགས་མར་གནོན་དང་། ལག་གཉིས་བརྗེ་རེས་བྱས་ནས་རྐེད་པ་དང་དཔུང་པ་འགུལ་སྐྱོད་བྱེད་པ།

(3) ལག་པ་གཉིས་ཀྱིས་རྐེད་པ་འཕུར་བ། ལག་པ་གཉིས་མགྱོགས་བརྡར་མུ་ལ་རྐེད་པའི་མཁལ་མ་གཉིས་ཡོད་སར་འཕུར་བརྡར་བྱེད་པ་དང་། མཁལ་ཁུལ་ལ་དྲོད་ཙམ་རྒྱས་པར་བྱས་ན་རྒན་འཁོགས་ཀྱི་འཚོ་སྟོབས་རྒྱས་པར་ཕན།

(4) ལུས་པོ་ལྷོད་ནས་འགུལ་སྐྱོད་བྱེད་པ། རྐང་པ་གཅིག་སྟན་ལ་སྒྱོ་ཚུལ་ལྟར་འགྱོག་པ་དང་། གཞན་ཞིག་སར་བཙུགས་ནས། རང་བཞིན་དང་དབུགས་འཛིན་རྒྱབ་བྱས་ནས་ལུས་ཡོངས་ལྷོད་ལ་འབབ་པ།

གསུམ་པ། རྐང་ལག་སྐྱོན་ཅན་གྱི་རྒན་འཁོགས་ལ་གསོར་སྦྱོང་།

རྐང་ལག་སྐྱོན་ཅན་གྱི་རྒན་འཁོགས་ལ་གསོར་སྦྱོང་གོ་རིམ་ཁྲིད། རྒྱུན་ལྡན་དང་ལྭ་བ་གྱོན་པ་དང་ཟ་མ་ལྡུད་པ་ལས་གཞན། ད་དུང་ལུས་ཕུང་ལ་གཙང་སྦྲ་བྱེད་པར་ཡང་རམ་འདེགས་བྱེད་དགོས། གཤམ་ནས་དེའི་གོ་རིམ་དང་གཙོ་གནད་དག་ངོ་སྤྲོད་བྱ།

1. གྱོན་ཆས་གོན་པའི་གསོར་སྦྱོང་།

❁ རྐང་ལག་སྐྱོན་ཅན་གྱི་རྒན་འཁོགས་ཀྱིས་གྱོན་དགོས་པའི་ལྭ་བ་ཕོད་ཡངས་ཤིང་མཉེན་ལ། གོན་ཕུད་སྟབས་བདེ་བ་དང་། རབ་ཡིན་ན་འཐེན་སྒྲོག་གམ་འབྱར་སྒྲོག་ཡིན་ན་

བརྗེ་བདེ་བ་རེད།

❈ ལྷ་བ་བརྗེ་དུས། བདེ་ཐང་ཡིན་པའི་ལག་གཞོགས་ཀྱི་ལྷ་བ་སྔོན་མར་ཕུད་ནས་སྤུར་བརྗེ་བྱེད་ཅིང་། ཉོས་འཁྱག་འཚོར་བར་འཛེམ་པ།

❈ བདེ་ཐང་མིན་པའི་ལག་གཞོགས་ལ་ལྷ་བ་གྱོན་སྐབས། དཔུང་ཚིགས་དཀྱིག་པར་འཛེམ་དགོས།

❈ ནམ་ཟླའི་དྲོད་ཚད་དམའ་དུས། ཁང་པའི་དྲོད་ཚད་ཇེ་མཐོར་གཏོང་བ་དང་། ཡང་ཞིང་དྲོ་བའི་མལ་ཐུལ་འགེབས་དགོས། ཆུ་དྲོད་ཁྱུག་མ་འཛོག་མི་འོས། ནད་པ་འགྱུལ་དཀའ་བས་ཆུ་ཁོལ་གྱིས་བསྲེག་པར་འཛེམ་པ།

❈ དབྱར་དུས་ཚ་བ་ཆེ་དུས་ལུས་སྟོད་ལ་མལ་གོས་མ་གྱོན་ན་ལྷག་པར་སྟབས་བདེ་བ་དང་། ལག་རས་མཐུག་པོའི་མལ་ཐུལ་བཀབ་ཆོག་མོད། འོན་ཀྱང་ཐྲག་པ་འཁྱག་པར་གཟབ་དགོས།

2. མགོ་བོར་གཙང་སྦྲའི་གཉེར་སྐྱོང་།

ལག་ཟུང་ཞ་བའི་ནད་འཁོགས་ཀྱི་མགོ་བཀྲུ་སྐབས་ཞོལ་འཕོད་དོན་ཚན་ལ་གཟབ་དགོས།

❈ གན་རྐྱལ་དུ་ཟུར་ཉལ་བྱེད་དགོས་ལ། ཐྲག་འོག་ལ་སྤུས་མགོ་འཛོག་པ། མལ་ཁྲིའི་གམ་དང་སྤུས་མགོའི་གམ་དུ་འཁྱིག་རས་དང་ལག་རས་འདིང་བ།

❈ ནད་འཁོགས་ཀྱི་གྱོན་གོས་ཀྱི་སྒྲོག་གུ་གྲོལ་ནས་ལྷ་བའི་གོང་བ་ནང་ལ་ལྡེབས་པ་དང་། སྐེ་ལ་ལག་རས་དཀྲི་བ། སྲིང་བལ་རིལ་བུས་ནད་འཁོགས་ཀྱི་རྣ་བའི་ཁ་གཅོད་པ། ལག་རས་ཆུང་ཆུང་གིས་མིག་ཟུང་བཀབ་ནས་སྐྲ་བཀྲུ་བར་གྲ་སྒྲིག་བྱེད་པ།

❈ ཆུ་དྲོ་འཇམ་གྱིས་བཀྲུ་བ་དང་། དེ་ནས་འདག་ཁུ་བྱུགས་ནས་དལ་མོར་སྐྲ་དང་མགོ་པགས་བཀྲུ་བ། མཐར་ཆུ་ཁོལ་དྲོན་མོས་སྐྲའི་སྟེང་གི་ལྦུ་བ་བཀྲུས་ནས་ནད་འཁོགས་ལ་

བདེ་སྡུང་འཐོབ་ཏུ་འཇུག་པ།

❈ སྨྲ་དང་ངོ་གདོང་གཙང་མར་འཕྱིད་པ་དང་། རྣ་ཅོག་ནང་གི་སྙིང་བལ་དང་མིག་འགེབས་བྱེད་ལག་རས་ལེན་པ།

❈ རྒན་འགོགས་ལ་ལྷ་བ་ཡག་པོ་གྱོན་ནས་གན་རྒྱལ་ལྟར་ཉལ་དུ་འཇུག་པ་དང་། མགོ་བོའི་འོག་ལ་ལག་རས་ཆེན་པོ་ཞིག་འདིང་ལ་སྨྲ་སྐམ་རྗེས་ལེན་པ།

3. ལུས་པོའི་གཙང་སྦྲའི་གཉེར་སྐྱོང་།

ཡན་ལག་སྐྱོན་ཅན་གྱི་རྒན་འགོགས་ལ་ལུས་པོའི་གཙང་སྦྲའི་གཉེར་སྐྱོང་བྱེད་སྐབས། གནས་ཚུལ་ལ་གཞིགས་ནས་གཙང་སྦྲ་བྱེད་སྟངས་ལ་དོ་སྣང་བྱེད་དགོས། དཔེར་ན། ཡན་ལག་སྐྱོན་ཅན་ཡིན་ཙང་། རང་གིས་ཁྲུས་བྱེད་ཐུབ་པའི་རྒན་འགོགས་ལ་དགོས་ངེས་དངོས་རྫས་གྲ་སྒྲིག་བྱེད་དགོས་པ་ལས་གཞན། རོགས་རམ་བྱེད་དགོས་མིན་འདྲི་དགོས། རང་ཉིད་ཀྱིས་ལུས་པོ་བཀྲུ་མི་ཐུབ་པའི་རྒན་འགོགས་ལ་གཉེར་སྐྱོང་གོ་རིམ་ཁྲིད། ཞབས་ཞུའི་སྟངས་སྟབས་ལག་ཡང་ཞིང་དལ་ལ། རྒན་འགོགས་དང་གྲོས་མོལ་གང་ལེགས་བྱས་ནས། ཁོ་ཚོའི་གཙང་སྦྲའི་དགོས་མཁོ་སྐོང་དགོས། རྐང་ལག་མི་བདེ་བའི་རྒན་འགོགས་ཀྱི་ལུས་པོ་བཀྲུ་སྐབས། གནས་ཁོངས་དེའི་དྲོན་མོ་འཁྱོངས་པར་དོ་སྣང་དང་། ནང་སྒོས་དགུན་དུས་དྲོད་ཚད་དམའ་བའི་སྐབས་ལ་དེ་བས་ཀྱང་མཐོང་ཆེན་བྱེད་དགོས། གལ་སྲིད་ཆ་རྐྱེན་འཛོམས་ན། རྐང་ལག་སྟབས་བདེ་མིན་པའི་རྒན་འགོགས་ལ་མལ་ཁྲིའི་སྟེང་ནས་བཀྲུ་བ། སྤྱིར་ལུས་སྟོབས་བཟང་བའི་རྒན་འགོགས་ཀྱིས་སྟོར་ཁྲུས་དང་ཁྲུས་གཞོང་ནང་ནས་ཁྲུས་བྱས་ཆོག་སྟེ། ཐོག་མར་འཁྲུད་ཆས་གྲ་སྒྲིག་ཡག་ཙམ་བྱེད་པ་དང་། ཁང་པའི་དྲོད་ཚད་24℃ཡས་མས་ལ་བཀོད་སྒྲིག་བྱེད་དགོས་པ་མ་ཟད། ཆུའི་དྲོད་ཚད་35℃ཡིན་ན་འཚམ། ལུས་མཚག་ཞན་ཆེ་ཆུའི་དྲོད་ཚད་ཅུང་ཟད་མཐོ་དགོས། རྒན་འགོགས་ཁྲུས་ཁང་ལ་སོང་རྗེས་ནང་ནས་སྒོ་བསྡད་མི་ཉང་ཚུལ་གདམས་དགོས། དོན་རྐྱེན་བྱུང་ཆེ་དུས་ལྟར་སྐྱོབ་པར་སྟབས་བདེ་ཡོང་

དགོས། གལ་སྲིད་འཐད་པ་བྱུང་ན། རྐན་འབོགས་དང་ལྷན་དུ་ཁྲུས་ཁང་ནང་སོང་ནས་བདེ་འཇགས་ཁག་ཐེག་བྱ་དགོས།

བཞི་པ། རང་ནུས་ཉམས་པའི་རྒན་འབོགས་ལ་རྐང་ལག་བཀྲུ་རོགས་བྱེད་པ།

1. ལག་པ་བཀྲུ་བ།

(1) དམིགས་ཡུལ། རྒན་འབོགས་ཀྱི་ལག་སྐྱེང་གི་ཚི་དྲིག་དང་རྡུལ་རྫུ་གཙང་འཁྲུད་བྱས་ནས། ལག་པ་གཙང་སྐམ་འགྱོངས་དགོས།

(2) སྤྱད་བྱ། ཁྲུས་གཞོང་དང་ཆུ་དྲོན་མོ། ལག་རས། ལག་འཁྲུད་འདག་རྫས། སྲིང་རས། སྐམ་འཇམ་རྫ་ཕྱི། ངོ་སྣུམ་ལྷ་དུ་ག་སྒྲིག་བྱེད་པ།

(3) བཀོལ་སྤྱོད་གོ་རིམ།

❀ སྤྱད་བྱ་ཆ་ཚང་རྒན་འབོགས་ཀྱི་མལ་ཁྲིའི་མདུན་ལ་འཁྱེར་ཞིང་། གསལ་བཤད་གོ་བརྡ་སྤྲད་ནས་ཚུར་སྣུན་ཡོང་དུ་འཇུག་པ།

❀ རྒན་འབོགས་ཙོག་པ་དང་གན་རྐྱལ་དུ་ཉལ་བ། ཡང་ན་ཟུར་ཉལ་ལྷ་བུ་གང་བདེ་ལ་རོགས་བྱས་ནས་ཁོང་ཉིད་ཀྱི་ལུས་ཕུང་བདེ་ལ་འབབ་ཏུ་འཇུག་དགོས།

❀ ཆུ་དྲོན་མོ་ཁྲུས་གཞོང་ལ་བླུགས་ནས་ཆུའི་དྲོད་ཚད་འཇལ་བ་དང་། ལག་རས་ཆུ་ནང་ལ་སྦངས་པ།

❀ ཟུར་ཉལ་བྱས་ཡོད་དུས། གཞོག་སྐྱེང་གི་ལག་པ་བཀྲུ་བ་ནས་འགོ་རྩོམ་ཞིང་། ལག་པ་ཆུ་དྲོན་མོར་སྦངས་རྗེས། མཛུབ་རྩེ་ནས་མཁྲིག་མའི་ཕྱོགས་ལ་བཀྲུ་བ་དང་། བཀྲུ་དཀའ་བའི་གནས་ལ་འདག་རྫས་བྱུགས་ནས་གཙང་མར་བཀྲུས་རྗེས། ཡང་བསྐྱར་ཆུ་དྲོན་མོས་བཀྲུས་ནས་ལག་རས་ཀྱིས་འཕྱིད་པ།

❀ ཞ་འཁྱུམས་གཞོག་གི་ལག་པ་བཀྱུ་སྐབས། ལག་པ་ཚུ་རྡོན་མོའི་ནང་སྦྲངས་རྗེས། ནད་འཕོགས་ཀྱི་མཐེབ་མོ་རེ་རེ་བཞིན་དལ་གྱིས་འཐེན་ནས། ལག་མཐིལ་དང་མཐེབ་མོའི་བར་གསེང་རྣོན་དུ་འཇུག་པ་དང་། དེ་ནས་རེ་རེ་བཞིན་གཅང་འབྲུད་བྱས་ནས་འཕྱིད་པ།

❀ ནད་འཕོགས་ལ་མལ་སྟངས་སྙིད་པོ་ཞིག་བཀོད་སྒྲིག་བྱེད་དགོས།

❀ སྤྱད་བྱ་གཙང་གཤེར་དང་གཙང་བཀྱུ་བྱས་ནས་སྡེར་གནས་ལ་འཛོག་པ།

ཁྱོད་ལ་རྒྱལ་ཆུང་ཞིག་འབྲིད།

① ཆུའི་རྡོད་ཚད་འོས་འཚམ་ཡིན་དགོས། ཚ་དྲགས་པའམ་གྲང་དྲགས་པ་མི་རུང་། གྲང་དྲགས་ན་ནད་འཕོགས་ཀྱི་ལུས་ཕུང་མི་བདེ་བ་དང་། ཚ་དྲགས་ན་སྙི་པགས་སྲེག་ཉེན་འབྱུང་།

② ནད་འཕོགས་ཟུར་ཉལ་ཡོང་བར་རོགས་བྱེད་སྐབས། ཐབས་བཀོད་འོས་འཚམ་སྤྱོད་དགོས། འཐུད་པ། འཐེན་པ། འདེད་པ། ཡང་ན་ནད་འཕོགས་ཀྱི་ལག་པ་ལུས་འོག་ལ་གནོན་འཚོར་བཅས་མི་རུང་།

③ ཞ་འཁྱུམས་སུ་གྱུར་པའི་ལག་པ་གཙང་འབྲུད་བྱེད་སྐབས། དལ་མོར་རེ་རེ་བཞིན་འཕྱིད་དགོས་པ་མ་ཟད། ནད་འཕོགས་ལ་ཚོར་བ་ཅི་ཡོད་ཡང་ཡང་དྲིས་ནས། ཤུགས་བཀོལ་སྟངས་ལྷི་འགྲོ་བར་འཛེམ་དགོས།

④ ཞ་འཁྱུམས་གཞོག་གི་ལག་པའི་མཐེབ་ཚིགས་ནུས་མེད་ལ་འགྱུར་བར་འཛེམ་ཆེད། ལག་མཐིལ་ལ་ལག་རས་ཆུང་ཆུང་འཆིང་དུ་འཇུག་པ་དང་། དུས་རིམ་ལྟར་འགུལ་སྐྱོད་སྦྱར་སོས་ཡོང་བར་རོགས་རམ་འཁྱོངས་དགོས།

2. རྐང་པ་འཁྲུད་པ།

(1) དམིགས་ཡུལ། རྐང་པ་འཁྲུད་པ་བརྒྱུད་ནས་རྐང་པའི་ཁྲག་རྒྱུག་རྩོལ་ཇེ་བཟང་ཡོང་དུ་འཇུག་པ་དང་། ལུས་ཡོངས་ནས་དྲོད་འཛིན་པ། ཚོད་ལ་འབབ་པ། གཉིད་ཁུགས་སླ་བ་བཅས་ཀྱི་ནུས་པ་ཐོན་དུ་འཇུག་དགོས།

(2) སྤྱད་བྱ། ཁྲུས་གཞོང་དང་ལག་རས། ཆུ་རྡོན་མོ། ལུས་པགས་སྨུམ་རྫས། ལུས་འཕྱིད་ལག་རས། ཚ་དེམ་ལྟ་བུ་གྲ་སྒྲིག་འཁྱོངས་དགོས།

(3) བཀོལ་སྤྱོད་གོ་རིམ།

❀ སྤྱད་བྱ་ཆ་ཚང་རྒྱན་འཁོགས་ཀྱི་མལ་ཁྲིའི་མདུན་ལ་འཁྱེར་ནས། གསལ་པོར་འགྲེལ་བཤད་བྱས་ནས་ཚུར་སྣུན་ཡོང་དུ་འཇུག་དགོས་པ་མ་ཟད། དོ་སྣང་བྱེད་དགོས་པའི་གནད་རྣམས་ཀྱང་གསལ་པོར་བཤད་དགོས།

❀ རྒན་འཁོགས་རྐུབ་སྟེགས་སྟེང་ཅོག་པའམ་གན་རྐྱལ་དུ་ཉལ་བར་རོགས་བྱས་ནས། ལུས་པོའི་སྡོད་སྟངས་ལ་བདེ་སྣང་བསྐྱུན་པ།

❀ ཆུ་དྲོན་མོ་ཁྲུས་གཞོང་ནང་བླུགས་ནས་དྲོད་ཚད་(40℃ལས་མཐོ་མི་རུང་)འཇལ་བ་དང་། ལག་རས་ཁྲུས་གཞོང་ལ་འཕེན་པ།

❀ རྒན་འཁོགས་རྐུབ་སྟེགས་སྟེང་བརྟན་པོར་ཅོག་ཏུ་བཅུག་ནས། ཁྲུས་གཞོང་དང་རྒན་འཁོགས་ཀྱི་སྡོད་སྟངས་འཚམ་པོ་ཡོང་དུ་འཇུག་པ་དང་། དོར་མ་འཐེན་རོགས་བྱེད་དགོས། སྔོན་ལ་རྐང་པ་ཡ་གཅིག་ག་ལེར་ཁྲུས་གཞོང་ནང་བཞག་ནས་ཆུའི་དྲོད་ཚད་རན་མིན་འདྲི་བ་དང་། འོས་འཚམ་ཡིན་ན་རྐང་པ་གཞན་དེའང་ཁྲུས་གཞོང་ནང་བཞག་ནས་སྐར་མ་15ཙམ་ལ་སྦངས་པ།

❀ རྐང་པ་བཀྲུས་ཚར་རྗེས། རྐང་པ་ཟུང་འཕྱིད་ཅིང་། དོར་མ་སྐོན་རོགས་བྱས་ནས། སྐྱིད་སྣང་དོད་པའི་མལ་སྟངས་བཀོད་སྒྲིག་འཕྲོངས་དགོས།

❀ སྤྱད་བྱ་དག་ལ་གཙང་གཤེར་དུག་སེལ་བྱས་རྗེས། སོ་སོར་སྟར་གནས་ལ་འཇོག་པ།

ལྔ་པ། རྒན་འཁོགས་ཀྱི་རུས་ཚིགས་གྲུམ་ནད་ལ་གཉེར་སྐྱོང་།

རྒན་འཁོགས་ཀྱི་རུས་ཚིགས་གྲུམ་ནད་ལ་རྒྱས་གཤིས་ཚིགས་ནད་དང་ལྷག་སྐྱེས་ཅན་གྱི་གྲུམ་ནད་ཀྱང་ཟེར། དེ་ནི་རྒུད་གཤིས་ཀྱི་ནད་འགྱུར་དང་དེར་བསྟུན་ལྷག་སྐྱེས་ཅན་གྱི་ནད་ཡིན་སྲིད།

1. ནད་རྟོག་མངོན་ཚུལ།

(1) སྒལ་ཚིགས་ཏུས་གཞིས་གྲུམ་ནད། རྐན་འཕོགས་ཀྱི་རྐང་རྐེད་ན་བ་དང་། ནང་སྐོམ་ཞོགས་པར་མལ་ལས་ལངས་དུས་ན་ཟུག་མངོན་གསལ་ཆེ་བ། རེངས་པོར་གྱུར་པའི་ཚོར་སྣང་ཡོད་པ། འགུལ་སྐྱོད་བྱས་རྗེས་ནད་རྟགས་ཇེ་ཡང་དུ་འགྲོ་སྲིད།

(2) དཔྱི་ཚིགས་ཏུས་གཞིས་གྲུམ་ནད།

❁ སྟ་ཐོག་རྐང་པའི་གཞོགས་གཅིག་གམ་གཉིས་ཀྱི་ལྷུ་ཚིགས་འགུལ་སྐྱོད་བྱེད་དུས་ན་ཟུག་དང་མི་བདེ་བའི་ཚོར་བ་འབྱུང་།

❁ ཏུས་ཚིགས་འགུལ་སྐྱོད་བྱེད་དུས་ན་ཟུག་དང་མི་བདེ་བའི་ཚོར་བ་འབྱུང་ལ། རིམ་བཞིན་ཇེ་ལྷི་ཇེ་སྡུག་ལ་འགྲོ་བ་དང་། ཚབས་ཆེ་དུས་འགྲོ་སྐྱོད་ལ་གནོད་ཅིང་། ཐ་ན་འཐེང་འགྲོས་སམ་ལངས་མི་ཐུབ་པར་འགྱུར། ལུས་ཤུང་རྒྱུགས་པའི་རྐན་འཕོགས་དག་ལ་ན་ཟུག་དེ་བས་ཆེ་བ་འབྱུང་།

(3) པུས་ཚིགས་ཏུས་གཞིས་གྲུམ་ནད།

❁ རྐན་འཕོགས་ཀྱི་པུས་ཚིགས་སྐྲངས་པ་དང་། གོམ་པ་སྤོ་དུས་ཚིགས་ན་བ།

❁ ཐེམ་སྐས་ལས་འབབ་སྐབས་འགུལ་སྐྱོད་སྟབས་བདེ་མིན་པ་དང་། གོམ་ཆེན་སྤོས་ནས་ཐེམ་སྐས་ལས་འབབ་མི་ཐུབ་པ།

❁ ཙོག་དཀའ་བ་དང་། ཡང་ན་ལུས་ཡོངས་ཙོག་མི་ཐུབ་པ།

❁ ན་ཟུག་རིམ་བཞིན་ཇེ་ལྷི་ལ་འགྲོ་ཞིང་། པུས་ཚིགས་འགུལ་སྐྱོད་བྱེད་དུས་གཙུབ་བརྡར་ཐེབས་འདྲའི་ཚོར་བ་ཡོད་པ།

❁ པུས་ཚིགས་འགུལ་སྐྱོད་མཚམས་བཞག་ནས་ངལ་གསོས་རྗེས། ཡང་བསྐྱར་སྒུར་འགུལ་མི་ཐུབ་པར་ན་ཟུག་དྲག་པོ་ལངས་སྲིད།

2. གཞི་རྩའི་སྐྱོང་ཐབས།

(1) ནད་དཔྱད་གསལ་པོ་དགོས་པ། ནད་པས་བཟོད་ཐུབ་པའི་ཚོད་ལྟར། ཕྱུས་ཚིགས་གང་ནུས་ཀྱིས་འགུལ་སྐྱོད་དང་། ཙོག་ལང་འགུལ་སྐྱོད་ཉིན་རེར་ཐེངས་3དང་ཐེངས་རེར་སྐར་མ་10རེ་ཡོང་དགོས། སྨན་གསོ་ལུས་སྦྱོང་དང་ཁྲུ་ཚུར་གྱིས་ཡང་གཞུ་སོགས་སྦྱོང་བརྡར་བརྒྱུད་ཆོ། ནད་རྟགས་ཇི་ཡང་ཡོང་བ་དང་། ཉུས་ཚིགས་རེངས་པོར་མི་འགྱུར་བར་ཕན།

(2) ནད་རྟགས་ཚབས་ཆེ་བ། ཉུས་ཚིགས་ཀྱི་ནུས་པར་ཤུགས་རྐྱེན་ཐེབས་དྲག་ན། གཤགས་ཐབས་ཀྱིས་གསོ་བར་བསམ་བློ་བཏང་ཆོག །འོན་ཀྱང་གཤགས་བཅོས་བྱེད་པར་ཏ་ཙང་གཟབ་ནན་དང་བློ་དྲིས་ནས་དོགས་སེལ་ཁོ་ཐག་གཅོད་ཅིང་། ནད་པའི་ནད་རྟགས་དང་མཐུན་ཤག་ཤག་ཡིན་ན། སྨན་པས་གཤགས་ཐབས་སྤྱོད་མིན་ཐག་གཅོད་པར་བསྟུན་དགོས།

དྲུག་པ། རྐན་འཁོགས་ཀྱི་དཔུང་པའི་གཉན་ཚད།

རྐན་འཁོགས་ཀྱི་དཔུང་པའི་གཉན་ཚད་ནི་དཔུང་ཚིགས་མཐའ་འཁོར་གྱི་གཉན་ཚད་ལ་གོ་དགོས་སོད། ནད་འབྱུང་བའི་ལོ་ཚོད་ནི་ལོ་40ཡན་ཡིན་ལ། ལོ་50～60ཙམ་ལ་བྱུང་ཚད་དེ་བས་མང་།

1. ནད་རྟོག་མངོན་ཚུལ།

❊ ནད་བྱུང་བའི་དང་ཐོག །དཔུང་པར་ན་ཟུག་ལངས་པ་གཙོ་ལ། ན་ཟུག་ལངས་ཚུལ་ལས་མང་ཤོས་སོག་མདུན་ཡིན། སྐབས་འགར་ན་ཟུག་དེ་སྐེ་དང་གྲུ་མོའི་ཕྱོགས་ལ་མཆེད་པ། འགུལ་སྐབས་ལས་ན་ཟུག་ཇེ་ཆེར་འགྲོ་བ་དང་། རྒྱུན་པར་མཚན་མོ་ན་ཟུག་ལངས་ནས་ལུས་པོ་གཡས་གཡོན་ལ་ལོགས་བརྗེ་མི་ཐུབ་པར་གཉིད་ལས་སད་པ་ལྟ་བུ།

❊ ནད་བྱུང་རྗེས་དཔུང་ཚིགས་ནས་འགུལ་སྐྱོད་དཀའ་བ་དང་སྲ་མཁྲེགས་ཀྱི་ཚོར་བ་

ཡོད་པ།

❀ ནད་ཉིད་འཕེལ་བར་བསྟུན་ནས། ཆོགས་ཀྱི་འགུལ་སྐྱོད་ལ་ཚོད་འཛིན་ཚབས་ཆེན་ཐེབས་པ་དང་། ཕྲག་ཆོགས་འགུལ་སྐྱོད་ལ་དཀའ་ཁག་བྱུང་ནས། ལག་ཟུང་བརྐྱང་འཁྱོག་མི་ཐུབ་པ། ནད་བྱུང་བའི་མཇུག་ཆར། ཟ་མ་ཟ་བ་དང་ལྟ་བ་སྐྱོན་པ། སྨྲ་ཤད་པ། ཡི་གེ་འབྲི་བ་སོགས་ཀྱི་འགུལ་སྐྱོད་ལ་དཀའ་ཁག་འབྱུང་སྲིད།

2. གཞི་རྩའི་སྐྱོང་ཐབས།

❀ སེམས་ཁམས་གསོ་བའི་གཉེར་སྐྱོང་། སྐབས་ལ་ལར་ནད་པས་སེམས་འཚིག་པ་དང་འཚུབ་ཆ་ལངས་ཤིང་། ནད་ཀྱི་མཇུག་འབྲས་ལ་སེམས་ཁྲལ་བྱེད་སྲིད། དེ་ལྟ་ན་ནད་པར་འཕྲོད་བསྟེན་ཤེས་བྱ་བསྒྲགས་ནས། རང་གི་ནད་གཞི་ངོས་ཟིན་ལ། སྨན་གསོ་དང་ནད་གཡོག་པ་ལ་སྤྱན་རོགས་ཡོང་དུ་འཇུག་དགོས། ནད་པར་སྨན་གསོས་ལེགས་གྲུབ་དཔེ་གཞི་ངོ་སྤྲོད་པ་དང་། སྨན་གསོ་སྐབས་ཀྱི་ན་ཟུག་ལ་སྐྲག་མི་དགོས་པའི་སེམས་གསོ་འཁྱོངས་དགོས།

❀ འཚོ་བའི་གཉེར་སྐྱོང་། ནད་པས་ལྟ་བ་སྐྱོན་པ་དང་སྨྲ་ཤད་པ། སྐེ་རགས་བཅིངས་པ་སོགས་ལ་རོགས་རམ་བྱེད་དགོས་ཤིང་། ནད་པར་སེམས་ཁུར་དང་གཅེས་སྐྱོང་བྱས་པ་བརྒྱུད་ནས། འཚོ་བའི་ཁྲིད་ཀྱི་དཀའ་ངལ་སེལ་རོགས་བྱེད་དགོས། ནད་པར་རང་འགུལ་གྱིས་སྐྱོང་བཟར་བྱེད་པར་སྐུལ་ཞིང་། འཚོ་བའི་ཁྲིད་རང་མགོ་ཐོན་པའི་ནུས་པ་གང་མགྱོགས་དང་སླར་གསོ་ཡོང་དུ་འཇུག་དགོས།

བདུན་པ། གྲིབ་སྐྱོན་ཐོག་པའི་རྒྱུན་འཁོགས་ཀྱི་གཉེར་སྐྱོང་།

ལུས་གྲིབ་བསྐྱེད་པ་ལས་མང་ཆེ་བ་གཞོགས་ཕྱེད་ཞ་བ་དང་། ཡང་ན་ཡན་ལག་གང་དེ་ཞ་བ། དེ་བཞིན་ཐེངས་གཉིས་ལ་ནད་འཕར་ནས་ཡན་ལག་ཀུན་ཞ་བ་སོགས་སྣང་སྲིད། རྒྱུན་

འཕོགས་ལ་རྒྱུན་པར་ངག་བརྡའི་འགག་རྐྱེན་ཐུབ་བ་དང་། ལུས་སྒྲིད་པའི་རྐྱེན་གྱིས་རྒྱུན་པར་སློ་ལུ་འགག་པ། ཡང་ན་ཚད་ངེས་ཅན་གྱིས་བློ་རིག་ཇེ་ཞན་ལ་འགྲོ་སྲིད། དེ་ལྟ་ན་ནད་འཕོགས་ལ་གཉེར་སྐྱོང་ཐད་ནས་དོ་སྣང་བྱེད་དགོས་པ་དང་། གཤམ་གསལ་དོན་འགག་ཡག་པོར་འཁྱོངས་དགོས།

1. སེམས་ཁམས་ཡག་པོར་གསོ་བ།

ནད་འཕོགས་ཀྱི་སེམས་གསོ་ལ་མཐོང་ཆེན་བྱེད་པ། གྲིབ་སྐྱོན་དབང་གིས་ནད་འཕོགས་ཀྱི་སེམས་ཁམས་ལ་གནོན་ཤུགས་ཆེ་འགྲོ་བས། ཁྱིམ་མིས་ནད་འཕོགས་ལ་སྤྲོ་སྣང་སྐྱེད་ཅིང་བག་ཡངས་ཡོང་དུ་འཇུག་པ་དང་། ནད་གཡོག་གཞོགས་འདེགས་གང་ཡག་བྱས་ནས། སྔ་མོ་ནས་ཞ་འཕྲུམས་ཤོར་པའི་ཡན་ལག་གི་ནུས་པར་སྦྱོང་བརྡར་བྱེད་པ་དང་། ཐུས་ཚོགས་ཡ་མ་གཟུགས་སམ་ཤ་གནད་འཕྲུམ་པར་འཛེམ་དགོས།

2. ཞ་འཕྲུམས་ཤོར་བའི་རྐང་ལག་གི་བྱེད་ནུས་ལ་དོ་སྣང་བྱེད་དགོས།

ཡན་ལག་ལ་འཕུར་མཉེད་དང་གཞན་སྐྱུལ་ཚུལ་གྱིས་འགུལ་སྐྱོད་བྱེད་པ། ཙོག་པ། ལང་བ། སོང་ནས་སྦྱོང་བརྡར་སོགས་བྱེད་དགོས་ལ། ཡན་ལག་རེངས་འཕྲུམ་དང་ཡ་མ་གཟུགས་ལ་འགྱུར་བར་དོ་སྣང་བྱེད་དགོས།

3. སྨུགས་སྐྲེད་ནད་ལ་སྔོན་འགོག་བྱེད་པ།

རྐང་ལག་ཞ་བར་གྱུར་ནས་འགུལ་སྐྱོད་དང་ཚོར་བ་ལ་གེགས་རྐྱེན་ཐེབས་ཕྱིར། ཁྲག་རྩའི་དབང་རྩ་ལ་འཚོ་བཅུད་ཞན་པ་དང་། མནན་ཐེབས་དུས་ཡུན་ཅུང་ཟད་རིང་ན། དཔྱི་ཚ་རྒྱབ་རལ་འབྱུང་སྲི། དེའི་ཕྱིར། ལུས་དབྱིབས་བརྗེ་བར་དོ་སྣང་བྱེད་དགོས་པ་དང་། རྒྱུན་པར་ཆུ་ཚོད་གཉིས་རེར་ཐེངས་རེ་བརྗེ་དགོས་ལ། མནན་ནས་དམར་གྱུར་ཆ་ལ་ལག་ཡང་བར་འཕུར་མཉེད་གཏོང་བ། ཡང་ན་གུར་གུམ་པགས་སྨན་བྱུགས་ནས་ནེམ་ཉུག་བྱས་ན་ཁྲག་

རྒྱུག་པར་ཕན།

4. འཚོ་བའི་རང་འབྱོངས་ནུས་པ་དང་ལས་རིགས་ནུས་པ་སྦྱོང་བ།

གྲིབ་སྐྱོན་སངས་པར་འགྲོ་སྐབས། རྒན་འཁོགས་ཀྱིས་རང་འགུལ་དང་རྒྱུན་ལྡན་གྱི་འཚོ་བའི་ནུས་པ་སྦྱོང་བརྡར་ལ་བརྩོན་དགོས། ནད་གཡོག་པ་དང་ཁྱིམ་མིས་བློ་སྟོན་དང་རོགས་རམ་བྱེད་ཅིང་། རྒན་འཁོགས་ཀྱིས་རང་ནུས་ཅི་ལྕོགས་ཀྱིས་དོན་དག་ཆག་ཆིག་སྒྲུབ་པར་སྐུལ་མ་གཏོང་དགོས། དཔེར་ན། ལྭ་བ་གྱོན་པ་དང་ངོ་བཀྲུ་བ། ཟ་མ་ཟ་བ་ལྟ་བུ།

ས་བཅད་གསུམ་པ། རྐན་འཕོགས་ཀྱི་འཇུ་བྱེད་མ་ལག་དང་འབྲེལ་བའི་འཚོ་བ་དང་གནོད་སྐྱོང་ལག་རྩལ།

དང་པོ། མིའི་མགོ་བོ་ནས་འཚོ་བཅུད་དོ་མཉམ་མིན་རྟགས་ངོས་འཛིན་པ།

མིའི་ལུས་ཕུང་གི་འཚོ་བཅུད་དོ་མཉམ་མིན་ཚེ། ཐོག་མར་ངོ་གདོང་དང་མགོ་བོ་ནས་མངོན་རྟགས་ཚོར་ཡོང་།

1. སྐྲ་ནས་འབྱུང་བའི་མངོན་རྟགས།

སྐྲ་འཁྱིལ་སྐྲ་བ་དང་རྒྱུན་པར་སྐྲ་ཤུད་པ་ནི་ལྕགས་རྫས་དང་འཚོ་བཅུད་རྫས་Cཉུང་བའི་རྐྱེན་ཡིན་ལ། སྐྲ་མདོག་སྐྱ་བོར་གྱུར་པ་ནི་འཚོ་བཅུད་རྫས་B_{12}དམའ་བས་རེད། སྐབས་འདིར་འོ་མའི་རིགས་ཀྱི་ཟས་རིགས་དང་ཉ། སྲན་མའི་རིགས་སམ་འཚོ་བཅུད་རྫས་Bརིགས་ཁ་གསབ་བྱེད་དགོས།

2. ཁ་ནས་འབྱུང་བའི་མངོན་རྟགས།

གལ་སྲིད་ཁ་མདོག་དམར་པོར་གྱུར་ཅིང་ཡུན་རིང་ལ་སེར་ཁ་གས་པ་དང་། ཁ་ཞ་དང་

ལྟེ་ལ་ན་ཟུག་སྐྱེས་ཆོ། དེ་ནི་འཚོ་བཅུད་མ་འདང་བའི་རྐྱེན་གྱིས་ཁ་གྲུའི་གཉན་ཚད་བྱུང་བ་ཡིན་ཤོས་ཆེ། དེའི་འབྱུང་རྐྱེན་ལས་མང་ཆེ་བ་ནི་ལྕུགས་རྫས་དང་འཚོ་བཅུད་རྫས་B_2དང་འཚོ་བཅུད་རྫས་B_6མ་འདང་བའི་རྐྱེན་ཡིན་སྲིད། སྔོང་གསབ་ཀྱི་ཐབས་ནི་སྔོ་ཚལ་མང་ཙམ་དང་། ཕག་ཤ །སྐམ་ཤ །མཆིན་པ། སྲན་རིགས་སོགས་ཟ་དགོས།

3. ལྟེ་ནས་འབྱུང་བའི་མངོན་རྟགས།

གལ་སྲིད་ལྟེ་རྩེ་འཇམ་དྲགས་པ་དང་རོ་འཛིན་རྨེན་བུ་དམར་པོར་གྱུར་པ། ལྟེ་རྩེའི་གཞོགས་གཉིས་སེར་པོའམ་དཀར་པོར་གྱུར་ཆོ། ལོ་མའི་སྨྱུར་རྫས་དང་ལྕུགས་རྫས་མ་འདང་བའི་མངོན་རྟགས་རེད། དེར་མཆིན་པ་དང་སྔོ་ཚལ་མང་ཙམ་ཟ་དགོས་ལ། འདབ་སྨྱུར་འདུས་པའི་འཚོ་བཅུད་རྫས་Bརིགས་བསྟེན་དགོས།

4. སྣ་ནས་འབྱུང་བའི་མངོན་རྟགས།

སྣ་ཁུང་གཡས་གཡོན་དམར་པོར་གྱུར་པ་དང་། སྣུམ་གྱིས་ཁེངས་ཤིང་འོད་འཁྱུག་ནས་རྒྱུན་པར་སྐྱེ་པགས་ཤུད་ན། ལུས་པོའི་ཏི་ཚ་མ་འདང་བའི་མངོན་རྟགས་རེད། སྐབས་འདིར་འཚོ་བའི་གོམས་གཤིས་མི་ལེགས་ཚུལ་ཡོ་བསྲང་བྱེད་དགོས་ལ། ཁ་ཟས་ཟ་བར་ཁ་འདེམ་མི་འཛིན་པ་དང་། ཏི་ཚ་འདུས་པའི་འཚོ་བཅུད་རྫས་རིགས་འཐུང་དགོས་པ་རེད།

5. སེན་མོ་ནས་འབྱུང་བའི་མངོན་རྟགས།

སེན་མོའི་སྟེང་དཀར་ཐིག་ཡོད་པ་ནི་ཏི་ཚ་དཀོན་པ་དང་། སེན་མོ་གས་སླ་བ་ནི་ལྕུགས་རྫས་དཀོན་པས་རེད། གནས་ཚུལ་རིགས་འདི་གཉིས་སྐབས་འགར་མཉམ་དུ་འབྱུང་སྲིད།

གཉིས་པ། ཁའི་བདག་སྐྱོང་།

1. བགྲེས་པོའི་ཁའི་ཁྱད་ཆོས།

རྒན་འཕོགས་ཀྱི་སོ་སྦུབས་ཆེ་རུ་གྱུར་ནས་ཟས་སྙིགས་སོ་སྦུབས་ནས་ལུས་སླ་བས། རྙིལ་ཤའི་ཚ་ནད་བྱུང་ཚད་ཇེ་མང་དང་། ཡང་ན་སོ་འགྲུལ་བ་དང་ལྷུང་བས་ཟས་ལྡད་ནུས་པ་ཇེ་ཞན་དུ་གྱུར་ནས། འཚོ་བཅུད་མི་འདང་བའི་སྣང་ཚུལ་འབྱུང་སླ། དེ་མིན་རྒན་འཕོགས་ཀྱི་མཆིལ་མ་ཟགས་ཐོན་མངོན་གསལ་གྱིས་ཇེ་ཉུང་ལ་སོང་བས། ཁ་ནང་གི་རང་འདག་ནུས་པ་དང་རང་གཙང་ནུས་པ། སྲིན་འགོག་ནུས་པ་བཅས་ཀྱང་དེ་དང་བསྟུན་ནས་ཇེ་ཞན་ཡིན། དེར་བརྟེན། རྒན་འཕོགས་ཀྱི་ཁའི་ནད་སྐྱོང་ཤེས་ན། ཕོང་ཚོའི་བདེ་ཐང་དང་སྐྱིད་སྣང་སྐྱེད་པར་ཕན།

2. ཁ་བཤལ་སྦྱུད་གཞེར་ཁྲུ་གདམ་པ།

❁ ལུས་ཁམས་ཚྭ་རྒྱ། ཁ་ནང་གཙང་དག་བྱས་ནས་འགོས་ནད་སྔོན་འགོག་བྱེད་པ།

❁ པའི་རྡོ་གཞེར་ཁྲུ། སྲིན་སྨན་འགོག་ཐུབ་པ་དང་ཁ་དྲི་ངན་པ་སེལ་བར་ཕན།

❁ རྒྱ་ཕོལ་གྲང་མོ། ཁ་ནང་གཙང་བཤལ་བྱེད་པ།

3. རྒན་འཕོགས་ལ་ཁ་བཤལ་རོགས་བྱེད་པ།

(1) དམིགས་ཡུལ། ཁ་བཤལ་ན་ཁ་ནང་གི་ཟས་ཞག་ཟས་སྙིགས་བསལ་ནས་གཙང་སྦྲ་འཁྱོངས་པ།

(2) སྦྱུད་བྱ། ཁ་ཕོར་དང་རྒྱ་ཕོལ་དྲོན་མོའམ་ཁ་བཤལ་གཞེར་ཁྲུ། ལག་རས། རྒྱ་ཕོར། དགོས་ངེས་དུས་ཀྱི་འཛིབ་སྦུག་བཅས།

(3) བཀོལ་སྤྱོད་གོ་རིམ།

❁ སྦྱུད་བྱ་ཆ་ཚང་གྲ་སྒྲིག་བྱས་རྗེས། རྒན་འཕོགས་ཀྱི་གམ་ལ་འཁྱེར་ནས་གསལ་

བཤད་སྟོན་ཞིང་། རྒན་འཁོགས་ཀྱི་སྨན་རོགས་འཐོབ་ཐབས་བྱེད་པ།

❈ ཁ་བཤལ་སྐྱིད་པོར་བའི་ནང་ལ་ཆུ་ཁོལ་དྲོ་འཇམ། ཡང་ན་ཁ་བཤལ་གཞིར་ཁུ་བླུགས་ནས་ཁ་བཤལ་ཐབས་འཁྲིད་པ།

❈ རྒན་འཁོགས་ཀྱི་ངོ་གདོང་ལ་གཙང་སྦྲ་དང་སྐྱིད་བྱ་གྲ་སྒྲིག་བྱེད་དགོས་ལ། དུག་སེལ་བྱས་རྗེས་སྤར་གནས་སུ་འཇོག་པ།

ཁྲིད་ལ་རྩལ་ཆུང་ཞིག་འབྲིད།

> ① སོ་རྫུན་མ་སྦྲད་པའི་རྒན་འཁོགས་དག་གིས་ཁ་མ་བཤལ་བའི་སྔོན་ལ་སོ་རྫུན་མ་བླངས་ནས། བཞུར་ཆུར་བརྗེན་ནས་གཙང་འབྲུད་བྱེད་པ།
>
> ② ཁ་བཀྲུ་བྱེད་ཀྱི་ཆུ་ཚུང་ཙམ་དགོས་ཤིང་། ཡང་དང་བསྐྱར་དུ་ཐེངས་མང་པོར་བཤལ་ནས། སོ་སྦུབས་དང་ཁའི་གྲུ་ཟུར། སོ་རྗེང་སོགས་ལ་ལུས་པའི་ཟས་སྙིགས་གཙང་བསལ་བྱེད་པ།

4. རྒན་འཁོགས་ལ་སོ་བཀྲུ་རོགས་བྱེད་པ།

(1) དམིགས་ཡུལ། སོ་བཀྲུ་བ་ནི་ཁ་ནང་གི་གཙང་སྦྲ་ལ་ཕན་ནུས་ལྡན་པའི་ཐབས་ཤིག་ཡིན་ལ། སོ་བཀྲུས་ན་ཁ་ནང་གི་ཟས་རྨུག་དང་། སོ་དྲེག །སྲིན་སྦྲ་སོགས་སེལ་ཐུབ། དེ་དང་ཆབས་ཅིག་རྙིལ་ཤ་ལ་ནོམ་ཉུག་ནུས་པ་འབྱུང་སྲིད།

(2) སྐྱིད་བྱ། སོ་ཤད་འདེམ་སྐབས། སོ་ཤད་ཀྱི་མགོ་དེ་ལི་སྨི3.5ལས་མི་རིང་བ་དང་སྤུ་ཚོམ་མཐོ་ཚད་ལི་སྨི1ཡས་མས་ཡིན་པ། སྤུ་ཉག་མཉེན་མོ་ཡིན་པའི་སོ་ཤད་གདམ་དགོས་ལ། སྨན་གསོ་དང་རྨུལ་འགོག་ཅན་གྱི་སོ་སྨན་རིགས་གདམ་དགོས།

(3) སོ་བཀྲུ་ཐེངས་གྲངས་དང་དུས་ཚོད། སྤྱིར་ཉིན་རེའི་ནངས་དགོང་གཉིས་ལ་ཐེངས་རེ་བཀྲུ་བ་དང་། ནང་སྔོས་མཚན་མོར་མ་ཉལ་སྔོན་ལ་སོ་བཀྲུ་རྒྱུ་ནི་ཧ་ཅང་གལ་ཆེ། རྒྱུ་མཚན་ནི་མཚན་མོར་མི་རྣམས་གཉིད་བསྡད་ཡོད་དུས། ཁ་ནང་ལྷིང་འཇགས་ཀྱི་རྣམ་པར་གནས་པ་དང་། མཆིལ་མའི་ཟགས་ཐོན་ཉུང་ལ། དེའི་ཁར་ཟས་སྙིགས་རྐྱུར་ལྷངས་ནས་སྲིན་སྦྲ་འཕེལ་སླ།

(4) སོ་བཀྲུ་བའི་ཐབས། གཞུང་ཤད་ཐབས་སྤྱོད་དགོས། ཡ་སོ་བཀྲུ་དུས་སྨུ་ཚོམ་གྱིས་གོང་ནས་འོག་ལྟར་ཤད་པ་དང་། མ་སོ་བཀྲུ་སྐབས་སྨུ་ཚོམ་གྱིས་འོག་ནས་གོང་ལྟར་ཤད་ནས། སོ་ངོས་ཡོངས་བཀྲུ་དགོས། སོ་འབྲུད་པར་ཤེད་བཀོལ་ཚད་རན་པོ་དང་། ཤད་སྟངས་ཡང་ཞིང་དལ་བར་རྙིལ་ཤའི་ཁྲག་རྒྱུག་པར་སྐུལ་བ། འཕྲེད་ཤད་ཀྱི་ཐབས་སྤྱོད་མི་རུང་། དེ་ལྟ་ན། སོ་སྨུབས་ཀྱི་དྲིག་པ་སེལ་མི་ཐུབ་ལ། སོ་དང་རྙིལ་ཤ་ལ་ཡང་གནོད་པ་ཐེབས་ནས་རྙིལ་ཤ་འཕྲུམ་པ་དང་། སོ་རྩིང་དང་སོ་སྐྲེ་ལའང་གནོད་པ་འབྱུང་སྲིད།

5. རྒན་འཁོགས་ཀྱི་སོ་རྫུན་མར་གཙང་སྲ་བྱེད་པ།

(1) དམིགས་ཡུལ། སོ་རྫུན་མའི་གཙང་སྲ་རྒྱུན་འཁྱོངས་བྱེད་པ།

(2) སྤྱད་བྱ། སོ་ཤད་དང་སོ་སྨན། ཕོར་བ་གཉིས། ལག་རས་བཅས།

(3) བཀོལ་སྤྱོད་གོ་རིམ།

❀ སྤྱད་བྱ་དག་ཆ་ཚང་བར་གྲ་སྒྲིག་བྱས་ནས། རྒན་འཁོགས་ལ་གསལ་བཤད་བྱས་པ་བརྒྱུད་ཚུར་སྣུན་འཐོབ་ཐབས་བྱེད་པ།

❀ རྒན་འཁོགས་ལ་སོ་རྫུན་མ་ལེན་དུ་འཇུག་པ་དང་། རང་འགུལ་ངང་ལེན་མི་ཐུབ་ཚེ་ལེན་རོགས་བྱེད་པ་དང་། ཕོར་བའི་ནང་བཞག་ནས་བཞུར་ཆུས་གཙང་འབྲུད་བྱེད་པ།

❀ སོ་ཤད་ཀྱིས་གཞུང་ཤད་ཐབས་སྤྱད་ནས་སོ་གཙང་མར་བཀྲུ་བ་དང་། རྒན་འཁོགས་ཀྱིས་མི་བཀོལ་དུས། ཆུ་ཁོལ་གྲང་མོར་སྦངས་དགོས།

བློད་ལ་རྩལ་ཆུང་ཞིག་འབྲིད།

① རྒན་འཁོགས་ལ་ཁ་བཤལ་སྟངས་ཤེས་སུ་འཇུག་པ་དང་། དྲན་པ་འཐོར་བའི་རྒན་འཁོགས་ལ་བཤལ་དུ་འཇུག་མི་རུང་།

② སྲིང་ཐུར་ཆུ་ལས་རྣོན་ཚད་ཆེ་མི་རུང་སྟེ། ཆུ་ཐིགས་སློ་སྨུག་ལ་སོང་ནས་ལུ་རྒྱ་འབྱུང་བར་འཛེམ་དགོས།

③ཤད་རྡར་བྱེད་སྐབས་སོའི་གོང་འོག་ལྟར་ཤད་དགོས་ལ། རྒྱ་དོས་གཙང་འབྱེད་བྱེད་སྐབས་མིད་པར་རེག་མི་རུང་། མིད་པར་རེག་ན་སྨུག་མེར་ལང་ཡོང་།

④ལུགས་དང་མཐུན་པའི་སྨན་བྱུག་སྟངས། རྒྱན་འཕོགས་རྣམས་ལ་སྨན་བྱུགས་རྗེས་མྱུར་བར་རྩ་འཕྱུང་མི་རུང་ཚུལ་གྱི་གོ་བརྡ་བྱེད་དགོས། དེ་ནི་བྱུགས་ཟིན་པའི་སྨན་གྱིས་ནུས་པ་མི་ཐོན་པར་འཇོམ་པའི་ཆེད་རེད།

⑤སྲིང་ཕྲུར་གྱིས་ཕྱི་བདར་བྱེད་སྐབས། ཕྲུར་རྩེས་རྒྱན་འཕོགས་ཀྱི་སོ་ལ་རེག་མི་རུང་། དེ་ནི་སོ་ལ་གནོད་སྐྱོན་འབྱུང་བར་འཛོམ་པའི་ཆེད་རེད།

གསུམ་པ། རྒྱན་འཕོགས་ལ་འཚམ་པའི་ཁ་ཟས་གདམ་པ།

རྒྱན་འཕོགས་ཀྱི་ཟས་ཐོ་གཏན་འཁེལ་བྱེད་པར། རྒྱན་འཕོགས་གང་ཉིད་ཀྱི་གནས་ཚུལ་དངོས་དང་བྱུང་སྲིལ་བྱེད་དགོས་པ་ལས། ནད་བརྒྱ་སྨན་གཅིག་ལྟར་བྱེད་མི་རུང་བར། ཕོང་ཚོའི་མོས་ཕྱོགས་ལྟར་རེ་བ་སྐོང་ཅི་ཐུབ་བྱེད་པ་དང་ཆབས་ཅིག །གཞི་རྩའི་འཚོ་བཅུད་ཀྱི་དགོས་མཁོ་ཁག་ཐེག་བྱེད་དགོས། རྒྱན་འཕོགས་ཀྱི་ཟས་ཐོའི་ནང་ཞོལ་འཕོད་ཟས་རིགས་འགའ་ཡོད་དགོས།

1. འབྲས་ཁུ།

ཟ་འཕྲུང་གི་གོམས་གཤིས་ལྟར། ཚེ་རིང་བའི་རྒྱན་འཕོགས་རྣམས་འབྲས་ཁུ་འཕྲུང་རྒྱུར་མི་དགའ་བ་གཅིག་ཀྱང་མེད། 《ཟས་སྦྱོད་ཟིན་ཐོ་》ནང“འབྲས་ཁུ་ནི་འཇིག་རྟེན་སྟེང་གི་ལུས་ཟུངས་གསོ་བའི་ཟས་མཆོག་ཅིག”ཟེར་བ་བཀོད་ཡོད། འབྲས་ཁུ་ནི་འཇུ་སླ་ཞིང་བསྐྱུ་ལེན་སླ་ལ། ཕོ་མཆེར་གསོ་བ། སློ་བ་སངས་པ་བཅས་ལ་ཕན།

2. མ་རྙོས་ལོ་ཏོག

མ་རྙོས་ལོ་ཏོག་ནི་ཚེ་རིང་བའི་རྒན་འགོགས་དག་དང་འབྲལ་ཐབས་མེད་པའི་ཁ་ཟས་ཡིན། གསོ་རིག་མཁན་པོས་ཞིབ་འཇུག་བྱས་པ་བརྒྱུད། མ་རྙོས་ལོ་ཏོག་གི་ནང་ན་ཁམས་དམར་ལེན་ཞག་དང་སྨུམ་སྐྱུར་གཤམ་མ། འབྲུ་རིགས་ཁྲུན་དང་འཚོ་བཅུད་རྫས་Eབཅས་མང་ཙམ་འདུས་ཡོད་པས། ཁྲག་ཤེད་མཐོ་བ་དང་འཕར་རྩ་མཁྲེགས་འགྱུར་འབྱུང་མི་སླ་བའི་ཤེས་རྟོགས་བྱུང་ཡོད།

3. ཁྲི་འབྲུ།

རྒན་འགོགས་རྣམས་ཁྲི་འབྲུ་ལ་ཧ་ཅང་དགའ་ཞིང་འཚོ་བཅུད་ལས་ཡག་ཤོས་ཅན་ལ་བརྩི་སྲིད། ཁྲི་འབྲུ་ནི་ཕྱི་ཤུན་བླངས་རྗེས་ཀྱི་རིལ་བུའི་དབྱིབས་ཤིག་ཡིན་ཞིང་། གནའ་ནས་བཟུང་“འབྲུ་རིགས་སྣ་ལྔ་ལས་ཁྲི་གཙོ”ཟེར་བའི་མཚན་སྙན་ཡོད་ལ། ལུས་སྟོབས་ཞན་པའི་རྒན་འགོགས་ཀྱིས་རྒྱུན་ལྡན་ངང་ཁྲི་སྤྱད་ནས་ལུས་ཟུངས་གསོ་བཞིན་ཡོད།

4. སྒོ་ང་།

འཚོ་བཅུད་རིག་པས་ཚད་འཇལ་གཏན་འཁེལ་ལྟར་ན། སྒོ་ངའི་ནང་ན་ཆུ་དང་སྤྲི་དཀར་རྫས་མང་པོ་འདུས་ཡོད་ལ། སྒོང་སྤྲི་དྭངས་མ་ལ་ཕུན་སུམ་ཚོགས་པའི་ཨན་གཞི་སྐྱུར་ཡོད་པ་མ་ཟད། གྲུབ་ཆའི་སྦྱར་ཚད་ནི་མི་ལུས་ཀྱི་དགོས་མཁོ་དང་ཧ་ཅང་འཚམ་ཞིང་། སྤྲི་དཀར་རྫས་འདི་རིགས་མི་ལུས་ནས་བེད་སྤྱོད་བྱེད་ཚད་མཐོ་བ་རེད།

5. འོ་མ།

གོ་ཐོས་ལྟར་ན། ཨ་མེ་རི་ཁར་ལོ་ན་100ལ་སླེབས་པའི་ཚེ་རིང་བའི་རྒན་འགོགས་25000 ཡོད་པའི་ཁྲོད་ནས། 80%ནི་བུད་མེད་ཡིན་ལ། ཁོ་ཚོའི་ཟ་འཐུང་གི་གོམས་གཤིས་ནི་ཡོངས་ཁྱབ་ཀྱིས་འོ་མ་འཐུང་བཞིན་ཡོད་པ་དེ་རེད། འོ་མའི་ནང་ན་ཀལ་འདུས་ཚད་ཧ་ཅང་མང་བ་དང་བཞུ་ལེན་

འཕྲུང་ཚད་ཀྱང་ཏ་ཙང་མཐོ། དེར་སྦྲུགས་ནས་འཚོ་བཅུད་རྫས་Aདང་Dཉིང་སེར་རྫས་སོགས་མང་ཙམ་འདུས་ཡོད། དེ་དག་ནི་རྒན་འཁོགས་ལ་མཚོན་ན་དགོས་ངེས་དང་ཕན་ཐོགས་པ་ཞིག་རེད།

6. ཞོག་ཁོག་མངར་མོ།

རྒན་འཁོགས་ཚོས"ཞོག་ཁོག་མངར་མོ་རིན་པོ་ཆེ། ཟས་ཐུན་རེའང་འབྲལ་ཐབས་མེད"ཟེར་བ་དང་། གསོ་རིག་མཁན་པོས་ཞིབ་འཇུག་ལྟར་ན། ཞོག་ཁོག་མངར་མོ་ལ་གཤམ་གསལ་གྱི་ཕན་ནུས་ཆེ་བ་ལྔ་ཡོད་ཟེར།

❀ ཁྲག་སྐྱོམས་ཁོང་འཚོ་དང་། འཚོ་བཅུད་ཕུན་ཚོགས་འདུས།

❀ རྒྱ་ལྷོད་རྒྱུང་འཕྲོད་དང་། བཤང་བ་ཕུད་བདེ་ཡོང་།

❀ རྒྱུང་ལ་ཕན་པ་དང་། ནད་གཡོལ་ནུས་པ་འཕེལ།

❀ རྐས་ཡུན་བཟོད་པ་དང་། སྐྲན་འབྲས་ལའང་གཡོལ་ཐུབ།

❀ རྐས་པར་བཟོད་པ་དང་། འཕར་རྩ་མཁྲེགས་འགྱུར་ལ་གཡོལ་བར་ཕན།

7. སྣུན་ཞོ།

རྒན་འཁོགས་མང་ཆེ་བ་སྣུན་ཞོ་ཟ་བར་དགའ། སྣུན་ཞོའི་གྲུབ་ཆ་གཙོ་བོ་ནི་སྤྲི་དཀར་རྫས་དང་སེར་ཁྱད་ཐུང་ཟེར་བ་དེ་གཉིས་ཡིན་སྲིད། སྣུན་ཞོའི་ཕན་ནུས་ནི་རྒྱུང་ལ་ཕན་པ་དང་། ཟུངས་ཟད་པ་གསོ་བ། ཁྲག་ཁུའི་ཞ་ཉའི་རྫས་ཀྱི་གར་ཚད་དམའ་རུ་འཇུག་པ། མཆིན་པར་གཅེས་སྐྱོང་ཡོང་བ། གྲུབ་པ་ལུས་ཀྱི་རྙིང་ཚབ་གསར་བརྗེའི་ནུས་པར་སྐུལ་བ་བཅས་ཡིན་ཞིང་། རྒན་འཁོགས་ཀྱིས་རྒྱུན་པར་སྣུན་ཞོ་ཟོས་ན། ཁྲག་རྩ་མཁྲེགས་འགྱུར་དང་རུས་པ་སོབ་འགྱུར་སོགས་ཀྱི་ནད་ལ་གསོ་ནུས་བཟང་།

8. ལ་ཕུག

ཚེ་རིང་བའི་རྒན་གྲས་ཀྱིས་དགུན་ཟས་བསྟེན་པར་ལ་ཕུག་དང་འབྲལ་ཐབས་མེད། ཇི་སྐད་

ཟེར་ན། “དགུན་དུས་ལ་ཕུག་དབྱར་དུས་སྨ་སྐྱ་སྐྱོད། དུས་བཞིའི་བདེ་ཐང་དེ་ནས་སྲུང་འཛིན་ཡོང་།” ལ་ཕུག་ནང་ན་འཚོ་བཅུད་རྫས་དང་གཉེར་རྫས་མང་ཙམ་འདུས་ཤིང་ཚོལ་ཞག་ཀྱང་མི་འདུས། དེར་འདུས་པའི་ཡུང་བའི་སྨུམ་དང་སིང་ཕྲེའི་རྩབས་ཀྱིས་ལུས་ཀྱི་རྙིང་ཚབ་གསར་བརྗེ་དང་ཡི་ག་འཇིབ་ལ། ཁ་ཟས་འཇུ་རོགས་ལའང་ཕན། རྒན་འཕོགས་ཀྱི་ལུས་ཁམས་བདེ་སྲུང་ལ་ཧ་ཅང་འཕྲོད།

9. ཚོད་དཀར་ཆེ་བ།

ཚོད་དཀར་གྱི་བྲོ་བ་ཞིམ་ལ། སྐྱ་དམར་ཟས་གང་ལ་བསྡེབ་ཀྱང་འཚམ་པས། དགུན་དུས་ཀྱི་སྔོ་ཚལ་ཡག་ཤོས་རེད། ཚོད་དཀར་ཁྲོད་ན་གཉེར་རྫས་དང་འཚོ་བཅུད་རྫས། སྤྲི་དཀར་རྫས། ལ་སེར་རྫས་སོགས་འདུས་པ་མ་ཟད། སྨན་སྦྱོད་ཕན་ནུས་ཐད་ནས་བརྗོད་ན། ཚོད་དཀར་ལ་ཕོ་བ་གསོ་བ་དང་། རྒྱུ་མར་ཕན་པ། ཆང་རག་སེལ་བ། བཤང་གཅི་འཕྱུད་པ། ཚོལ་ཞག་འབྲི་བ། ཚ་བ་སེལ་བ། སྐྲན་ནད་འགོག་པ་བཅས་ཀྱི་ཕན་ནུས་ཆེན་པོ་བདུན་ལྡན།

10. ལ་སེར།

ལ་སེར་ནང་ན་འཚོ་བཅུད་རྫས་Aའདུས་ཤིང་། དེ་བས་ཕུན་སུམ་ཚོགས་པའི་ལ་སེར་རྫས་ཀྱང་འདུས་ཡོད། ཞིབ་འཇུག་ལས་བསྟན་དོན། ལ་སེར་གྱིས་སྙིང་ནད་དང་གྲིབ་ནད། ཁྲག་ཤེད་མཐོ་བ། འཕར་རྩ་མཁྲེགས་འགྱུར་སོགས་འགོག་པར་མཁོ་བའི་འཚོ་བཅུད་རྫས་སྣ་ཚོགས་འདོན་ཐུབ་པ་རེད། ལ་སེར་རྫས་ལ་དྲོད་ཚད་མཐོ་ཡང་གཏོར་བརླག་ཐེབས་ཚད་ཧ་ཅང་ཉུང་བས། མི་ལུས་ཀྱིས་བསྡུ་ལེན་བྱས་ནས་འཚོ་བཅུད་རྫས་Aལ་འགྱུར་སྲ། དེའི་ཕྱིར། འཚོ་བཅུད་རྫས་Aམ་འདང་བའི་རྐྱེན་ལས་བྱུང་བའི་མཚན་ལོང་དང་མིག་སྐམ་ནད་སོགས་གསོ་ཐུབ། ལ་སེར་གྱིས་ད་དུང་སྐྲད་ཁོངས་དངོས་རྫས་བརྗེ་རེས་ལ་སྐུལ་ཞིང་དྲན་འཛིན་ནུས་པ་ཇེ་བཟང་ཡོང་བར་མ་ཟད། རྒན་འཕོགས་ཀྱི་དྲན་འཛིན་སྲུང་སྐྱོབ་བྱེད་ཐུབ་པས་ངེས་པར་སྤྱོད་རྩིས་ཆེ་དགོས།

ཚོད་ལ་རྟལ་ཚུང་ཞིག་འབྲིད།

① ཟས་རིགས་གཙང་བཀྲུ་དང་ངོ་བོ་མི་འགྱུར་བ་ཡོང་དགོས་ལ། ཟ་མ་གཡོ་སྦྱོར་བྱེད་པར་ཞིབ་ཆ་ཐོན་དགོས།

② ཟས་སྦྱོད་རྒྱུ་ཆ་འདེམ་ཚེ། དེའི་ཕྱུས་ཀ་དང་ཁ་དོག་ལ་དོ་སྣང་དགོས་ཤིང་། བྲོ་བ་གསར་པ་དང་། འཚོ་བཅུད་ཛས་ཚང་བ། འཚོ་བཅུད་གཏོར་བརླག་ཐེབས་ཚད་ལྷོས་བཅས་ཀྱིས་ཚུང་ཞུང་བའི་རིགས་གདམ་དགོས།

③ ཟ་མ་ལས་དུས་རྒྱན་འཁོགས་ཀྱི་ཟས་སྦྱོད་གོམས་གཤིས་དང་འཚམ་དགོས། དཔེར་ན། ཚལ་དང་ཤ་སོགས་གཏུབ་ནས་བཙོ་དགོས་ལ། ཁོང་ཚོའི་གོམས་གཤིས་ལ་གཞིགས་ནས་ཟས་སྦྱོད་རྒྱུ་ཆའི་བཟོ་དབྱིབས་མི་འདྲ་བར་གཏུབ་ཅིང་ཟ་བར་སྟབས་བདེ་བསྐྲུན་དགོས། སྨུམ་བཙོས་གཡོ་སྦྱོར་ལ་གཡོལ་གང་ཐུབ་དང་། ལས་རིམ་ནས་འཕྲོད་བསྟེན་ལ་དོ་སྣང་དང་བཀོལ་སྤྱོད་ཀོ་རིམ་ཚད་ལྡན་ཡོང་དགོས།

བཞི་པ། ལུགས་མཐུན་གྱིས་ཟས་བསྟེན་སྟངས།

རྒན་འཁོགས་ཀྱིས་ཁ་ཟས་མ་ཟོས་པའི་སྔོན་མཐུག་བར་གསུམ་ལ་གཉེར་སྐྱོང་བྱེད་སྟངས།

(1) ཟས་མ་ཟོས་སྔོན་གྱི་གཉེར་སྐྱོང་བྱེད་སྟངས།

❁ ཁ་ཟས་སྤྱོད་སའི་ཁོར་ཡུག་གཙང་ཞིང་གྲལ་དག་པ། མཁའ་རླུང་གསར་ལ་དྲི་ངན་མེད་པ། ཞིང་འཇགས་འཇོར་སྒྲ་མེད་པ་བཅས་རྒྱུན་འཁྱོངས་བྱེད་དགོས།

❁ རང་ལྟོགས་ཐུབ་པའི་རྒན་འཁོགས་ལ་ལག་པ་བཀྲུ་བར་ལྟ་སྐུལ་དང་གཞོགས་འདེགས་བྱེད་ཅིང་། རང་ལྟོགས་མི་ཐུབ་པའི་རྒན་འཁོགས་ལ་ཟས་ལྡུད་སྐབས། ལག་ཟུང་བཀྲུས་ནས་ཁ་ཟས་མ་ཟོས་སྔོན་གྱི་གྲ་སྒྲིག་ལས་ཀ་ཡག་ཙམ་བསྒྲུབ་ཏུ་འཇུག་དགོས།

❁ རྒན་འཁོགས་ཀྱི་ལུས་ཕུང་གི་གནས་ཚུལ་ལ་གཞིགས་ནས་ཁོང་ཚོའི་ཙོག་སྟངས་

གཏན་འཁེལ་བྱེད་དགོས་ལ། རྐན་འཕོགས་རང་ཉིད་ཀྱིས་ཁ་ཟས་ཟ་དུས་ཉལ་ཁྲིའི་མདུན་ཕྱོགས་ཀྱི་ཅོག་ཙེ་གྲ་སྒྲིག་བྱེད་དགོས།

❈ ནད་གཡོག་པས་ལག་པ་བཀྲུས་རྗེས་རྐན་འཕོགས་ཀྱི་ཅོག་ཙེའི་གམ་ལ་ཟ་མ་འཁྱེར་ནས། ཟས་སྣ་རེ་རེ་བཞིན་ངོ་སྤྲོད་བྱེད་དགོས།

(2) ཁ་ཟས་ཟ་དུས་ཀྱི་གཉེར་སྐྱོང་བྱེད་སྟངས།

❈ ཁ་ཟས་སྤྱོད་དུས། རྐན་འཕོགས་རང་ནས་ཞིབ་མོར་ལྟད་ཅིང་བདེ་འཇགས་ལ་དོ་སྣང་བྱེད་དགོས་པའི་དྲན་སྐུལ་གཏོང་བ་དང་། ཟས་ཟ་སྟངས་ལ་ཞིབ་ལྟ་བྱེད་དགོས།

❈ མལ་སར་ལྷུང་བའམ་རང་གིས་ཁ་ཟས་མི་ཐུབ་པའི་རྐན་འཕོགས་ཡིན་ན། ཟས་ལྟད་སྐབས་མགོ་བོ་གཞོགས་གཅིག་ལ་འཁོར་དུ་བཅུག་ནས། སྐེ་འོག་ལ་ལག་རས་བཏིང་ནས་ཁ་ཟས་ཁམ་སྟེར་གྱི་མགྱོགས་ཚད་རན་པོ་དང་དྲོད་ཚད་རན་པོ་ཡིན་དགོས་ཤིང་། ལྟུད་ཐེངས་རེར་ཁུང་ཙམ་ལྟུད་པ། ཟས་སྐྱི་མོ་མཁོ་བའི་རྐན་འཕོགས་ཡིན་ན། འཛིབ་སྨུག་ལས་འཛིབ་ཐུབ་ཚེ། འཛིབ་སྨུག་བཀོལ་བ་དང་སྒྲོ་སྨུག་ལ་འཚོར་སླ་བའི་རྐན་འཕོགས་ཀྱི་མགོ་བོ་ཅུང་ཟད་མཐོ་རུ་བཅུག་ནས། ཁམ་ཆུང་དལ་ལྟུད་བྱེད་དགོས།

❈ ཉ་དང་ཤ་སོགས་རུས་པ་ཅན་གྱི་རིགས་ཟ་སྐབས། རྐན་འཕོགས་ཀྱིས་རང་འགུལ་ངང་རུས་པ་མེད་པར་བཟོ་མི་ཐུབ་པའམ། ཡང་ན་མིག་དབལ་ཞན་པའི་དབང་གིས་ཟ་ཐབས་བྲལ་ཚེ། ནད་གཡོག་པས་སྔོན་ལ་རུས་པ་མེད་པར་བཟོས་ནས་སྟེར་དགོས།

(3) ཁ་ཟས་ཟོས་རྗེས་ཀྱི་གཉེར་སྐྱོང་བྱེད་སྟངས།

❈ རྐན་འཕོགས་ལ་རོགས་བྱས་ནས་ཁ་ནང་བཤལ་ལ་གཙང་མར་འབྱེད་པ་དང་། ཕོར་བ་དང་ཟས་ཐུར་སྣུད་གསོག་དང་། ཅོག་ཙེའི་ངོས་གཙང་འབྱེད་བྱེད་དགོས་ཤིང་། དགོས་ངེས་ཡོད་ན་ཟས་སྣ་སྤྱད་ཚུལ་ཟིན་ཐོར་འགོད་རྒྱུ།

❈ རྐན་འཕོགས་ཀྱིས་ཁ་ཟས་ཐད་བརྟན་པའི་བསམ་འཆར་ལ་ཉན་པ་དང་། དུས་ཐོག་ཏུ་ཟས་སྤུས་ཇེ་ལེགས་གཏོང་དགོས།

ལྔ་པ། རྐན་འབོགས་ཀྱི་བཤང་འགག་པ།

བཤང་འགག་པ་ཟེར་བ་ནི་བཤང་གཅི་འབྱིན་ཐེངས་རྗེ་ཉུང་སོང་བ་དང་། ཉིན་2～3དང་ཡང་ན་དེ་ལས་ཀྱང་ཡུན་རིང་བའི་ནང་ཐེངས་གཅིག་འབྱིན་པ། ལུགས་ངེས་མེད་པ། བཤང་གཅི་སྐམ་པ། བཤང་འབྱིན་དཀའ་བ་བཅས་ལ་ཟེར།

རྐན་འབོགས་ལ་བཤང་འགག་ཚད་ཅུང་ཟད་མཐོ་སྲིད། དེའི་རྐྱེན་གྱིས་ཕོ་ཚོར་སྡུག་བསྔལ་དང་སེམས་ཁུར་བཟོས་ནས། བདེ་ཐང་དང་འཚོ་བའི་སྤུས་ཚད་ལ་ཤུགས་རྐྱེན་བཟོ་བཞིན་ཡོད།

1. ནད་འབྱུང་བའི་རྒྱུ་རྐྱེན།

❊ རྐན་འབོགས་ཀྱི་ཕོ་བ་དང་རྒྱུ་མའི་ཟགས་ཐོན་གཤེར་ཁུ་ལྷོད་བཅས་ཀྱིས་ཉུང་བ་དང་། རྒྱུ་མའི་འཁྱི་འགུལ་དལ་སོང་བས། བཤང་གཅི་རྒྱུ་ལམ་བརྒྱུད་པའི་དུས་ཡུན་རྗེ་རིང་དུ་འགྲོ་བ། དེ་དང་བསྟུན་ནས་ཆུ་མང་ཤོས་རྒྱུ་ལམ་ནས་སྡུད་ལེན་བྱས་པས། བཤང་གཅི་སྐམ་གྱུར་ནས་འབྱིན་དཀའ་བ་རེད།

❊ དེ་འདྲའི་དབང་གིས་རྐན་འབོགས་ཀྱིས་ཟས་ཅུང་ཉུང་ཙམ་ཟ་བ་དང་། དེའི་ཁར་སོ་མེད་པས་ཟས་རིགས་སྙི་མོ་ཁོ་ན་ཟ་བ་ལས། ཚི་སྣ་ཅན་གྱི་ཟས་ཟ་ཚད་ཤིན་ཏུ་ཉུང་ལ་ཆུ་འཐུང་བ་ཡང་ཉུང་དྲག་པས། བཤང་གཅིའི་ཆུ་ཉུང་ཞིང་བཤང་བསྐམས་ནས་འབྱིན་དཀའ་བ་རེད།

❊ རྐན་འབོགས་ཀྱི་ལུས་ཟུངས་ཞན་ཞིང་ནད་མང་བས། ཡུན་རིང་པོར་ཙོག་སྲིད་པས། འགུལ་སྐྱོད་བྱེད་ཚད་ཉུང་། ལ་ལ་ཞིག་དུས་ཡུན་རིང་པོར་མལ་སར་ལྷུང་ན། བཤང་འགག་སླ་ཞིང་། ཐ་ན་ངན་རེངས་ཅན་གྱི་བཤང་འགག་འབྱུང་སླ།

❊ རྐན་འབོགས་ཀྱིས་རྒྱུན་པར་འཐུང་བཞིན་པའི་སྨན་ཁ་ཤས་ཀྱིས་ཀྱང་བཤང་འགག་

བཟོ་སྲིད།

2. ནད་རྟོག་མངོན་ཚུལ།

❀ རྒན་འཕོགས་ཀྱི་བཤང་འགག་ཆེ། ཡི་ག་འཆུས་པ་དང་གཉིད་མི་ཁུགས་པ། བཤང་འབྱིན་དཀའ་བ་རེད།

❀ དུས་ཡུན་རིང་པོར་བཤང་འགག་ན་གསུས་པ་སྦྲས་པ་དང་སེམས་མི་བདེ་བའི་སྣང་ཚུལ་འབྱུང་ལ། ཚབས་ཆེ་དུས་མགོ་ན་བ་དང་མགོ་ཡོམ་འཁོར་བ། ལུས་ཡོངས་སུ་ཤུགས་མེད་པར་འགྱུར་ལ། བཤང་བ་འབྱིན་སྐབས་ཤུགས་གཏད་དྲགས་པས་རྒྱུན་པར་སྙིང་གཟེར་རྒྱག་པ་དང་སྙིང་ཤུགས་ཉམས་པ། གླད་པའི་ཁྲག་རྩའི་ནད་འབྱུང་བའི་ཉེན་ཁར་འཕྲད་སྲིད།

དེར་བརྟེན། བཤང་གཅི་ཤུགས་བཏོན་ནས་འབྱིན་དུས། བཤང་གཅི་སྐམ་པའི་དབང་གིས་གཞང་བའི་རྒྱུ་མའི་འབྲུར་སྐྱི་དང་འཛགས་རྩའི་ཁྲག་རྩ་རྒྱུན་ལྡན་མིན་པར་གྱུར་ནས། བཤང་ཁྲག་དང་གཞང་གས། གཞང་འབྲུམ་སོགས་འབྱུང་སྲིད།

3. ཟ་འཐུང་ཐད་ཀྱི་གཉེར་སྐྱོང་།

རྒན་འཕོགས་ཀྱི་ཟ་འཐུང་ཐད་ནས་ཆོལ་ཞག་མེད་པ་དང་། ཟས་སླ་མོ། ཟས་རིགས་གཙང་མ། ཟ་ཚོད་རན་པ། ཟས་རིགས་བག་མེད་དང་མི་སྤྱོད་པ་བཅས་ཡོང་དགོས། ཟ་སྟངས་ནི་གཤམ་གསལ་ལྟར།

❀ ཚི་སྣ་འདུས་པའི་ཟས་རིགས། དཔེར་ན། འབྲུ་རྩིང་དང་སྔོ་ཚལ། སིལ་ཏོག་སོགས་ཚི་སྣའི་ཟས་རིགས་ཀྱིས་སྐྱིགས་རོ་ཇེ་མང་དུ་བཏང་ནས་རྒྱུ་མ་འཕྱེ་འགུལ་ལ་སྐུལ་ཞིང་བཤང་བ་འབྱིན་སླ། དཔེར་ན། ཉིན་རེའི་ཞོགས་པར་ཡུག་པོའི་ཁུ་བ་ཁེ་50འཐུང་བ་དང་། ཡུག་པོའི་ཁུ་བས་མཁྲིས་དཀག་རྩི་དང་མངར་སྐྱུམ་དམའ་རུ་འཇུག་པ་དང་། ད་དུང་གཅིན་མངར་ནད་འགོག་པ་དང་ཚོ་བྱང་དུ་འཇུག་པར་ཕན་པ་ཡོད། བཤང་བ་འབྱིན་པར་དེ་བས་ཕན་པ་ཆེ།

❀ བཤང་འབྱིན་སླ་བའི་ཟས་རིགས་འདེམ་པ། དཔེར་ན། སྦྲང་རྩི་དང་སྣར་ག །ཞོ་

དང་འོ་མ། ཏིལ་སྣུམ། བ་དམ་སྣུམ། པད་ཁའི་སྣུམ། མ་རྨོས་ལོ་ཏོག་གི་སྣུམ། སྲན་སྣུམ་སོགས་རྩི་ཤིང་གི་སྣུམ་ནི་རྒྱུ་མར་མཉེན་ནུས་ལྡན་པར་ཕན་པ་མ་ཟད། ད་དུང་ཚིལ་སྐྱུར་འཕྲེད་ཐུབ་པ་དང་། རྒྱུ་མ་འཕྱེ་བར་ནུས་པ་ཐོན་པས་བཤང་འཁྱིན་སླ་བར་ཕན།

❀ འཚོ་བཅུད་རྫས་མོད་པའི་ཟས་བསྟེན་པ། དཔེར་ན། སྲན་མའི་རིགས་དང་ཞོག་ཁོག་གི་རིགས། ལ་ཕུག་དང་ཙོང་། སྲན་སྦུག་དང་ཀེའུ་ཚོད་སོགས་ཀྱི་ཟས་རིགས་སྤྱད་པ་མང་ན། རྒྱུ་མའི་འཕྱེ་འགུལ་ལ་ཕན་པ་དང་། ཟས་རིགས་རྒྱུ་ལམ་བརྒྱུད་པའི་དུས་ཡུན་ཐུང་དུ་བཅུག་ན་བཤང་འཁྱིན་སླ་བར་བསྐུལ་ཐུབ།

❀ བྲོ་རྫས་ཁ་བ་དང་བྲོ་ལྡན་སྐོམ་ཆུ་འཐུང་མི་འོས། དཔེར་ན། སུར་པན་དང་ཧ་གར་པོ། ཁ་ཧྲི་སོགས་ལྟ་བུ།

❀ ཉིན་རེར་ཆུ་འདང་ངེས་ཤིག་འཐུང་དགོས། ཁུང་མཐའ་ཡང་དཀར་ཡོལ་8～10འཐུང་བ། ཞོགས་པར་མལ་ལས་ལངས་ཚེ། ཚ་མེད་ཆུ་ཕོར་བ་གང་ངམ་ཆུ་ཁོལ་དྲོད་འཇམ་འཐུང་ན། རྒྱུ་མའི་འཕྱེ་འགུལ་ལ་སྐུལ་མ་ཐེབས་ནས་བཤང་གཅི་སླ་འགྱུར་གྱི་ནུས་པ་ཐོན་ཐུབ།

❀ ཊུས་ཁུ་འོས་འཚམ་གྱིས་འཐུང་དགོས། ཁུ་བ་འཁྱགས་རྗེས་སྣུམ་ཞག་བླངས་ནས་ཡང་བསྐྱར་ཊུས་ཁུ་དྲོས་སུ་བཅུག་ནས་འཐུང་ན། ཀལ་དང་ལིན་དང་ལྕགས་སོགས་གཏེར་རྫས་ཁ་སྐོན་ཡོང་ཐུབ། རྐན་འཕོགས་ཀྱི་ཀལ་མི་འདང་བའི་འགལ་རྐྱེན་བསལ་ན། ཊུས་པ་ན་བ་དང་ཆག་པ་ལྟ་བུ་མི་འབྱུང་།

4. འོས་འཚམ་གྱི་སྦྱོང་བརྡར་རྒྱུན་འཁྱོངས་བྱེད་པ།

❀ ལོ་ཚོད་དང་བདེ་ཐང་གི་གནས་ཚུལ་ལ་གཞིགས་ནས་རང་ནུས་ཅི་ལྕོགས་ཀྱིས་འགུལ་སྐྱོད་བྱེད་དགོས་ཤིང་། དཔེར་ན། འཁྲམ་འགྲོ་བ་དང་ལུས་སྦྱོང་བྱེད་པ། ཐའེ་ཅི་དྲག་རྩལ་སྦྱོང་བ་སོགས་ལྟ་བུ།

❀ འགུལ་སྐྱོད་མི་ལྕོགས་ན། ཉིན་རེར་ཐེངས་གཉིས་ནས་གསུམ་ལ་གསུས་པར་འཕུར་

མཉེད་གཏོང་བ།

❀ སེམས་མི་འཚབ་པ་དང་། ལུས་པོའི་གནས་ཚུལ་ལྟར་འགུལ་སྐྱོད་འོས་འཚམ་བྱས་ནས། ཕོ་བ་དང་རྒྱ་མའི་འགུལ་སྐྱོད་ལ་བསྐུལ་ན་བཤང་བ་འཕྱིན་སླ་བར་ཕན།

ཁྱོད་ལ་རྩལ་ཆུང་ཞིག་འབྲིད།

བཤང་འགག་སྔོན་འགོག་དང་བདག་སྐྱོང་།

1. བཤང་འགག་སྔོན་འགོག་དང་བདག་སྐྱོང་བྱེད་ཐབས།

① བཤང་བ་འགག་པའི་རྒྱུ་རྐྱེན་ལ་རྒྱུས་ཡོད་དུ་བཅུག་ནས། དེར་བསྟུན་གྱི་བྱེད་ཐབས་སྤྱོད་དགོས།

② ཟ་འཐུང་སྒྲོམས་སྒྲིག་སྐྱོང་ལ། ཆིན་ཚལ་དང་། ཀེའུ་ཚལ། པའོ་ཚལ་སོགས་ཆེ་ སྣའི་རྫས་འདུས་པའི་ཟས་རིགས་མང་དུ་འཇུག་པ་དང་སིལ་ཏོག་མང་ཙམ་ཟ་བ།

③ ཉིན་རེའི་ཞོགས་པར་མལ་ལས་ལངས་རྗེས། ཚ་མེད་ཆུ་ཕོར་བ་གང་ངམ་ཆུ་ཁོལ་དྲོན་མོ་འཐུང་ནས། བཤང་གཅི་སྐྱི་མོ་ཡོང་བར་ཁག་ཐེག་བྱེད་དགོས་ལ། དུས་རྒྱུན་ཆུ་མང་པོ་འཐུང་དགོས།

④ ལུས་པོའི་ལྟོགས་ཚད་ལ་བལྟས་ནས། བྱ་བྱེད་མང་ཙམ་སྤེལ་བར་སྐུལ་མ་གཏོང་བ་དང་། འགུལ་སྐྱོད་མི་ཐུབ་པའི་ནད་པ་འཕོགས་ལ་གཞན་དབང་གིས་འགུལ་སྐྱོད་བྱེད་དུ་བཅུག་ནས། རྒྱུ་མ་འཕྱེ་འགུལ་ལ་སྐུལ་བ།

2. གསུམ་པར་འཕྲུར་མཉེད་བྱེད་ཐབས།

ཉིན་བཞིན་མལ་ལས་མ་ལངས་སྔོན་དང་ཉལ་ཁར། ལག་པ་གཉིས་ཀྱིས་གསུམ་པར་གཡས་ནས་གཡོན་ལ་འཕྲུར་འཕྲུར་ཐེངས་བཅུ་ལ་བྱེད་ཅིང་། རྒྱུ་མའི་འཕྱེ་འགུལ་ལ་སྐུལ་མ་གཏོང་བ།

3. འགག་འབྱེད་འཇམ་སྨན་བཀོལ་ཐབས།

བེད་སྤྱོད་མ་བྱས་སྔོན་ལ་འགག་འབྱེད་འཇམ་སྨན་གྱི་ཁ་རྗེའུ་ཕྱེ་ནས་འཇམ་པོར་བཟོ་བ་དང་། སྨན་ཁུ་ཉུང་ཙམ་བཙིར་ནས་འགག་འབྱེད་འཇམ་སྨན་གྱི་སྣེ་ནས་སྒྲུམ་འཕྱུད་དུ་འཇུག་པ། དེ་ནས་ལག་ཡང་མོས་གཞང་སྒོ་ལ་བཙུག་རྗེས། སྨན་ཁུ་ཚང་མ་ནང་ལ་བཙིར་ཞིང་། ནད་འཕོགས་ལ་བཤང་འཕྱིན་ཚོར་སྣང་བྱུང་ནས་མི་བཟོད་དུས་བཤང་བ་འཕྱིན་དུ་འཇུག་དགོས།

དྲུག་པ། ཕོག་པ་བཤལ་བར་གཉེར་སྐྱོང་།

1. ཟ་འཐུང་ཐད་ནས་སྐྱོང་བ།

ཕོག་པ་བཤལ་བ་ཚབས་ཆེ་དུས་འབྲས་ཁུ་ཙམ་འཐུང་བ་ལས་སྐབས་དེར་ཟས་ཟ་མི་རུང་། བཤལ་རྗེས་ལུས་ཁམས་ཀྱི་ཆུ་འཚོར་སླ་བས། ཆུ་ཕོལ་འཐུང་བ་དང་སིལ་ཏོག་སོགས་ཟ་དགོས། གནས་ཚུལ་ལ་གཞིགས་ནས་ཚྭ་མེད་པའི་ཆུ་འོས་འཚམ་འཐུང་བ་དང་། ཚབས་ཆེ་དུས་འཇགས་རྩ་ནས་གཤེར་ཁུ་གསབ་དགོས། ཕོག་པ་བཤལ་བ་དྲག་སྐྱིད་བྱུང་སྐབས། སྟམ་ཤུང་བའི་ཕྱེ་ཐུག་དང་ཁུ་བ་འཐུང་ཚོག་ལ། ཕོག་པ་བཤལ་མཚམས་བཞག་རྗེས་ཟས་སླ་མོ་ཟ་དགོས།

2. སྐྱི་པགས་བདག་སྐྱོང་།

རྐན་འཕོགས་ཀྱི་ཕོག་པ་བཤལ་རྗེས། གཞང་སྒོའི་སྐྱི་པགས་ལ་གནོད་འཚེ་ཐེབས་ནས་དམར་པོར་གྱུར་པ་དང་ཐ་ན་རལ་སྐྱོན་བྱུང་ཡོད་ཚེ། ཆུ་དྲོད་འཇམ་གྱིས་གཞང་ལམ་སྐྱི་པགས་བཀྲུ་བ་དང་། ཚ་དྲོད་བརྒྱབ་ན། སྐར་མ་1～2ཙམ་གྱི་ནང་ནས་ཚ་དྲོད་རྒྱག་ཆས་དེ་ཐེངས་རེ་བརྗེ་དགོས། བསྐོམས་པས་ཐེངས་5～6ལ་ཚ་དྲོད་བརྒྱབ་རྗེས། ལག་རས་མཉེན་མོས་ཕྱི་བདོར་རྒྱག་པ་དང་། གནོད་སྐྱོན་ཐེབས་པའི་སྐྱི་པགས་དལ་མོར་ཕྱིས་ནས་སྐྱི་པགས་ཀྱི་རལ་སྐྱོན་ལྷོ་རུ་འགྲོ་བར་འཛེམ་དགོས། ཕོག་པ་བཤལ་བ་ཚབས་ཆེ་དུས། གཞང་ལམ་གཙང་མར་བཀྲུས་རྗེས། སྨུག་ཕྱིའི་འོད་ཐིག་གློག་སྒྲོན་གྱིས་ཉིན་རེར་ཐེངས་གཉིས་རེ་དང་། ཐེངས་རེར་སྐར་མ་20ཙམ་ལ་འོད་འཕྲོ་རུ་བཅུག་ནས་སྐྱི་པགས་སྐམ་སང་བཟོ་དགོས།

བདུན་པ། ཟ་འཕྲུང་བྱ་བར་སྐྱོན་ཐེབས་པའི་རྒྱུན་ལྡོག་ལ་གནོད་སྐྱོང་བྱེད་སྟངས།

1. ཟ་འཕྲུང་བྱ་བར་སྐྱོན་ཐེབས་པའི་ཁྱད་ཆོས།

(1) ཟས་མེད་པ་དང་འབྲེལ་བའི་དབང་པོ་གཙོ་བོ། མི་རྣམས་ཀྱིས་ཟས་ཟ་བའི་ལས་ཀྱི་དང་པོ་ནི་མེད་རྒྱུ་དེ་རེད། ཟ་འཕྲུང་བྱ་བར་སྐྱོན་ཐེབས་པའི་རྒྱུན་ལྡོག་ལ་གནོད་སྐྱོང་ལས། ཇི་ལྟར་རིགས་རམ་བྱས་ནས་ཁོང་ཚོར་ཟས་མེད་དུ་འཇུག་རྒྱུ་དེ་གལ་ཆེ་བས། ཟས་མེད་པ་དང་འབྲེལ་བའི་དབང་པོ་གཙོ་བོ་དག་ལ་རྒྱུས་ཡོད་དགོས།

① ཁ། འདི་འཇུ་ལམ་གྱི་ཐོག་མའི་ཆ་ཤས་ཤིག་ཡིན་ལ། སྨྲ་འབྱིན་གཏམ་ཤོད་ལ་རམ་འདེགས་བྱེད་པ་དང་། ཚོར་བའི་བྱེད་ལས་ལྡན་པ་མ་ཟད། དབུགས་རྔུབ་ལེན་ལ་རམ་འདེགས་བྱེད་ཐུབ་པས། ལུས་ཁམས་ལ་དོན་སྙིང་གལ་ཆེན་ལྡན་པ་དང་། མི་རྣམས་ཀྱིས་རྒྱུན་ལྡན་འཚོ་བའི་ཁྲིད་སྤྱི་ཚོགས་བྱ་བྱེད་སྣ་ཚོགས་སྤེལ་བར་མེད་དུ་མི་རུང་བའི་དབང་པོ་ཞིག་རེད།

② གྲེ་བ། འདི་ནི་དབུགས་ལམ་ཁག་གི་དབང་པོ་གལ་ཆེན་ཞིག་ཡིན་ལ། དེ་ལ་སྣ་གྲེ་དང་ཁ་གྲེ། མིད་པ་བཅས་ཁག་གསུམ་དུ་དབྱེ་རྒྱུ་ཡོད།

(2) ཟས་མིད་དཀའ་བའི་མངོན་ཚུལ་གཙོ་བོ། ནད་པས་ཟས་རིགས་མིད་དཀའ་བ་དང་། ཟས་རིགས་ཁ་དང་མིད་པ། ཡང་ན་མིག་ཐག་བརྒྱུད་པར་ཐོགས་སྣང་ཡོད་པའི་ཚོར་བ་ལ་གོ་བ་རེད། ཟས་མིད་ཡུན་རིང་ཡིན་པ་དང་། ཚབས་ཆེ་དུས་མིད་མི་ཐུབ་པ། ནད་པར་ཟས་མིད་ཡུན་རིང་ལ་སོང་བ་དང་མིད་པ་འགག་པའི་ཚོར་བ་བྱུང་ཆེ། ཁ་ཟས་ཁ་ནས་ཕོ་བར་མིད་པ་འདི་རྟོག་འཛིང་ཅན་གྱི་གོ་རིམ་ཞིག་ཡིན།

2. ཟ་འཐུང་ལ་སྐྱོན་ཐེབས་པའི་རྒྱན་འཕོགས་ཀྱི་ཟས་སྦྱོད་གཉེར་སྐྱོང་།

བརྒྱུད་རིམ་འདི་ནས་བར་མཚམས་གང་ཙུང་ལ་སྐྱོན་ཐེབས་ཀྱང་། ཟས་མེད་པའི་དཀའ་ཁག་བསྐྱེད་སྲིད།

(1) ཟས་མ་ཟོས་པའི་སྔོན་གྱི་གྲ་སྒྲིག་ལས་ཀ

❀ ཟས་སྦྱོད་ཁོར་ཡུག་དེ་སྣང་གསལ་དང་། གཙང་དག་བག་ཕེབས་སྤྲོ་སྣང་དང་བཅས་པ་ཞིག་ཡིན་དགོས་ལ། ཟང་ཟིང་དང་བྲལ་ན། རྒྱན་འཕོགས་ཚོས་སེམས་རྣལ་ལ་བབས་ནས་ཟས་སྦྱོད་ཐུབ།

❀ ཟས་སྣོད་གསོལ་ཆས་གཙང་མ་བྱ་རྒྱུ་དང་། དེ་དག་བདེ་འཇགས་དང་བཀོལ་པ་ལ་དོ་སྣང་བྱེད་དགོས།

❀ གསོལ་ཆས་འོས་འཚམ་ཅན་སྤྱད་ནས་རྒྱན་འཕོགས་ཀྱིས་ཁ་ཟས་སྦྱོད་པར་རམ་འདེགས་བྱེད་པ། དཔེར་ན། ཟས་ཚེབ་དང་ཁེམ་བུ་ལྕུ་བུས་ཟས་ཐུར་གྱི་ཚབ་བྱེད་པ།

❀ ཁེམ་བུ་ཆུང་གྲས་གདམ་ན་ཐེངས་རེར་ཟས་ཀྱི་ཁམ་བུ་ཚོད་འཛིན་ཐུབ་པ་དང་། མིད་ཐག་འགག་ཚད་ལྷོད་ཡངས་ཡོང་བར་ཕན།

❀ བཏུང་བྱེད་སྦུ་གུ་དང་ཡང་ན་དམིགས་བསལ་རྫས་འགོད་བྱས་པའི་ཕོར་བ་གདམ་ན། ཐེངས་རེར་གཤེར་ཁུའི་བཞུར་འབབ་མགྱོགས་ཚད་ཚོད་འཛིན་བྱེད་ཐུབ། གལ་སྲིད་དགོས་མཁོ་ཡོད་ན། ཁམས་གསོ་ལས་གཉེར་མཁན་ལ་བསམ་འཆར་དྲིས་ནས། འོས་འཚམ་གྱི་རམ་འདེགས་ཡོ་བྱད་བཀོལ་བ། དཔེར་ན། ཡུ་བ་སྦོམ་པའི་ཁེམ་བུ་དང་ཟས་ཚེབ། འཚམ་བཅོས་བྱས་པའི་ཟས་ཐུར། མཐའ་འཁྱོག་སྐྱོར་བདེའི་དཀར་ཡོལ་ལྷ་བུ།

❀ རྣམ་འགྱུར་ཞི་དུལ་དང་རྒྱན་འཕོགས་ལ་ཟས་སྦྱོད་དོན་དག་འགྲེལ་བཤད་བྱས་ནས་ཤེས་སུ་འཇུག་དགོས།

❀ ཞབས་ཞུ་པ་རང་ཉིད་ཀྱི་གཙང་སྦྲ་རྒྱུན་འཁྱོངས་བྱེད་དགོས། སྔོན་ནས་འདག་རྫས་དང་ཆུ་དྲོན་མོས་ལག་པ་བཀྲུ་དགོས། དེ་ནས་ཁོང་ཚོར་བློ་བདེ་བག་ཕེབས་དང་ཟས་བཞེས་སུ

འཇུག་དགོས་ཤིང་། དགོས་མཁོ་ཡོད་ཚེ་སྔོན་ལ་ཁ་བཤལ་དུ་བཅུག་ནས། ཁོང་ཚོར་ཡི་ག་སྙིང་རོགས་བྱེད་དགོས་ལ། སོ་རྫུན་སྤྱོད་པའི་རྒན་འཁོགས་ཚོར་སྔོན་ལ་སོ་རྫུན་སྤྲོད་རོགས་བྱེད་པ།

❀ ལུགས་དང་མཐུན་པའི་ཁ་ཟས་སྤྱོད་ཚུལ་ནི་ཟས་རིགས་བདེ་མིད་ཡོང་བར་གལ་ཆེ། རྒན་འཁོགས་དྲང་མོར་ཅོག་ཚུལ་ལ་རོགས་རམ་དང་། གསོལ་ཅོག་འོས་འཚམ་བཞག་ནས་སྙིད་སྣང་དོད་པའི་སྟོད་སྟངས་ཤིག་གཏན་འཁེལ་བྱེད་པ།

(2) ཟས་རིགས་གང་འཚམ་གདམ་པ།

① གཤེར་ཚུལ་ཟས་རིགས་དང་གཤེར་ཕྱེད་ཟས་རིགས་ཟ་བ། ཁ་ཟས་མིད་དཀའ་བའི་ནད་པས་ཟས་ཞུང་ཙམ་མ་གཏོགས་ཟ་མི་ཐུབ་པས་འཚོ་བཅུད་ཀྱི་འཚམ་ཚུལ་འཚོར་སླ། རྒན་འཁོགས་ཀྱི་ཟ་འཐུང་གི་ཕྱུས་ཚད་འགན་ལེན་དགོས་པ་མ་ཟད། ནད་ཀྱི་གནས་ཚུལ་ལ་གཞིགས་ནས་གཤེར་ཚུལ་ཟས་སམ་གཤེར་ཕྱེད་ཟས་རིགས་ཟ་བར་སྐྱུལ་མ་གཏོང་དགོས་མོད། འོན་ཀྱང་འབོར་ཞུང་ཐུན་མང་ལྟར། རྩུབ་དྲགས་པ་དང་གྲང་དྲགས་པ། ཚ་དྲགས་པ། ཐེབས་སྐྱུལ་ཅན་མི་སྤྱོད་པ། ངར་སློང་རང་བཞིན་ལྡན་པ་བཅས་ཀྱི་བཟའ་བཅའ་སྤེ། དཔེར་ན། ཇ་གར་པོ་དང་ཁ་ཟྷ། སུར་པན། སྐྱུར་ཁུ། ཨ་རག　དེ་བཞིན་མིད་ཐག་གི་འགྲུར་སྐྱི་ལ་གནོད་པའི་རིགས་ལ་འཛེམ་དགོས་ཤིང་། ཐ་མག་འཐེན་མི་འོས།

② མཁྲེགས་ཚུལ་ཟས་རིགས་སྔོན་ལ་ཧྲུག་ཧྲུག་བཟོ་དགོས། ཀུ་ཤུ་དང་ཤིང་ཏོག་ཐིལ་པ་ཅུང་ཟད་མཁྲེགས་པོ་ཡིན་མོད། འོན་ཀྱང་ཁུ་བ་བཙིར་ཆས་ཀྱིས་བཙགས་པའི་སིལ་ཁུ་ལ་ཆུ་བསྲེས་ན། སིལ་ཏོག་གི་འཚོ་བཅུད་དངོས་པོ་མང་ཙམ་འཚོར་སྲིད། དེར་བརྟེན། སྔོན་ལ་དེ་དག་ཧྲུག་ཧྲུག་གཏོང་དགོས། འོན་ཀྱང་མངར་ཆ་མང་ཙམ་འདུས་ཤིང་ཐྲོད་སྙིད་ཚད་མཐོ་བའི་ཤིང་ཏོག་ལས། འབྲུག་མིག་དང་ཤིང་ཏོག་ལི་ཀྲི་ལྷ་བུ་ལ་ཆེད་མཁས་པས་གསལ་འདེབས་བྱས་པ་ལྟར། གཅིན་མངར་ནད་ཅན་གྱི་རྒན་འཁོགས་ཀྱིས་ཞུང་བསྙེན་ཤེས་དགོས།

3. ཟ་འཕྲུང་ལ་སྐྱོན་ཐེབས་པའི་རྒྱན་འཁོགས་ཀྱི་སེམས་ཁམས་གསོ་སྐྱོང་།

ཁ་ཟས་མིད་དཀའ་བའི་རྒྱན་འཁོགས་ཀྱིས་ཟས་མིད་པར་སྡུག་བསྔལ་ཆེ་ལ། སྐྲག་ནས་ཟས་མི་ཟ་བའི་སྣང་ཚུལ་འབྱུང་སྲིད་པས། འཚོ་བཅུད་མ་འདང་བར་ནད་གཞི་ཇེ་སྡུག་ཏུ་འགྲོ་སྲིད། གཉེར་སྐྱོང་མཁན་གྱིས་རྒྱན་འཁོགས་ལ་ནད་ཀྱི་བྱུང་འཕེལ་ཚོས་ཉིད་དང་། དྲག་སྐྱིད་བརྒྱུད་རིམ་སོགས་གསལ་པོར་བཤད་ནས། ནད་གཞིའི་གནས་ལུགས་ལ་རྒྱུས་ལོན་ཡོང་བར་རོགས་བྱེད་ཅིང་། ཟས་བསྟེན་ཐབས་བཀོད་དང་བཞུགས་སྟངས་ལའང་བློ་སྟོན་ཡག་པོ་བྱེད་པ་དང་། ཁོ་ཚོར་སྐྲག་སྣང་མེད་པར་གདམས་ནས། ཏུར་ཐག་གིས་ཟས་སྦྱོད་སྨན་གསོ་ལ་སྐུན་རོགས་བྱེད་པར་སྐུལ་ནས། མིད་དཀའ་བའི་ནད་རྟགས་ཞི་ཐབས་ཡོང་བ་བྱེད་དགོས།

ས་བཅད་བཞི་པ། རྣ་འཁོགས་ཀྱི་དབུགས་ལམ་མ་ལག་དང་འབྲེལ་བའི་འཚོ་བ་དང་གཉོར་སྐྱོང་ལག་རྩལ།

དང་པོ། འབྱིན་རྔུབ་ལུས་རྟགས།

འབྱིན་རྔུབ་ནི་དབུགས་ལམ་དང་སློ་བའི་འགུལ་སྐྱོད་ལ་ཟེར། མི་ལུས་ཀྱིས་འབྱིན་རྔུབ་བྱེད་པར་བརྟེན་ནས། དབྱང་རླུང་རྔུབ་པ་དང་དབྱང་གཉིས་ སྣན་འགྱུར་འཕུད་བཞིན་ཡོད། དེ་ནི་ཚེ་སྲོག་གི་འགུལ་སྐྱོད་གལ་ཆེན་ཡིན་པས། ནམ་ཡང་མཚམས་ཆད་མི་རུང་ཞིང་། མི་ལུས་ཕྱི་ནང་གི་རླུང་ཚུལ་དངོས་པོ་བརྗེ་རེས་ལས་དགོས་ངེས་ཀྱི་གོ་རིམ་ཞིག་ཀྱང་ཡིན། རྒྱུན་ལྡན་གྱི་མིའི་འབྱིན་རྔུབ་དེ་དམ་ཕྱོད་རན་ཞིང་། གཏིང་ཚད་ཚད་ཀྱང་འོས་འཚམ་ཞིག་ཡིན།

1. འབྱིན་རྔུབ་ཀྱི་ལུགས་མཐུན་ཚད།

སྙིང་འཇགས་དང་འབྱིན་རྔུབ་བྱེད་ཚེ། མི་དར་མས་སྐར་མ་རེར་ཐེངས་16～20འབྱིན་རྔུབ་བྱེད་ཅིང་། འབྱིན་རྔུབ་ཐེངས་གྲངས་དང་ཁྲག་རྩའི་འཕར་ཆག་སྦྱར་ཚད་ནི་1:4ཡིན། གཉོར་སྐྱོང་མཁན་གྱིས་འབྱིན་རྔུབ་ཐེངས་གྲངས་བརྩི་དགོས་ན། བརྟག་ཐབས་བརྒྱུད་ནས་རྣ་འཁོགས་ཀྱི་བྲང་ཁོག་དང་གསུས་པ་ལྷང་འཇགས་ཀྱི་ཐེངས་གྲངས་ལ་བལྟ་བ་དང་། ཡང་ན་སྲིང་བལ་སྣ་ཁུང་ཡོགས་ལ་བཞག་ནས། དབུགས་གཏོང་བའི་ཐེངས་གྲངས་ལ་ལྟ་ཞིབ་བྱེད་པ་དང་། སྐར་མ་རེའི་ནང་སྲིང་བལ་གཡོ་འགུལ་བྱུང་གྲངས་དེ་སྐར་མ་རེ་རེའི་འབྱིན་རྔུབ་ཐེངས་གྲངས་ཡིན།

2. འབྲིན་ཐུབ་བྱེད་སྟངས་རྣམ་པ་གཉིས།

མིའི་རྒྱུན་ལྡན་འབྲིན་ཐུབ་བྱེད་སྟངས་ལ་རྣམ་པ་གཉིས་ཡོད་དེ། བྲང་ཁོག་གཙོ་བའི་འབྲིན་ཐུབ་དང་གསུས་པ་གཙོ་བའི་འབྲིན་ཐུབ་གཉིས་རེད།

བྲང་ཁོག་གཙོ་བའི་འབྲིན་ཐུབ་ནི་བྲང་ཁོག་ནས་ལྷང་འཛུགས་གཙོ་བྱེད་པའི་འབྲིན་ཐུབ་རེད། བུད་མེད་ཀྱི་སྟེང་ནས་རྒྱུན་པར་མཐོང་བ་དང་། གསུས་སྐྱིའི་གནན་ཚད་བྱུང་བའི་ནད་པའམ་གློ་བུར་གསུས་ནད་བྱུང་བའི་ནད་པ་ལས་ཀྱང་མངོན།

གསུས་པ་གཙོ་བའི་འབྲིན་ཐུབ་ནི་གསུས་པའི་འགུལ་སྐྱོད་གཙོ་བའི་འབྲིན་ཐུབ་བྱེད་སྟངས་རེད། སྐྱེས་པའི་སྟེང་ནས་རྒྱུན་པར་མཐོང་ལ། བྲང་སྐྱིའི་གནན་ཚད་ཀྱི་ནད་པ་ལས་ཀྱང་མངོན།

3. འབྲིན་ཐུབ་གློས་ཚད་ཀྱི་འགྱུར་ལྡོག

❉ འབྲིན་ཐུབ་ཇེ་མགྱོགས་སུ་སོང་བ།(སྐར་མ་རེར་ཐེངས་24ལས་མང་བ།) རྒྱུན་ཚུལ་ལྟར་ན། འགུལ་སྐྱོད་དང་ཟས་ཟ་བ། སེམས་འགུལ་ཐེབས་པ། དྲོད་ཚད་ཇེ་མཐོར་སོང་བ་སོགས་ལས་མངོན་སྲིད། རྒྱུན་ཚུལ་མིན་པ་ལྟར་ན། ལུས་ཚ་རྒྱས་པ་དང་གློ་ཚད། དབུགས་དཀལ་བ། སྙིང་ཤུགས་ཉམས་པ། ཁྲག་ཞན་པ་སོགས་ལས་མངོན་སྲིད།

❉ འབྲིན་ཐུབ་ཇེ་དལ་དུ་སོང་བ།(སྐར་མ་རེར་ཐེངས་10ལས་མང་བ།) འདི་ནི་ཀླད་པའི་གནོན་ཤུགས་ཇེ་ཆེར་སོང་བ་དང་ཀླད་པའི་སྐྲངས་འབྲས་བྱུང་བ། སྲིད་སྨན་དང་འཛུགས་འབབ་སྨན་བསྟེན་ཚད་མང་བ། བྲང་སྐྱིའི་གནན་ཚད་ཅན་སོགས་ལས་མངོན་སྲིད།

གཉིས་པ། འབྲིན་ཐུབ་འཇལ་བ།

1. སྤྱད་བྱ་གྲ་སྒྲིག

སྐར་ཆ་སྟོན་པའི་ཆུ་ཚོད་འཁོར་ལོ་དང་ཟིན་ཐོ། སྨྱུ་གུ་སོགས་གྲ་སྒྲིག་བྱེད་པ།

2. བཀོལ་སྤྱོད་བྱེད་ཐབས།

❁ སྤྱད་བྱ་ཆ་ཚང་རྒྱན་འཕོགས་ཀྱི་འཁྲིས་ལ་འཇོར་དགོས།

❁ རྒྱན་འཕོགས་ཉལ་ཚུལ་ལམ་ཙོག་ཚུལ་ལ་རོགས་བྱས་ནས། ཁོང་ཚོ་ལྡོད་འཛགས་བྱུང་བའི་སྐབས་དེར་འཛུལ་བ།

❁ ནད་གཡོག་པས་འཁྱིན་ཧྲུབ་འཛུལ་སྐབས། ལག་པ་དཔྱད་བྱའི་རྩ་ལམ་གནས་དེར་འཇོག་པ་དང་། རྩ་བརྟག་སྐབས་རྒྱན་འཕོགས་དང་ལབ་གླེང་མི་བྱེད་པ། རྒྱན་འཕོགས་ཀྱི་ལྕང་འཛགས་ལ་བརྟག་པར་དོ་སྣང་བྱེད་པ། རེ་ལྕང་རེ་འཛགས་ཐེངས་གཅིག་ལ་བརྩི།

❁ ཕྱིར་སྐར་ཆ་30ཙམ་ལ་འཛུལ་རྗེས། དེའི་ལྕབ་2བླངས་ཏེ། སྐར་མ་རེའི་འཁྱིན་ཧྲུབ་བྱུང་ཐེངས་བརྩི་བ། གལ་སྲིད་འཁྱིན་ཧྲུབ་ཚུལ་མཐུན་མིན་ཚེ། སྐར་མ་གཅིག་ལ་འཛུལ་རྒྱུ། དུས་མཚུངས་སུ་འཁྱིན་ཧྲུབ་ཀྱི་གཏིང་ཚོད་ཚད་ལ་བརྟག་པ།

❁ ཐོ་འགོད་ཡང་དག་བྱེད་པ།

གསུམ་པ། དབྱང་རླུང་ཧྲུབ་ཏུ་འཇུག་པའི་ལག་རྩལ།

དཀྱུན་དུས་ལ་སླེབས་པ་ན། “སློ་ནད་རྙིང་བས་”སྣར་ཡང་དཀའ་ལས་བཟོ་རན་ལ་སླེབས། དབུགས་ལམ་མ་ལག་གི་ནད་པ་ཡོད་པའི་ཁྱིམ་ཚང་མང་ཙམ་ལ་དབྱང་རླུང་ཧྲུབ་པའི་སྒྲིག་ཆས་ཡོད་དགོས། རང་ཁྱིམ་ནས་དབྱང་རླུང་སྒྲིག་ཆས་བཀོལ་སྤྱོད་དང་དབྱང་རླུང་ཧྲུབ་པར་གཤམ་གསལ་དོན་ཚན་འགའ་ལ་དོ་སྣང་བྱེད་དགོས།

1. དབྱང་རླུང་སྒྲིག་ཆས་ཀྱི་རིགས།

ཁྱིམ་ཚང་གི་སྨན་གསོའི་དབྱང་རླུང་སྒྲིག་ཆས་ལ་རིགས་གསུམ་ཡོད།

(1) རྫས་འགྱུར་ཐབས་ཀྱིས་དབྱང་རླུང་འབྱུང་བ། དཔེར་ན། མི་རྣམས་ཀྱིས་ཤེས་གསལ་

ལྟར་“དབྱང་ལི་ཧྲེ”ནི་དབྱིབས་ཆུང་འཁྱེར་བདེ་ཡིན་ལ། བཀོལ་སྤྱོད་བྱེད་པར་ཁོར་ཡུག་དང་དུས་ཚོད། ས་གནས། འཛོག་ཡུལ་བཅས་ཀྱི་ཚོད་འཛིན་མི་ཐེབས་མོད། འོན་ཀྱང་འཕྲལ་བསྟུན་ཙམ་ལས་ཡུན་རིང་བར་རྒྱུན་སྐྱོང་མི་ཐུབ།

(2) དབྱང་རླུང་ཁུག་མ་དང་དབྱང་རླུང་ལྷུགས་དེམ། འདི་ནི་ཆེས་གདོད་མའི་དབྱང་རླུང་འདོན་བྱེད་ཅིག་ཡིན་ལ། བདེ་བསྟེན་ཞན་ཆ་ཡོད་ལ། ཤོང་ཉུང་ཞིང་ལྗིད་ཆེ།

(3) འཕྲུལ་ཆས་གློག་རྫུལ་ཐབས་ཀྱིས་དབྱང་རླུང་ཐོན་སྐྱེད་བྱ་བའི་སྨན་སྤྱོད་དབྱང་རླུང་བཟོ་ཆས། ཁྱིམ་ཚང་ནས་སྨན་གསོ་ལ་མཁོ་བའི་དབྱང་རླུང་སྒྲིག་ཆས་ཀྱིས་ཆུ་ཚོད་24རིང་བསྟུད་མར་ལས་སྒྲུབ་བྱེད་ཐུབ། དེའི་བོངས་ཚད་ནི་སྤྱིར་བཏང་གི་མལ་ཁྲིའི་ཟུར་སྒམ་གྱི་2/3ཙམ་ཡིན། མཁའ་རླུང་གིས་དབྱང་བཟོ་འགོ་ཁུངས་བྱེད་པ་ལས་ཟད་གྲོན་རྒྱུ་ཆ་གཞན་ཡོད་པ་མ་རེད། ཁྱིམ་ཚང་ནས་སྨན་གསོའི་དབྱང་རླུང་ཚད་གཞི་དང་མཐུན་པའི་དབྱང་རླུང་བཟོ་ཐུབ་པས། གཙང་དག་ལྷད་མེད་ཅིག་ཡིན་ལ། མི་རྣམས་ཀྱིས་རྒྱུན་ཚུལ་ལྟར་བཀོལ་སྤྱོད་བྱེད་པའི་དགོས་མཁོ་སྐོང་ཐུབ།

2. བཀོལ་སྤྱོད་བྱེད་སྐབས་དོ་སྣང་བྱེད་དགོས་པའི་དོན་ཚན།

❉ དབྱང་རླུང་བཀོལ་བར་དུ་བ་དང་མེ། ཚ་དྲོད་སྐྱེད་ཁུངས། དྲོད་ཚད་མཐོ་དྲགས་པ་དང་། དམའ་དྲགས་པ། བརླན་བཤེར་ཆེ་བ་བཅས་ཀྱི་ཁོར་ཡུག་དང་རིང་དུ་འབྲལ་དགོས།

❉ ཁང་ཁྱིམ་ནང་ལ་རྒྱུན་པར་རླུང་རྒྱུག་ཏུ་འཇུག་དགོས་ལ། མཁའ་རླུང་གཙང་མ་འཁྱོངས་དགོས།

❉ དབྱང་རླུང་བརྟན་འགྱུར་ལྷུགས་དེམ་ནང་གི་ཆུ་ཉིན་རེ་བཞིན་བརྗེ་དགོས། དབྱང་རྫབ་སྦུ་གུ་དང་ཞལ་ཁེབས་འཛིབ་མཆུ་སོགས་བཀོལ་ཚར་ན་དུས་ལྟར་བཀྲུ་དགོས། ཆ་རྐྱེན་ཡོད་པ་དག་གིས“84”དུག་སེལ་གཤེར་ཁུས་སྦངས་ནས་སྲིན་དུག་བསལ་དགོས།

❉ དབྱང་རྫབ་སྦུ་གུ་ནང་གི་ཆུ་གཙང་གཤེར་བྱ་རྒྱུར་དོ་སྣང་བྱེད་དགོས་ལ། སྦུ་གུ་སྐམ་སང་ཡོང་བ་རྒྱུན་འཁྱོངས་བྱེད་དགོས།

❀ དབྱང་ལྷུང་རྒྱུག་ཚད་སྲེབ་སྟངས་འཚམ་དགོས། དལ་གཤིས་སློ་ཚད་ནད་པ་དང་། ནང་སྐོམ་དལ་གཤིས་དབྱང་གཉིས་ཐུན་གྱུར་འཛེག་ཐོན་ནད་པར་མཚོན་ན། རྒྱུག་ཚད་དམའ་བར་སྐར་མ་རེར་དབྱང་ལྷུང་རྫེང་1～3མགོ་འདོན་བྱེད་དགོས། གནས་ཚུལ་གཞན་པ་ཡོད་པའི་ནད་པས་བེད་སྤྱོད་བྱེད་སྐབས། སྨན་པའི་གདམས་པ་ལ་གཟབ་ནན་གྱིས་ཉན་དགོས།

❀ དབྱང་ལྷུང་གི་གནོན་གཅིག་འགག་བུ་ལ་ཐོགས་གཏུག་དང་འཁྲིལ་གཡུག་ཐེབས་མི་རུང་། ནུས་པ་མི་འཚོར་བ་བྱེད་དགོས།

❀ དབྱང་ལྷུང་ཁུག་མ་དང་དབྱང་ལྷུང་ལྷུགས་དེམ། དབྱང་ལྷུང་བཟོ་ཆས་བཅས་ལ་སྣུམ་སླིགས་ཐེབས་མི་རུང་། ཉེན་ཁ་འབྱུང་བར་གཡོལ་བ།

❀ དབྱང་ལྷུང་བཟོ་ཆས་ཀྱི་དབྱང་ལྷུང་འཚག་དྲ་དེ་ཟླ་ཕྱེད་རེའི་ནང་ཐེངས་གཅིག་ལ་བཀྲུ་དགོས་ཤིང་། དབྱང་ལྷུང་རྒྱུག་ལམ་ནས་འཕྲོད་པར་ཁག་ཐེག་བྱེད་དགོས།

❀ དབྱང་ལྷུང་བཟོ་ཆས་ལས་ཟློན་བརྡ་བྱུང་ཚེ། རྒྱུ་རྐྱེན་ལ་དཔྱད་པ་དང་དུས་ཐོག་ཏུ་སྐྱོན་སེལ་བྱེད་དགོས།

❀ དབྱང་ལྷུང་བཟོ་ཆས་ནས་སྒྲ་རྒྱུན་ལྡན་མིན་པ་དང་། ཡང་ན་མཁའ་ལྷུང་ཁོ་ན་ཙམ་ལས་དབྱང་ལྷུང་མི་འབྱུང་ཚེ། འཕྲུལ་མར་ཞིབ་གཤེར་དང་སྐྱོན་སེལ་བྱེད་དགོས།

བཞི་པ། དལ་གཤིས་སློ་སྦྲུག་ཡན་ལག་གཉན་ཚད།

དལ་གཤིས་སློ་སྦྲུག་ཡན་ལག་གཉན་ཚད་ནི་རྒན་འཁོགས་ཀྱི་རྒྱུན་མཐོང་ནད་རིགས་ཡིན་པས། ཁོང་ཚོའི་འཚོ་བའི་སྤུས་ཚད་ལ་ཤུགས་རྐྱེན་ཚབས་ཆེན་ཐེབས་ཀྱིན་ཡོད།

1. ནད་འབྱུང་བའི་རྒྱུ་རྐྱེན།

(1) ཐ་མག་འཐེན་པ། ནད་སློང་བའི་རྒྱུ་རྐྱེན་གཙོ་བོ་ཡིན།

(2) རིད་པ། སྲིན་ཕྲ་དང་ནད་དུག་གིས་རིད་པ་ནི་དལ་གཤིས་སྐྲ་སྨུག་ཡན་ལག་གཉན་ཚད་འབྱུང་བ་དང་ཇེ་སྡུག་ཏུ་འགྲོ་བའི་རྒྱུ་རྐྱེན་གཙོ་བོ་རེད།

(3) ཁོར་ཡུག་ལས་བཙོག་སྐྱོན་འགོས་པ། སྨུགས་བཙོག་རླུང་ཁམས་ལས་རྫས་འགྱུར་དངོས་པོ་རྣན་འཕོགས་ཀྱི་དབུགས་ལམ་འཕྲུར་སྐྱི་ལ་ཐེབས་པ་དང་ཐད་ཀར་གནོད་སྐྱོན་བཟོ་བཞིན་ཡོད།

(4) གནམ་གཤིས་འགྱུར་ལྡོག །གནམ་གཤིས་སྒྲི་བུར་དུ་འགྱུར་བས་ལུས་དྲོད་སྐོམས་སྒྲིག་གི་སྐོམས་སྒྲིག་གི་ནུས་པར་ཤུགས་རྐྱེན་ཐེབས་པ་དང་། དེར་སྦྲགས་ནས་དབུགས་ལམ་འཕྲུར་སྐྱི་ལ་གྲང་དར་གྱི་རྐྱེན་ཐེབས་རྗེས། འགོག་སྟོབས་ཞན་སོང་བས་ཐེབས་རེད་འབྱུང་སླ། གྲང་དར་ཆེ་བའི་གནམ་གཤིས་ནི་དལ་གཤིས་སྒྲི་སྨུག་ཡན་ལག་གཉན་ཚད་སླར་འཕར་གྱི་རྒྱུ་རྐྱེན་གཙོ་བོ་རེད།

(5) ཚོར་ལོག་འབྱུང་རྫས། དལ་གཤིས་སྒྲི་སྨུག་ཡན་ལག་གཉན་ཚད་བྱུང་འཕེལ་ནི་ཚོར་ལོག་འབྱུང་བར་འབྲེལ་བ་ཡོད།

(6) ལུས་ཁམས་ཀྱི་རིམས་འགོག་ནུས་པ་ཞན་དུ་སོང་བ། རྣན་འཕོགས་ཀྱི་དབུགས་ལམ་གྱི་འགོག་སྟོབས་དམའ་སོང་བ་ན་དལ་གཤིས་སྒྲི་སྨུག་ཡན་ལག་གཉན་ཚད་འབྱུང་ཚད་ལྷོས་བཅས་ཀྱིས་མཐོ་སྲིད།

2. ནད་ཐོག་མངོན་ཚུལ།

❀ དུས་ཡུན་རིང་པོར་ལུ་བ་གཙོ་ལ། གནམ་གཤིས་གྲང་ན་བྲེལ་གཤིས་ཅན་གྱི་ནད་འབྱུང་སླ་ཞིང་། རྣན་འཕོགས་ལ་རྒྱུན་དུ་དབུགས་འཚང་བ་དང་ཁ་ལུད་འབྱུང་སྲིད།

❀ ལུད་པ་ནི་འཕྲུར་ཁུ་དང་རྣག་གི་རྣམ་པར་སྣང་ལ། ལུད་པའི་མང་ཉུང་དེ་ན་ཚུལ་གཞིར་བྱས་ནས་ངོས་འཛིན་བྱེད་དགོས།

❀ ན་ཡུན་རིང་ལ་ནད་རྟགས་ཚབས་ཆེ་བ་དེ་ལ་སྒྲི་བ་དབུགས་སྐྲངས་དང་སྒྲི་ཚད། སྒྲི་

སྙིང་སྒྲུགས་ནད། དེ་མིན་སྒྲུགས་སྐྱིད་ནད་གཞན་པ་སོགས་འབྱུང་སྲིད།

3. འབྲིན་རྫུབ་མ་ལག་གི་འགྱུར་ལྡོག

རྐན་འཕོགས་ཀྱི་འབྲིན་རྫུབ་རྟེན་ཤ་དང་མཆིན་དྲིའི་རྟེན་ཤ །ཆུ་བ་བཅས་རྙིད་འཕྲུམ་བྱུང་བ་དང་། རྩིབ་རུས་ལ་ཀལ་འགྱུར་བྱུང་བས། གློ་དང་གློ་སྒྲུག་གི་ལྡེམ་ཤུགས་ཇེ་ཞན་དང་། འབྲིན་རྫུབ་ནུས་པ་ཇེ་ཞན། གློ་བ་བཀང་ཚད་དམའ་གྱུར་ཆོ། དེའི་འགྲུལ་སྐྱོད་ཇེ་མང་དུ་སོང་ཕྱིན། རྒྱུན་པར་དབུགས་འཚང་བ་དང་དབུགས་གཏོང་ལེན་གྱི་ཐེངས་གྲངས་མངོན་གསལ་གྱིས་ཇེ་མགྱོགས་སུ་འགྲོ་ལ། སྐབས་ལ་ལར་མཆམས་ཚོགས་མི་མཉམ་པ་དང་འབྲིན་རྫུབ་མཚམས་འཇོག་པ་སོགས་ཀྱི་གནས་ཚུལ་འབྱུང་སྲིད།

དབུགས་བཟེ་དཀའ་བའི་རྐྱེན་གྱིས། རྐན་འཕོགས་རྣམས་ལ་སྨྲ་བརྗོད་མང་དུས་དབུགས་འཚང་བ་རེད། དེའི་ཕྱིར། ཐེངས་གཅིག་ལ་དུས་ཡུན་རིང་ཙམ་གྱི་གླེང་མོལ་བྱེད་མི་ཐུབ་པ་དང་། ནང་སྐོམ་སྐད་ཆེན་པོས་གླེང་མོལ་བྱེད་དཀའ་བས། རྐན་འཕོགས་དང་ཁ་བརྡ་བྱེད་སྐབས་ངང་རྒྱུད་རིང་དགོས།

འབྲིན་རྫུབ་ནུས་པ་ཇེ་ཞན་དུ་སོང་བས། ལྡོག་འཛོ་ཅན་གྱི་གློ་ལུ་བྱེད་ལས་ཀྱང་དམའ་གྱུར་ནས། གློ་སྒྲུག་ལས་ཟགས་ཐོན་དངོས་རྫས་འཕུད་དཀའ་བར་གྱུར་པ་བཅས་ཀྱི་དབང་གིས་རྐན་འཕོགས་ཀྱི་གློ་བར་ཐེབས་རེད་དང་། གློ་བ་དབུགས་སྐྲངས། འགག་གཤིས་གློ་ནད་བཅས་འབྱུང་སླ། ཚབས་ཆེ་ན་འབྲིན་རྫུབ་ཉམས་འགྲོ།

གཞན་ཡང་། སྣ་ཁུང་གི་འབྱར་སྐྱི་དང་གྲི་རྩིན་ཕུང་གྲུབ་འཕྲུམ་པའི་རྐྱེན་གྱིས་ཆམ་པ་ཐོག་སླ་ཞིང་། སྣ་ཁུང་ལས་སྣ་ཆུ་མི་ཆད་པས། རྐན་གསོ་ནད་གཡོག་པས་དུས་ཐོག་ལྷར་གཙང་སེལ་བྱ་བར་རོགས་རམ་བྱེད་དགོས།

4. ནད་གཡོག་བྱ་བ།

(1) ཁོར་ཡུག་གི་ཐད་ནས།

❁ ཁང་པའི་ནང་གི་མཁའ་རླུང་གསར་པ་རྒྱུན་འཁྱོངས་དང་། དུས་བཅད་ལྟར་སྒེའུ་ཁུང་ཕྱེ་ནས་རླུང་རྒྱུག་ཏུ་འཇུག་པ། ཁྱིར་ཁང་པའི་ནང་གི་དྲོད་ཚད་18~22℃དང་། སྙོམས་བཅས་རླན་ཚད་60%ཡས་མས་ཡིན་དགོས།

❁ སོལ་དུད་དང་ཐལ་རྡུལ་གྱིས་ཕོག་ཐེབས་གཏོང་བར་གཡོལ་བ་དང་། ཆམ་ནད་ཕོག་པར་འཛེམ་ཞིང་། དལ་གཉིས་གློ་ཕྲུག་ཡན་ལག་གཉན་ཚད་འབྱུང་བ་འགོག་དགོས།

(2) ཟ་འཐུང་གི་ཐད་ནས།

❁ ཟ་འཐུང་ཐད་སྤྲི་དཀར་མཐོ་བ་དང་དྲོད་ཚད་མཐོ་བ། འཚོ་བཅུད་མཐོ་བ། འཇུ་སླ་བའི་ཟས་རིགས་བཅས་སྤྱད་དགོས་ལ། ཟས་འཁྱག་དང་སྣུམ་པོ། ཁ་ཚའི་རིགས་ལ་འཛེམ་དགོས། གལ་སྲིད་ཡི་ག་འཆུས་ཚེ། ཕྱེད་གཤེར་རིགས་སམ་གཤེར་རིགས་ཁ་ཟས་སྤྱད་དགོས་ལ། ཟས་རིགས་ཀྱི་མདོག་དང་དྲི་མ། བྲོ་བ་བཅས་ལ་དོ་སྣང་བྱེད་དགོས།

❁ གློ་ལུ་ཞི་བ་དང་བད་ཀན་སྐྱེད་པ། ལུད་པ་འཛོམས་པའི་ཟས་རིགས་ཏེ། དཔེར་ན། ལུག་མཉེ་དང་ཆང་བ་ལི། ཁམ་བུའི་གས་ཉིང་། ལ་ཕུག་སོགས་བདམས་ཆོག །

❁ ནད་པས་ཆུ་མང་ཙམ་འཐུང་རྒྱུར་སྐུལ་མ་བཏང་ནས། ཉིན་རེར་ཉུང་མཐའ་ཡང་ཆུ་ཏའོ་ཧྲེང་3000འཐུང་བ།

ལྔ་པ། གློ་ཚད་ཅན་གྱི་གཉེར་སྐྱོང་བྱེད་སྟངས།

རྒན་འཕོགས་རྣམས་ལ་དགུན་དཔྱིད་དུས་ཚིགས་སུ་གློ་ཚད་ཕོག་སླ། ནང་སློས་སུ་དལ་གཉིས་གློ་ཕྲུག་ཡན་ལག་གཉན་ཚད་དང་། གློ་བ་དབུགས་སྐྲངས། སྙིང་ནད། གཅིན་མངར་ནད་བཅས་བྱུང་བ་དང་། དེ་མིན་གྲིབ་ཕོག་པ་དང་རུས་པ་ཆག་ནས་ཡུན་རིང་མལ་སར་

ལྷུང་བ་དག་ལ་སྐྱོ་ཚད་འབྱུང་སྟོ།

རྐན་འཁོགས་ལ་སྐྱོ་ཚད་བྱུང་ཚེ། ཡོངས་དྲག་འབྱུང་དཀའ་བ་མ་ཟད། ད་དུང་རྒྱུན་པར་སྐྱོ་བའི་བྱེད་ལས་ཆ་ཚང་མིན་པ་དང་སྙིང་ཤུགས་ཉམས་པ། ཐ་ན་འཆི་འགྲོ་བ་རེད། དེ་ལས་སྐྱོ་ཚད་ནི་རྐན་འཁོགས་ཀྱི་བདེ་ཐང་དང་ཚེ་ཐག་ལ་འཇིགས་སྣང་ཚབས་ཆེན་བསྐྲུན་པའི་དགྲ་ཞིག་ཡིན་པ་ཤེས་ཐུབ། རྐན་འཁོགས་ཀྱི་སྐྱོ་ཚད་ལ་ནད་རྟགས་དཔེ་མཚོན་ཅན་མེད་ཅོ། སྣང་ཆུང་བྱེད་པ་དང་སྨན་གསོ་ཐད་ནོར་འཛོལ་འབྱུང་སྟོ།

1. སྐྱོ་ཚད་བསྐྱེད་སྲིད་པའི་གནས་ཚུལ་ལ་ཟློན་དགོས།

རྐན་འཁོགས་ལ་གཤམ་འཁོད་གནས་ཚུལ་བྱུང་ན། སྐྱོ་ཚད་འབྱུང་བར་ཟློན་དགོས།

✤ ཆམ་པ་ཕོག་ནས་ཡུན་རིང་སྨན་གསོ་བྱས་ཀྱང་དྲག་སྐྱིད་མི་འབྱུང་ལ། དབུགས་འཚང་བ་དང་། ཁ་དང་སེན་མོ་སྨུག་པོར་འགྱུར་བ། རྩ་འཕར་ཚད་ཇེ་མགྱོགས་དང་ཞན་པར་འགྱུར་བ།

✤ དལ་གཤིས་སྐྱོ་སྦྲུག་ཡན་ལག་གཉན་ཚད་བྱུང་བའི་ནད་པར་ལུད་པ་མང་པོ་འབྱུང་བ་དང་། ལུད་པའི་མདོག་སེར་པོར་འགྱུར་བ། འཕྲིན་རྟབ་ཇེ་མགྱོགས་སུ་འགྲོ་བ་བཅས་ཀྱི་སྣང་ཚུལ་འབྱུང་བ།

✤ རྒྱུ་རྐྱེན་མི་གསལ་བར་ཡི་ག་མདོན་གསལ་གྱིས་འཆུས་པ་དང་། ཞེན་པ་ལོག་པ། སྨུག་པ། ཡན་ལག་ཉམ་ཐག་ནུས་མེད་དུ་འགྱུར་བ།

✤ རྒྱུ་རྐྱེན་མི་གསལ་བར་ཉོབ་ལ་ལྷུང་བ་དང་། ཐང་ཆད་པ། ཟུངས་ཟད་པ། སྨྱོ་འཚོལ་འགྱུལ་སྐྱོད་མང་བ། གཉིད་ལ་བྱིངས་བ་སོགས་ཀྱི་སྣང་ཚུལ་འབྱུང་བ།

✤ རྒྱུ་རྐྱེན་མི་གསལ་བར་དབུགས་འཚངས་ནས་ཉལ་མི་ཐུབ་པ་དང་། རྐང་པ་སྐྲངས་པ། མཆིན་ཁྲུལ་སྐྲངས་པ།

རྐན་འཁོགས་ལ་གོང་གསལ་གནས་ཚུལ་བྱུང་ན། ཚ་བརྒྱབ་མེད་པ་དང་སྐྱོ་བ་ཉན་བརྟག་ལས་ཏར་སྣ་མེད་པ། དེ་བཞིན་ཕྲ་ཕུང་དཀར་པོ་རྒྱུན་ལྡན་ལྟར་སྣང་ནའང་། བྲང་

ཁོག་ལ་Xཐིག་ལས་དཔྱད་དགོས་ཤིང་། སྨན་གསོ་ལ་ནོར་འཛོལ་དང་འཕྲུས་ཤོར། འགོར་འགྱངས་བཅས་འབྱུང་བར་གཡོལ་དགོས། རྒན་འཁོགས་ལ་ཆམ་པ་ཐོག་ཆེ། ངེས་པར་མཐོང་ཆེན་བྱེད་དགོས་པ་ལས་སྣང་མེད་དུ་འཇོག་མི་རུང་ལ། དུས་ཐོག་ཏུ་སྨན་ཁང་ལ་བསྐྱལ་ནས་སྨན་གསོ་བྱེད་དགོས།

2. རྒན་འཁོགས་ཀྱི་གློ་ཚད་ལ་སྤྱིར་བཏང་ནད་གཡོག་བྱེད་སྟངས།

❊ རྒན་འཁོགས་རྣམས་ནུས་ཚོད་ཀྱིས་ལུས་རྩལ་སྦྱོང་རྟར་ནང་ཞུགས་སུ་འཇུག་དགོས་ལ། ལུས་མཚག་བདེ་ཐབས་ལ་བརྩོན་པ་དང་། གྲང་བཟོད་ནད་འགོག་ནུས་པ་ཇེ་བཟང་ཡོང་དུ་འཇུག་དགོས།

❊ རྒན་འཁོགས་རྣམས་ཀྱིས་གློ་གསོ་ཟས་རིགས་བསྟེན་དགོས། དཔེར་ན། ཆང་བ་ལི་དང་ཤིང་ཏོག་ལུག་མཉེ། མོག་རོ། ལ་ཕུག །ཏིལ་འབྲུ་སོགས་འོས་ཤིང་འཚམ་པར་མང་ཙམ་ཟ་རུ་འཇུག་དགོས།

❊ ཁང་པའི་གཙང་སྤྲ་ལ་དོ་སྣང་བྱེད་དགོས། ཁང་པའི་གཙང་སྤྲ་རྒྱུན་འཁྱོངས་དང་མཁའ་རླུང་གསར་པ་རྒྱུ་བ། ཉི་འོད་འདང་ངེས་འདོན་པ་བཅས་བྱས་ནས། དུས་བཅད་ལྟར་སྐྱུར་ཁུ་གདུས་ནས་དུག་སེལ་བྱེད་དགོས་ལ། དྲོད་སྲུང་བར་དོ་སྣང་བྱེད་ཅིང་། གྲང་ངར་གྱིས་གཙེས་ནས་ཆམ་པ་ཐོག་པར་འཛེམ་དགོས།

❊ དྲོད་སྲུང་བར་དོ་སྣང་བྱེད་དགོས། གནམ་གཤིས་ལ་འགྱུར་ལྡོག་བྱུང་སྐབས། དུས་ཐོག་ཏུ་རྒན་འཁོགས་ཀྱི་ལྭ་བ་སྣོན་འཕྲི་བྱེད་དགོས། བྲང་ཁོག་དང་རྒྱབ་གཞུང་འཁྱག་མི་རུང་བས། རབ་ཡིན་ན་སྟོད་འགག་གྱོན་ན་བཟང་། མིན་ཚེ་ནད་གཞི་ཛེ་སྡུག་ལ་འགྲོ་སླ།

❊ ཁ་ནང་གི་གཙང་སྤྲ་རྒྱུན་འཁྱོངས་བྱེད་དགོས།

❊ འཕྲིན་རྟུབ་དབུགས་ལམ་བདེ་འཐྲོད་ཡོང་བ་བྱེད་དགོས།

❊ དབུགས་ཀྱི་འཕྲིན་རྟུབ་ནུས་པ་ཆེ་རུ་གཏོང་དགོས། རིམ་བཞིན་བྲང་ཁོག་གཙོ་

བའི་འབྱིན་རྩབ་ནས་གསུམ་པས་འབྱིན་རྩབ་བྱེད་པར་སྨྲུལ་རྒྱུ། དབུགས་རྩབ་སྐབས། གསུམ་པ་སྦྲམ་གཏད་ལྟར་གྲོད་ཁོག་གི་ཤ་གནད་འབབ་ཏུ་འཇུག་པ་དང་རླུང་འབྱིང་བ། འགུལ་སྟངས་དལ་མོས་འབྱིན་རྩབ་ཀྱི་ཟབ་ཚད་ཡོང་བར་བྱེད་རྒྱུ།

ས་བཅད་ལྔ་པ། རྒན་འཁོགས་ཀྱི་གཅིན་འཛག་མ་ལག་དང་རྒྱུད་སྐྱེལ་མ་ལག་དང་འབྲེལ་བའི་འཚོ་བ་དང་གཉོར་སྐྱོང་ལག་རྩལ།

དང་པོ། རྒན་འཁོགས་ཀྱི་གཅིན་ལམ་ལ་ཐེབས་རེད་བྱུང་བར་ནད་གཡོག་བྱེད་སྟངས།

1. རྒན་འཁོགས་ཀྱི་གཅིན་ལམ་ལ་ཐེབས་རེད་བྱུང་བའི་ཁྱད་ཆོས།

རྒན་འཁོགས་ཀྱིས་གཅིན་གཏོང་དཀའ་བ་དང་། ནད་སྲིན་རིགས་མང་འགོས་པ། རྒྱུན་པར་དལ་གཞིས་ནད་རིགས་བྱུང་བ་དང་བསྟུན་ནས། སྲིན་འགོག་སྨན་རྫས་མང་ཙམ་བསྟེན་ཕྱིར། སྲིན་ཕྲའི་སྨན་བཟོད་འབྱུང་སླ་བའི་ཁར། རིམས་འགོག་ནུས་པ་ཇེ་ཞན་དུ་སོང་ནས་དྲག་སྐྱིད་བྱུང་ཚད་དམའ་ཞིང་སླར་འཕར་འབྱུང་སླ།

(1) གཅིན་ལམ་ལ་ཐེབས་རེད་རྒྱུ་རྐྱེན་མང་སོང་བ། རྒད་པོ་རྣམས་ལ་མདུན་དངར་གཤེར་རྨེན་རྒྱས་དྲག་པ་དང་སྐྲན་ནད་བྱུང་བའི་རྐྱེན་དང་། རྒན་མོ་རྣམས་ལ་ལྒང་པའི་མཛིང་པ་རྒྱས་ཆེ་བའམ་རེངས་འཁུམ་དུ་གྱུར་པའི་དབང་གིས་གཅིན་པ་གཏོང་ཤེད་ཞན་པ་དང་སྲིན་ཕྲ་ལུས་པ་རེད། ཕོ་མོ་གང་ཡིན་ཅང་གླད་པའི་ཁྲག་རྩའི་ནད་ཀྱི་དབང་གིས། དབང་རྩའི་ནུས་པ་ཞན་དུ་གྱུར་ནས་གཅིན་གཏོང་བའི་ནུས་པ་ཞན་པར་འགྱུར་སྲིད། གཅིན་གཏད་རྟེན་ཤའི་ནུས་པ་ཞན་ཞིང་གསུམ་ལྡེབས་ལྷོད་གྱུར་པ། རྒྱུ་མཚན་མི་གསལ་བའི་གཅིན་འཛག་སོགས་

ཀྱི་རྐྱེན་པས་གཅིན་གཏོང་མི་བདེ་བ་དེ་གཅིན་ལམ་ལ་ཐེབས་རེད་འབྱུང་སླ་བའི་རྒྱུ་རྐྱེན་ཡིན་སྲིད། གཅིན་མདངར་ནད་བྱུང་བ་དང་། ཡུན་རིང་མལ་སར་ལྷུང་བའང་གཅིན་ལམ་ལ་ཐེབས་རེད་འབྱུང་བའི་རྒྱུ་རྐྱེན་ཡིན།

(2) གཅིན་ལམ་ལ་ཐེབས་རེད་འབྱུང་བའི་སྲིན་ཕྲའི་རིགས་སྣ་ཚོགས་འཛིང་ཆེ་བ། རྐན་འགོགས་ཀྱི་མཁལ་མར་ཉམ་ཐག་ཚུལ་གྱི་ནད་འགྱུར་བྱུང་ནས། མཁལ་མའི་ཕུང་གྲུབ་མཁྲེགས་འགྱུར་དང་རྩ་ཤུལ་ཆགས་པ། ཁྲག་གི་མཐོ་སྲིད་ཞན་པ། སྲིན་ཕྲ་འགོག་སྟོབས་ཞན་སོང་བས། ནད་གཞིའི་སྲིན་ཕྲ་རིགས་གཉིས་ཡན་གྱི་ཐེབས་རེད་འབྱུང་སླ་བ་དང་། མང་ཆེ་བ་ནི་དབྱིབས་འགྱུར་སྲིན་ནར་མོ་དང་རྒྱུན་འབྲུམ་རིལ་སྲིན་སོགས་ཡིན་སྲིད།

(3) གཅིན་ལམ་ཐེབས་རེད་ནད་རྟགས་མངོན་གསལ་མིན་པ། རྐན་འགོགས་མི་ཧུང་བ་ཞིག་ལ་གཏོང་ཐེངས་མང་ལ་གཏོང་དུས་ཚ་བ། རྣག་གཅིན་ཐོན་པ་སོགས་གཅིན་ལམ་ཐེབས་རེད་ནད་རྟགས་མངོན་གསལ་མིན། ཐ་ན་ལ་ལ་ཞིག་ལ་ནད་རྟགས་མེད་ཅིང་། ཚོད་ལྟ་ཁང་གིས་དཔྱད་ན་ད་གཟོད་ཤེས་ཐུབ། ནད་རྟགས་མེད་པའི་སྲིན་ཕྲའི་གཅིན་པ་ལ་དཔྱད་འབྲས་ཀྱང་འཚོར་སླ་ཤིང་། ནད་པ་ཁ་ཤས་ལ་མཁལ་མའི་བྱེད་ལས་ཆ་མི་ཚང་བའམ་ཁྲག་ཤེད་མཐོ་བའི་ནད་བྱུང་ཚེ། ད་གཟོད་ཤེས་རྟོགས་ཐུབ་པས་མཐོང་ཆེན་བྱེད་དགོས།

2. གཅིན་ལམ་ཐེབས་རེད་རྐན་འགོགས་ལ་གཉེར་སྐྱོང་བྱེད་སྐབས་དོ་སྣང་བྱེད་དགོས་པའི་སྐོར།

གསང་གནས་ཅུང་ཟད་རློན་པས་ཟགས་ཐོན་དངོས་པོ་ཡང་མང་ཙམ་འབྱུང་། དེའི་ཕྱིར་དེ་ནི་སྲིན་ཕྲ་སྐྱེ་སླ་བའི་གནས་ཡིན་སྲིད། གསང་གནས་ཀྱི་གཙང་སྦྲ་རྒྱུན་འཁྱོངས་པ་ནི་གཅིན་ལམ་ཐེབས་རེད་ལ་གཉེར་སྐྱོང་བྱེད་པའི་ཐབས་བཀོད་ཡག་ཤོས་ཤིག་ཡིན། དུས་རྒྱུན་ལུས་རྩལ་སྦྱོང་རྟར་ལ་བརྟོན་པ་དང་ལུས་མཆོག་བདེ་ཐང་ཡོང་དགོས་ཤིང་། ལུས་པོའི་ནད་འགོག་ནུས་པ་བཟང་དུ་བཅུག་ནས་གཅིན་ལམ་ཐེབས་རེད་ཀྱི་གཉེར་སྐྱོང་ལ་རམ་འདེགས་

བྱེད་དགོས།

གཅིན་ལམ་ཐེབས་རེད་ལ་གཉེར་སྐྱོང་བྱེད་ན། ཚོལ་ཞག་ཁུང་ཙམ་བསྟེན་དགོས། ཁ་ཚའི་ཟས་རིགས་ལ་འཛེམ་པ། ངལ་མང་ཙམ་གསོ་བ་དང་ཆུ་མང་ཙམ་འཐུང་བ། གཅིན་པ་དུས་ལྟར་འཕྱུད་པ་བཅས་བྱེད་དགོས།

གཅིན་ལམ་ཐེབས་རེད་ལ་གཉེར་སྐྱོང་བྱེད་པར་ལུས་སེམས་ཀྱི་སློམས་སྒྲིག་ཐད་ནས་མཐོང་ཆེན་བྱེད་དགོས། སེམས་ཁམས་དྭངས་དུབ་གཡོ་འགྱུལ་བྱུང་བའང་ནད་པའི་གཅིན་ལམ་ཐེབས་རེད་ཀྱི་རྒྱུ་རྐྱེན་ཡིན་སྲིད། སེམས་སྙིད་པོ་ཡོང་བ་རྒྱུན་འཁྱོངས་བྱས་ན། ནད་གཞི་ཇེ་ཡང་ལ་འགྲོ་སྲིད་པས། གཅིན་ལམ་ཐེབས་རེད་ཅན་གཉེར་སྐྱོང་ལ་ཕན་པ་ཆེ།

ནད་ཕོག་པའི་སྐབས་དེར་འཁྲིག་སྤྱོད་བྱེད་མི་རུང་ལ། འཁྲིག་སྤྱོད་འཕྲོད་བསྟེན་ལ་དོ་སྣང་བྱེད་དགོས། མ་བྱས་སྔོན་ལ་རྒྱུད་སྒྲིལ་དབང་པོ་གཙང་འཁྲུད་དང་། འཁྲིག་སྤྱོད་བྱས་རྗེས་གཅིན་གཏོང་བ།

བུད་མེད་ནད་པས་ཆུ་སྟོར་འོག་ནས་ཕྲུས་བྱེད་དགོས། དེ་ནི་ཆུ་སྙིགས་གཅིན་ལམ་ལ་སོང་ནས་ཐེབས་རེད་ཇེ་སྡུག་འགྲོ་བར་འཛེམ་ཆེད་ཡིན། རྒྱུན་པར་གསང་གནས་བཀྲུས་ནས་དོར་ཐུང་བཟེ་བ་དང་། བཤང་གཅི་ཕུད་རྗེས་བཤང་ཁ་རྒྱབ་ཕྱོགས་ལ་གཙང་འཕྱིད་བྱས་ནས། བཤང་ལམ་གྱི་ཚི་དྲིག་གཅིན་ལམ་ལ་བསྒོ་བར་འཛེམ་དགོས།

ནད་གཡོག་པས་གོང་གསལ་གྱི་གཅིན་ལམ་གཉེར་སྐྱོང་བྱ་བ་ཡག་ཙམ་བསྒྲུབ་ཞིང་། ནད་ཕོག་པའི་རྐྱེན་འཕོགས་ལ་འཕྲོད་བསྟེན་གྱི་གོམས་གཤིས་བཟང་པོ་ཆགས་རྒྱུར་སྐུལ་མ་བྱས་ནས་གཅིན་ལམ་ཐེབས་རེད་འགོག་ཐབས་བྱེད་དགོས།

གཉིས་པ། མཆན་དབྲག་གི་གཙང་སྦྲ།

མཆན་དབྲག་ནི་བཙོག་བསྒོ་སླ་བའི་གནས་ཡིན་སྲིད། མཆན་དབྲག་མི་གཙང་ཚེ། དྲི་

ངན་སྦྲོ་བ་མ་ཟད། ད་རུང་འགོས་ནད་འབྱུང་སྲིད། དེའི་རྐྱེན་གྱིས་མཚན་དཔྱག་རྒྱུན་པར་བགྱི་དགོས།

མཚན་དཔྱག་གནས་ནི་གསང་བའི་གནས་ཡིན་པས། གཙང་འཁྲུད་བྱེད་སྐབས་སྤ་མོ་ནས་ཡོལ་སྒྲིབ་དང་། ཡང་ན་གཞན་གྱི་མཐོང་ལམ་བསྒྲིབས་པའི་དངོས་པོ་གྲ་སྒྲིག་བྱེད་དགོས།

1. སྤྱོད་བྱ་གྲ་སྒྲིག་བྱེད་པ།

རྒན་འཕོགས་ཀྱི་ཆེད་སྤྱོད་ལག་རས་དང་། སེང་རས་2། ཆུ་འགོག་རས། དྲི་ཞིམ་འདག་རྫས། ཡང་ན་ཆེད་སྤྱོད་གཙང་གཤེར་རྫས། བཤང་གཅིའི་གཞོང་པ། ཆུ་དྲོན་མོ་བླུགས་པའི་བཏུང་བྱའི་སྣོད། འཁྱིག་ཤོག་གི་ལག་ཤུབས་བཅས་གྲ་སྒྲིག་བྱེད་དགོས།

2. བཀོལ་སྤྱོད་གོ་རིམ།

གོ་རིམ་དང་པོ། སྔོན་ལ་རྒན་འཕོགས་ལ་བཤང་གཅི་གཏོང་རྒྱུ་ཡོད་མེད་འདྲི་དགོས། གལ་སྲིད་གཏོང་རྒྱུའི་རེ་བ་ཡོད་ན། བཏང་རྗེས་ད་གཟོད་མཚན་དཔྱག་གཙང་བགྱི་བྱེད་པ།

གོ་རིམ་གཉིས་པ། རྒན་འཕོགས་ཞལ་དུ་བཙུག་ནས་དོར་མ་ཕུད་པར་རོགས་རམ་བྱེད་ཅིང་། དོར་མ་ཕྱུས་མོའི་མཚམས་ལ་ཕུད་རྗེས། རྒན་འཕོགས་ཀྱི་དཔྱི་མགོའི་འོག་དེར་ཆུ་འགོག་རས་འདིང་བ་དང་། གཞོང་བ་སར་བཞག་ནས་རྐང་པ་གཉིས་སོ་སོར་འབྱེད་པ།

གོ་རིམ་གསུམ་པ། ལག་ཤུབས་གྱོན་ནས་ཆུ་དྲོན་མོ་ནང་ལ་བླུགས་ཡོད་པའི་དམ་བེ་བཀོལ་སྤྱོད་བྱེད་ཅིང་། དམ་བེ་ནང་གི་ཆུ་ཡིས་ཐོག་མར་གསང་གནས་དང་བཤང་སྒོ་བགྱི་བ་དང་། དེ་ནས་ཆུ་ལྷུག་ཞོར་ལག་རས་སམ་སེང་རས་ཀྱིས་བགྱི་དགོས། དགོས་ངེས་ཡིན་ན་འདག་རྫས་བྱུགས་ནས་གཙང་མར་བགྱི་བ། ལུས་པགས་ལ་ལྷེབ་གཉེར་ཆགས་པའི་གསེང་གི་ཚི་དྲིག་འདག་དགོས། སྐྱེས་པའི་གསང་གནས་བགྱི་དུས་ཕོ་མཚན་ཡར་བཀྱགས་ནས་འོག་ཁུང་བགྱི་བ་དང་། དཀྲི་མགོར་ཚི་དྲིག་ཆགས་སླ་བས་ནན་ཏན་གྱིས་བགྱི་བ།

གོ་རིམ་བཞི་པ། གཙང་མར་བགྱིས་རྗེས་ལག་རས་སྐམ་པོས་འཕྱིད་པ།

གསུམ་པ། སྐྱེས་པའི་མདུན་དངར་གཤེར་ཚེན།

1. ངོ་སྤྲོད་དོན་ཚན།

མདུན་དངར་གཤེར་ཚེན་གཉན་ཚད་ནི་སྐྱེས་པའི་རྒྱུན་མཐོང་གི་ནད་རིགས་ཤིག་ཡིན། འོན་ཀྱང་རྒྱུད་པོ་མི་ཉུང་བ་ཞིག་སྤྱང་ལམ་གྱི་བརྡ་ཁྱབ་ཆུང་ཆུང་དག་གིས་ལོག་ལམ་ལ་ཁྲིད་ནས། མདུན་དངར་གཤེར་ཚེན་གཉན་ཚད་ནི་མཚན་ནད་ཡིན་པ་དང་སངས་དྲག་ཡོང་དཀའ་བར་འདོད་ནས་སེམས་ཁམས་ཀྱི་གནོན་ཤུགས་ཧ་ཅང་ཆེ། དེར་བརྟེན། མདུན་དངར་གཤེར་ཚེན་གཉན་ཚད་ལ་ངོས་འཛིན་ཡང་དག་པ་བྱུང་ཚེ། ད་གཟོད་ནད་ཕྱོས་སྨན་གསོ་བྱེད་ཐུབ། སྨན་པས་ནད་དཔྱད་གསལ་པོ་བྱས་ནས། དལ་གཤིས་མདུན་དངར་གཤེར་ཚེན་གཉན་ཚད་བྱུང་བ་ཐག་བཅད་རྗེས། ངེས་པར་སྨན་པའི་གདམས་པ་ལྟར་ལུགས་མཐུན་གྱིས་སྨན་འཐུང་བ་དང་། སྨན་འཐུང་རྒྱུ་རྒྱུན་འཁྱོངས་བྱེད་པ་དང་སྦྲགས། གཅིན་འཛག་རྒྱུད་སྲིལ་མ་ལག་གཞན་དག་ལ་གཉན་ཚད་རྒྱས་པར་སྨན་གསོ་བྱས་ནས། མདུན་དངར་གཤེར་ཚེན་གཉན་ཚད་སླར་འཕར་འབྱུང་བ་འགོག་དགོས།

(1) བདེ་ཐང་དང་ཆོས་ཉིད་ལྡན་པའི་འཚོ་བའི་སྒྲིག་ལམ་བཙུགས་ནས་འོས་འཚམ་གྱིས་ལུས་ཕུང་སྦྱོང་རྟར་བྱས་ན། ལུས་ཁྲག་གི་འཁོར་རྒྱུག་ལེགས་སྒྱུར་བྱེད་ཐུབ་ལ། མདུན་དངར་གཤེར་ཚེན་ལས་གཤེར་ཁུ་ཟགས་ཐོན་ཇེ་མང་འགྲོ་བར་སྐུལ་ཞིང་། སྲིན་སྦྲ་དང་དུག་ཉུང་འཕྲི་ཡོང་ལ། དེར་སྦྲགས་ནས་སྨན་རྫས་སྟུད་ལེན་ལ་རོགས་རམ་བྱས་ནས་ནད་གཡོལ་ནུས་པ་ཇི་དྲག་ཏུ་གཏོང་ཐུབ།

(2) འཁྲིག་སྤྱོད་ཚད་ལས་བརྒལ་བའམ་ཐལ་ཆེ་བ་མི་བྱེད་པར་དོ་སྣང་བྱེད་པ། ཚད་ལས་བརྒལ་བའི་འཁྲིག་སྤྱོད་བྱས་ན་ཁམས་དཀར་ཡང་ཡང་ཕུད་ནས་མདུན་དངར་གཤེར་

སྨིན་ལ་བྱེད་ལས་ཅན་གྱི་གཤིས་འཕྲུམ་བྱུང་ཕྱིར་ཁྲག་རྒྱས་ནས་གནོད་པ་ཐེབས་སྲིད་པས། དལ་གཤིས་མདུན་དངར་གཤེར་སྨིན་གཉན་ཚད་སླར་སོས་ལ་མི་ཕན། འོས་འཚམ་དང་ཆོས་ཉིད་ཡོད་པའི་འཁྲིག་སྤྱོད་དང་། རང་གིས་ཆགས་སེལ་སྤེལ་ན། མདུན་དངར་གཤེར་སྨིན་ལས་གཤེར་ཁུ་ཕུད་ཐུབ། དེ་དང་སྦྲགས་ནས་ཁྲིམ་ཚང་གི་གསོ་ཐབས་ལ་ཁྲུས་གཞོང་ལས་ཙོག་ཁྲུས་བྱེད་སྟངས་སྤྱོད་ཅིང་། ཆུ་དྲོན་མོར་ཙོག་ཁྲུས་བྱས་ན་ལུས་ཕུང་ལ་ཞོར་སྨྲིན་ཆུང་ལ། མདུན་དངར་གཤེར་སྨིན་འཛག་ལམ་འགག་པ་སེལ་བ་དང་། ཆ་ཤས་ཁག་གི་ཁྲག་རྒྱུག་ཚུལ་ལེགས་སྒྱུར་འབྱུང་བས། གཉན་ཚད་སྡུད་ཡལ་ལ་བསྐུལ་ནས། ནད་པའི་འཚོ་བའི་སྤུས་ཚད་ཇེ་བཟང་དང་སེམས་ཁམས་ཇེ་སྐྱིད་ཡོང་བར་གསོ་ནུས་ཐོན་ཐུབ།

(3) མི་སྐྱེར་གྱི་གཙང་སྦྲ་ལ་དོ་སྣང་བྱེད་པ། ལུས་པོ་བཀྲུ་བ་དང་ནང་གོས་བརྗེ་བར་བརྩོན་དགོས། དགུན་ཁར་ཕྱིའི་སྐྱེ་དབང་དང་མཚན་དབྲག་གི་གཙང་སྦྲ་ལ་དེ་བས་དོ་སྣང་བྱེད་དགོས་པ་དང་། བཤང་བ་ཕུད་རྗེས་དེ་བས་ཀྱང་གཙང་སྦྲ་ཡག་པོ་བྱས་ན། ཕན་ནུས་ལྡན་པའི་སྒོ་ནས་མདུན་དངར་གཤེར་སྨིན་གཉན་ཚད་འགོག་པར་མ་ཟད། སླར་ཡང་འཕར་ཚད་ཉུང་དུ་འཏུག་ཐུབ། དུས་ཐོག་ཏུ་ལུས་པོའི་ཆ་ཤས་གཞན་གྱི་འགོ་ནད་འབྱུང་རྐྱེན་ལ་སྨན་གསོ་བྱེད་ཅིང་། དྲོད་འཛིན་མི་འཁྱོངས་པ་དང་ལུས་སྨད་འཁྱག་པར་འཛེམ་ན། མདུན་དངར་གཤེར་སྨིན་གཉན་ཚད་འགོག་པར་ཕན།

(4) བཟའ་བཏུང་ལ་དོ་སྣང་བྱེད་པ། རྒྱུན་པར་ཆུ་མང་ཙམ་འཐུང་དགོས་པ་མ་ཟད། དུས་ཐོག་ཏུ་གཅིན་གཏོང་བ་དང་། ནམ་རྒྱུན་གཅིན་ལམ་བཀྲུས་ནས་མདུན་དངར་གཤེར་སྨིན་ལས་ཟགས་ཐོན་ཡོང་བར་རོགས་རམ་བྱས་ན། འགོས་ནད་སྔོན་འགོག་ཡོང་བ་དང་སྦྲགས་ནས་ཏི་ཚ་འདུས་ཚད་མཐོ་བའི་ཟས་རིགས་མང་ཙམ་སྤྱོད་པ། དཔེར་ན། ཀུ་ཤུ་དང་། ཤ་སྐམ། སྒོ་ང་། བ་དམ། སྟར་ག །ཏིལ་འབྲུ། ཐང་འབྲུ། ཉི་ལོག་འབྲུ་གུ་སོགས་ལྟ་བུ། མདུན་དངར་གཤེར་སྨིན་གྱི་གཤེར་ཁུའི་གྲུབ་ཆ་གཙོ་བོ་ནི་ཟྲི་དཀར་རྫས་དང་ཙབས་རིགས་སྣ་ཚོགས། ཁམས་འཕྲོད་དངོས་པོ་བཅས་ལས་གྲུབ། ད་དུང་ཚད་ཕྲ་འབྱུང་རྫས་མང་ཙམ་འདུས་ཡོད། དེའི་ཁྲོད་ཏི་ཚ་ཡིས་མང་

ཐོས་ཟིན་ཞིང་། འདུས་ཚད་ཕུང་གྲུབ་གཞན་ལས་མཐོ་བས། མདུན་དངར་གཉེར་རྨེན་ཁྲོད་ཀྱི་ནད་འགོག་འབྱུང་རྫས་རེད། ཚད་འགོག་ཕྲ་ཕུང་གི་ནུས་པ་ལའང་ཤུགས་རྐྱེན་བཟོ་ཐུབ།

2. འཚོ་བའི་ཁྲོད་ཀྱི་དོ་སྣང་དོན་ཚན།

(1) གཅིན་མི་བསྲུན་པ། ལྒང་པའི་ནང་ན་གཅིན་ཡོད་པར་གཏོང་སྣང་ཡོང་ཐོག་གཏོང་དགོས། བསྲུན་ན་ལྒང་པ་དང་མདུན་དངར་གཉེར་རྨེན་ལ་མི་ཕན། རྒྱང་བཞུད་རླངས་འཁོར་ལ་མ་བསྡད་གོང་། གཅིན་པ་ཕུད་ནས་རླངས་འཁོར་ནང་ལ་སྡོད་པ། ལམ་བར་ནས་གཅིན་པ་ཡོད་ཚེ། ཁ་ལོ་བར་བརྡ་གཏོང་བ་དང་བབས་ནས་གཅིན་གཏོང་དགོས། གཏན་ནས་བསྲུན་མི་རུང་།

(2) ཆུ་དྲོན་མོས་ཁྲུས་བྱེད་པ། ཆུ་དྲོན་མོས་ལུས་པོ་བཀྲུས་ན་རྟེན་ཤ་དང་མདུན་དངར་གཉེར་རྨེན་གྲིམ་ཚབས་ཞི་འཇགས་ཡོང་ཐུབ་ལ། མི་བདེ་བའི་ནད་རྟགས་ལྷོད་ཤ་ཡོང་བས། རྒྱུན་པར་ཆུ་དྲོན་མོས་ཁྲུས་བྱས་ན། མདུན་དངར་གཉེར་རྨེན་གྱི་ནད་པར་ཕན་ཐོགས་ཆེ་བ་རེད།

(3) ལྷོད་གཡེང་བྱེད་པ། འཚོ་བའི་གནོན་ཤུགས་ཀྱིས་མདུན་དངར་གཉེར་རྨེན་ནད་འབྱུང་རྐྱེན་མང་དུ་འཇུག་སྲིད། ནད་ཐོག་མངོན་ཚུལ་ལྟར་ན། འཚོ་བའི་གནོན་ཤུགས་ཇེ་ཡང་དུ་སོང་ཚེ། མདུན་དངར་གཉེར་རྨེན་གྱི་ནད་རྟགས་ཀྱང་ཇེ་ཡང་དུ་འགྲོ་བས། དུས་རྒྱུན་ལྷོད་གཡེང་གི་རྣམ་པ་རྒྱུན་འཁྱོངས་བྱེད་པ།

(4) འཁྲིག་སྤྱོད་ལ་ཚོད་འཛིན་པ། འཁྲིག་སྤྱོད་ཀྱི་འཚོ་བ་འཚམ་དགོས། འདོད་ཆགས་ཧམ་སྤྱོད་དང་འགོག་སྡོམ་གང་ཡང་མི་འོས། འཁྲིག་སྤྱོད་ཐེངས་མང་ན། མདུན་དངར་གཉེར་རྨེན་དུས་ཡུན་རིང་པོར་ཁྲག་རྒྱས་པར་གནས་པས། གཉེར་རྨེན་གྱི་བདེ་ཐང་ལ་ཤུགས་རྐྱེན་བཟོ་སྲིད། ནད་བྱུང་ཚེ་དུས་ཐོག་ཏུ་སྨན་ཁང་ལ་སོང་ནས་སྨན་གསོ་བྱེད་པ།

3. ཟས་སྤྱོད་འཛེམ་བྱ་རྣམ་ལྔ།

ཀྲུང་གོ་རུ་ཟས་སྨན་གཉིས་ནི་ཁུངས་མཐུན་པའི་བཤད་སྲོལ་ཡོད། ལུགས་མཐུན་ཡང་དག་གི་ཟ་འཐུང་གིས་ནད་གསོ་བར་སྐྱལ་རོགས་ནུས་པ་ཐོན་ཚུལ་བསྟན་མོད། འོན་ཀྱང་ཟ་

འཕྲུང་རིགས་ཀུན་དང་གོམས་གཤིས་ཚང་མ་བཟང་རབས་མིན། ལུགས་མཐུན་མིན་པའི་ཟ་འཕྲུང་གིས་ནད་གསོ་ཕན་ནུས་ཐོན་བཞིན་པའི་ནད་གཞི་ཡང་འཕར་འགྱུར་དུ་འཇུག་སྲིད།

(1) ཁ་ཚའི་རིགས་ལ་འཛེམ་པ། དལ་གཤིས་མདུན་དངར་གཤེར་རྨེན་གཉན་ཚད་འབྱུང་བའི་རྒྱུ་རྐྱེན་གཅིག་ནི། མདུན་དངར་གཤེར་རྨེན་ལ་ཡང་ཡང་ཁྲག་རྒྱས་སུ་བཅུག་པ་ཡིན་པས། དལ་གཤིས་མདུན་དངར་གཤེར་རྨེན་གཉན་ཚད་འགོག་སྲུང་བརྒྱུད་རིམ་ཁྲོད། མདུན་དངར་གཤེར་རྨེན་ཁྲག་རྒྱས་རྐྱེན་ལ་མཐོང་ཆེན་བྱེད་དགོས། དཔེར་ན། ཙོང་དང་སྒོག་པ། སྒུར་པན། ཕོ་བ་རིས་སོགས་གཟེར་ཐེབས་ཟས་རིགས་ཀྱིས་ཁྲག་རྩ་སྐྱེད་ཅིང་དབང་པོར་ཁྲག་རྒྱས་སུ་འཇུག་སྲིད་པས། དལ་གཤིས་མདུན་དངར་གཤེར་རྨེན་གཉན་ཚད་བྱུང་བའི་ནད་པས་ཁ་ཚ་བའི་ཟས་རིགས་ཟོས་ན། མདུན་དངར་གཤེར་རྨེན་གཉན་ཚད་ནར་འགྱངས་དང་དྲག་དཀའ་བའི་རྒྱུ་རྐྱེན་ཡིན་སྲིད།

(2) སྐྱིད་བྱེད་ཟས་ལ་འཛེམ་པ། མདུན་དངར་གཤེར་རྨེན་གཉན་ཚད་བྱུང་བའི་ནད་པར་ཚོར་བ་སྐྱེན་པོ་ཡོད། རྒྱུན་མཐོང་གི་མདུན་དངར་གཤེར་རྨེན་ནད་པས་ཟས་རིགས་ཟོས་རྗེས། གཅིན་འགག་ནད་རྟགས་འབྱུང་། དེ་ནི་སྐྱིད་བྱེད་ཟས་མི་ལུས་ལ་སོང་རྗེས། ལུས་ཕུང་ལ་ཟུག་གཟེར་བསླངས་ནས་ནད་གྱུར་བྱུང་བའི་མདུན་དངར་གཤེར་རྨེན་ལ་ཁྲག་རྒྱས་པར་ཆུས་སྐྲངས་བྱུང་ནས། གཅིན་ལམ་ལ་གནོན་ཤུགས་ཐེབས་པ་ལས་བྱུང་བ་ཡིན་ཤོས་ཆེ། རྒྱུན་མཐོང་སྐྱིད་བྱེད་ལ་ཁྱི་ཤ་དང་ལུག་ཤ །ཁྱིའུ་ཤ །ཤ་བའི་ཤ །ཕག་མགོའི་ཤ །ཀེའུ་ཚལ། སྔོག་སྒྲུག་སོགས་བགྲང་སྲིད།

(3) སྨན་དང་དགྲ་བྱེད་ཟས་རིགས་ལ་གཟབ་དགོས། སྲིན་འཛོམས་རྫས་ཀྱི་སྨན་འཕྲུང་ནས་མདུན་དངར་གཤེར་རྨེན་གཉན་ཚད་གསོ་སྐབས། རབ་ཡིན་ན་ཞོ་དང་སྲུབ་སེར་སོགས་ཀྱི་ཟས་རིགས་ཉུང་དུ་འཇུག་པའམ་མི་ཟ། ཟས་རིགས་འདི་དག་སྨན་རྫས་དང་སྦྲགས་ཤོར་ན། གསོ་ཕན་དམའ་རུ་འགྲོ་སྲིད།

(4) ཆང་བཙུད་ལ་འཛེམ་པ། མི་ལུས་ཀྱིས་ཆང་བཙུད་བསྡུ་ལེན་བྱས་རྗེས་མདུན་དངར་

གཤེར་རྨེན་ལ་ཁྲག་རྒྱུས་སྲིད། ཆང་ཉུང་ཙམ་འཐུང་ཡང་མདུན་དངར་གཤེར་རྨེན་ལ་དེ་མ་ཐག་ཁྲག་རྒྱུས་སྲིད། དེར་བརྟེན། མདུན་དངར་གཤེར་རྨེན་ཐེབས་རེད་འབྱུང་དུས་དང་། ནང་སྒོས་སུ་བྲེལ་གཤིས་ཐེབས་རེད་བྱུང་དུས་ཆང་རག་གཏན་ནས་འཐུང་མི་རུང་།

(5) ཛ་འོས་འཚམ་རེ་འཐུང་བ། དལ་གཤིས་མདུན་དངར་གཤེར་རྨེན་གཉན་ཚད་ནད་པས་ཛ་འོས་འཚམ་འཐུང་ཆོག་མོད། འོན་ཀྱང་སེམས་མི་བདེ་ཞིང་གཉིད་མི་ཁུགས་པ་དང་སྙིང་འཕར་བའི་ནད་རྟགས་ཡོད་ཚེ་ཛ་འཐུང་མི་འོས། རྒྱུ་མཚན་ནི་ཛ་ལ་འདུས་པའི་ཁ་ཕྱི་དབང་རྩ་ལ་ངར་སློང་ནུས་པ་ཡོད་པས་ནད་གཞི་ཇེ་ལྗིར་འགྲོ་སྲིད།

བཞི་པ། བུད་མེད་ཀྱི་གསང་ལམ་གཉན་ཚད།

1. གསང་ལམ་གཉན་ཚད།

གསང་ལམ་གཉན་ཚད་ནི་གསང་ལམ་འབྲུར་སྐྱི་དང་འབྲུར་སྐྱི་འོག་གི་འབྲེལ་སྐྱོང་ཕུང་གྲུབ་ཀྱི་གཉན་ཚད་ཡིན་ལ། མོ་ནད་ཚན་ཁག་གི་སྒོ་བསྟེན་སྨན་ཁང་ནས་རྒྱུན་མཐོང་ནད་རིགས་ཤིག་རེད། བདེ་ཐང་གི་བུད་མེད་ལ་མཚོན་ན། གཤགས་མདོན་རིག་པ་དང་སྐྱེ་དངོས་རྫས་འགྱུར་ཁྱད་ཆོས་ཀྱི་དབང་གིས། གསང་ལམ་ལ་ནད་རིགས་འབྱུང་བར་རང་བྱུང་སྲུང་ནུས་ཡོད་སྲིད། གསང་ལམ་གྱི་རང་བྱུང་སྲུང་ནུས་ལ་གནོད་བརླག་ཐེབས་ཚེ། གསང་ལམ་གཉན་ཚད་འབྱུང་སླ། བུ་མོ་ཆུང་ཆུང་དང་ཟླ་མཚན་རྩ་བ་ནས་ཆད་ཟིན་པའི་བུད་མེད་ལ་སྐྱུལ་རྩི་དཀོན་པས། གསང་ལམ་གྱི་པགས་སྲབ་པ་དང་། ཕྲ་ཕུང་ནང་ལ་མངར་ཆ་འདུས་ཚད་ཉུང་སོང་བ་དང་། གསང་ལམ་གྱི་pHཐང་ཚད་དེ་7ཡས་མས་ལ་སླེབས་སྲིད། དེའི་ཕྱིར་གསང་ལམ་སྲུང་ཤུགས་ཞན་པས། ཡང་ཚོའི་དུས་དང་བཙའ་ལོ་རན་དུས་སུ་ནད་འགོ་སླ།

2. ནད་དཔྱད་གཏོང་བ།

❀ གསང་ལམ་གྱི་ཟགས་ཐོན་དངོས་རྫས་ནི་མདོག་དཀར་སྐྱ་དང་འབྱར་བག་ཅན་ཡིན་སྲིད། ཕྱི་ལྟར་བག་ཆུ་དང་འདྲ། གར་སླ་མཉམ་པ། འོན་ཀྱང་རྣག་གཤིས་ཟགས་ཐོན་དངོས་རྫས་མིན་པས་མང་ཉུང་ལ་ངེས་པ་མེད།

❀ ཟགས་ཐོན་དངོས་རྫས་ཁྲིད་ན་ཨན་འདུས་ཚད་ཏ་ཅང་མཐོ་བས། ཉ་དྲི་ཐྲོ། འཁྲིག་སྤྱོད་བྱེད་དུས་སམ་འགུལ་སྐྱོད་བྱུང་རྗེས་རྒྱུན་པར་ཨན་གྱི་གྲོལ་ཀྲམ་ལ་སྐྱུལ་མ་ཐེབས་པས་དྲི་མ་ཇེ་ཐུར་འགྲོ། ཟགས་ཐོན་དངོས་རྫས་ཁྲིད་དུ་10%ཡི་ཞིང་དབྱང་ཙྭ་རྫས་བསྣན་རྗེས་ཡང་ཨན་དྲི་འདོན་སྲིད།

❀ གསང་ལམ་ལས་ཟགས་ཐོན་དངོས་རྫས་ཁྲིད་ཀྱི་pHཐང་ཚད་ཇེ་མཐོར་འགྲོ་བ་དང་། pHཐང་ཚད་ཀྱི་ངེས་ཁོངས་5.0~5.5ཡོངས་པ། རྒྱུན་ལྡན་གྱི་མི་ནི་3.7~4.5ཡིན།

❀ གསང་ལམ་ལས་ཟགས་ཐོན་དངོས་རྫས་ཀྱི་འབྱར་ཁྱུ་རློན་བྱང་སྟེང་ནས་སྨུན་སྐྱུད་ཐྲ་ཕུང་གཤེར་མཐོང་འབྱུང་སྲིད། གོང་གསལ་ཐང་ཚད་བཞི་པོ་ལས་དོན་ཚན་གསུམ་ཡན་ལྡན་ཚེ། ནད་བྱུང་བར་དཔྱད་ཐག་བཅད་ཆོག །

3. སྨན་གསོ་བྱེད་སྟངས།

(1) སྤྱིར་བཏང་གི་སྨན་གསོ། སྨན་གསོ་ལ་འབད་ན་འགོ་སླའི་རྒྱུ་རྐྱེན་སེལ་ཐུབ། མཚན་ཕྱི་གཙང་ཞིང་སྐམ་སང་རྒྱུན་འཁྱོངས་བྱེད་ཅིང་འཕྲུག་མི་རུང་། ཁ་ཚ་བའི་ཟས་རིགས་ཟ་མི་རུང་། དེ་ལྟར་ན་ཕན་འབྲས་བཟང་སྲིད། དོར་ཐུང་བཟེ་བ་དང་ཆུ་དྲོན་མོས་བཀྲུ་དགོས། ལུ་བ་གཞན་པ་དང་བསྲེས་ནས་བཀྲུ་མི་རུང་།

(2) གསང་ལམ་གྱི་སྐྱུར་བུལ་ངེས་ཚད་བསྐྱུར་བ། ཐྲེང་སྲིན་སྐྱེ་བར་འཚམ་པའི་pHཐང་ཚད་5.5ཡིན། གསང་ལམ་གྱི་སྐྱུར་ཞན་ཁོར་ཡུག་གིས་དེ་གའི་རང་གཙང་ནུས་པ་སྲུང་ཐུབ། རྒྱུན་ལྡན་གྱི་མི་ནི་3.7~4.5ཡིན། དེའི་ཕྱིར་pH4སྐྱུར་ཞན་སྟེབ་པའི་བུད་མེད་གཙང་སྦྱོང་གཤེར་ཁུ་བཀོལ་

ན། དུས་རྒྱུན་གྱི་གཙང་སྦྲ་དང་གཉོར་སྐྱོང་ལ་འཚམ་པ་ལས་གཞན། ནད་གསོ་དུས་བཀོལ་ན་སྨར་སྲིན་སྐྱེ་བར་ཚོད་འཛིན་ནུས་པ་ལྡན། ཕྱི་ནས་སྦྱོད་ཁང་སྦྱོད་སྐབས་གཙང་སྦྲའི་རྣོན་རས་ཀྱིས་མཚན་ཕྱི་འཕྱིད་ཅིང་། མཚན་ཕྱིའི་སྐམ་སང་རྒྱུན་འགྲོངས་བྱས་ནས། ཕྲེང་སྲིན་སྐྱེ་འཕེལ་ལ་ཚོད་འཛིན་བྱེད་དགོས།

4. སྨན་རྫས་ཀྱིས་གསོ་ཐབས།

❊ གྲང་འབུ་ཅན་གྱི་གསང་ལམ་གཉན་ཚད། གྲང་འབུ་ཅན་གྱི་གསང་ལམ་གཉན་ཚད་ལས་གྲང་འབུ་ནི་སྲུལ་སྙེར་གྱི་གནས་དང་བུ་སྣོད་ཀྱི་རྨེན་བུའི་གནས་ན་ཡོད་ལ། དེ་དང་སྦྲགས་གཅིན་ལམ་དང་རྒྱ་མའི་ནང་ནའང་གནས་ཡོད་པས། ཕྱི་ནང་གཉིས་ནས་སྨན་གསོ་བསྐྱང་དགོས།

❊ སྨར་སྲིན་ཅན་གྱི་གསང་ལམ་གཉན་ཚད། སྨར་སྲིན་ཅན་གྱི་གསང་ལམ་གཉན་ཚད་གསོ་བར་2%~3%ཡོངས་པའི་སུའུ་ད྄་གཤེར་ཁུ་བཀོལ་ནས་མཚན་ཕྱི་དང་གསང་ལམ་བཀྲུ་ལ་ཅོག་བཀྲུ་བྱེད་དགོས། ལག་ཡང་པས་ཕྱིས་རྗེས། དཀག་སྒྲིན་དུག་སེལ་རྫས་དེ་གསང་ལམ་གཏིང་ལ་འཇོག་པ། ཡང་ན་ཊམ་སྲིན་འཇོམས་རྫས་སྤྱད་ནས་གསང་ལམ་གྱི་ངོས་དག་ལ་བྱུགས་ཤིང་། དགོང་མོ་རེ་ལ་ཐེངས་རེ་དང་། ཡང་ན་ནངས་དགོང་རེ་ལ་ཐེངས་རེ་བྱུགས་ལ། བསྡོམས་པས་ཉིན་10~14རིང་བྱུགས་དགོས།

❊ དམིགས་བསལ་ཅན་མིན་པའི་གསང་ལམ་གཉན་ཚད། ཐོག་མར་གདམ་འོས་པའི་སྨན་རྫས་དེ་ཙ་ཧྲོ་ཚོའོ་འབྱུང་སྨན་ཡིན། ཉིན་རེར་ཐེངས་2དང་བསྡོམས་པས་ཉིན་7ལ་བསྟེན་དགོས། སྨན་དེ་གསང་ལམ་ལ་བཞག་ནའང་ཆོག་ལ་ཉིན་7རེ་གསོ་ཡུན་1ལྟར། ཁི་ལིན་མེ་སུའུ་སྤྱད་ན་ཉིན་རེར་ཐེངས་2ལ་འབྱུང་བ་དང་། བསྟུད་མར་ཉིན་7ལ་བསྟེན་དགོས། ཡང་ན་དཀག་སྒྲིན་དུག་སེལ་རྫས་གསང་ལམ་ལ་བཀོལ་ནས། དགོང་མོ་རེར་ཐེངས་1དང་བསྟུད་མར་ཉིན་7ལ་བསྟེན་པ།

❊ ན་རྒྱས་ཅན་གྱི་གསང་ལམ་གཉན་ཚད། ན་རྒྱས་ཅན་གྱི་གསང་ལམ་གཉན་ཚད་

སྨན་གསོ་བྱེད་པར། གསང་ལམ་གྱི་ཆ་ཤས་ལ་སྨན་བཀོལ་ཆོག་སྟེ། དཔེར་ན། འོ་སྦྱར་1%དང་ཚུའུ་སྦྱར་བཞུ་ཁུའམ། ཡང་ན་pH4སྦྱར་ཞན་སྐྱེབ་པའི་གཤེར་ཁུས་གསང་ལམ་བཀྲུ་དགོས། ཉིན་རེར་ཐེངས་1རེ་བཀོལ་ནས་གསང་ལམ་གྱི་སྦྱར་ཚད་ཇེ་མཐོར་གཏོང་བ།

ལྔ་པ། མཁལ་མའི་ནུས་པ་ཉམས་པ།

1. བྲེལ་གཤིས་མཁལ་ནུས་ཉམས་པ།

བྲེལ་གཤིས་མཁལ་ནུས་ཉམས་པ་ནི་རྒན་འཁོགས་དག་ལ་རྒྱུན་མཐོང་ཞིག་ཡིན་སྲིད། སྤྱིར་རྒན་འཁོགས་ཀྱི་རིམས་ནད་ཚན་ཁག་ནས་སྨན་ཁང་ལ་བསྟད་ཡོད་པའི་ནད་པའི་ཁྲོད། རྒན་འཁོགས་ཀྱི་བྲེལ་གཤིས་མཁལ་ནུས་ཉམས་པའི་ནད་བྱུང་ཚད་20%～35%ཟིན་ཡོད།

བྲེལ་གཤིས་མཁལ་ནུས་ཉམས་པ་ནི་དྲན་འཛིན་ཉམས་པ་དང་རྨས་སྐྱོན་ཐོག་པ། འགོས་ནད་ཚབས་ཆེན་བཅས་ལས་འབྱུང་། ན་ལུགས་གཙོ་བོ་ནི་མཁལ་མའི་སྦྲུ་གུ་ཕྲ་མོ་རུལ་ཁག་བྱུང་བར་སྣང་། ནད་ཐོག་མངོན་ཚུལ་ནི་གཅིན་ཉུང་བའམ་གཅིན་འགག་པ་དང་སྦྲུགས། ཆུ་སྒྲོག་འཁྱེད་རྫས་དང་ལུས་པོའི་བཙེ་ཚབ་འཁྲུགས་པའམ། གཅིན་དུག་གི་ནད་བཅས་འབྱུང་། ཉེ་བའི་ལོ་འགའི་རིང་ལ་གཅིན་འབྱུང་ཚད་རྒྱུན་ལྡན་ཡིན་པའམ་གཅིན་འབྱུང་ཚད་ཙུང་ཟད་མང་བའི་བྲེལ་གཤིས་མཁལ་ནུས་ཉམས་པའི་ནད་ཅིག་མཆིས། དེའི་ཁྱད་ཆོས་ནི་གཅིན་འབྱུང་ཚད་རྒྱུན་ལྡན་ཡིན་པའམ་ཙུང་ཟད་མང་སོད། འོན་ཀྱང་ཧན་རྫས་ཁྲག་ནད་ཉིན་བཞིན་ཇེ་སྡུག་ལ་འགྲོ་བ། ཐ་ན་གཅིན་དུག་ཐོག་པའི་ནད་འབྱུང་། དེ་ལ་གཅིན་ཉུང་མིན་པའི་བྲེལ་གཤིས་མཁལ་ནུས་ཉམས་པ་ཟེར།

(1) ནད་ཐོག་མངོན་ཚུལ། བྲེལ་གཤིས་མཁལ་ནུས་ཉམས་པའི་ནད་རྟགས་མངོན་ཚུལ་ལ་གཞིགས་ཚེ། གཅིན་ཉུང་རིགས་དང་གཅིན་འགག་རིགས་གཉིས་ལ་དབྱེ་རྒྱུ་ཡོད། དཔེར་

མཚོན་ཅན་གྱི་གཅིན་ཤུང་ཐྲེལ་གཞིས་མཁལ་ནུས་ཉམས་པ་ལའང་གཅིན་ཤུང་དུས་དང་གཅིན་མང་དུས། སྐར་སོས་དུས་བཅས་ཡོད། གཅིན་ཤུང་མིན་པའི་རིགས་ལའང་བཙེ་ཚབ་ཅན་གྱི་སྐྱུར་དུག་ཕོག་པ། ཁྲག་ཚ་མཐོ་བ། གཅིན་དུག་ཕོག་པའི་འཇུ་བྱེད་དབང་རྩ་མ་ལག་གི་ནད་རྟགས་ཡོད། འོན་ཀྱང་དེའི་ན་ཚད་ནི་གཅིན་ཤུང་རིགས་ལས་ཡང་ཞིང་། སྲུགས་སྐྱིད་ནད་རྟགས་ཀྱང་ཕྱོས་བཅས་ཀྱིས་ཤུང་བར་སྣང་།

① གཅིན་ཤུང་དུས་ཡུན།

གཅིག་ནི་གཅིན་འབྱུང་ཚད་ཀྱི་འགྱུར་ལྡོག་དེ་ཡིན། གཅིན་འབྱུང་ཚད་སྔོ་བུར་ཤུང་སོང་བའམ་རིམ་བཞིན་ཤུང་སོང་བ་སྟེ། ཉིན་རེར་གཅིན་འབྱུང་ཚད་ཏའོ་ཧྲེང་400ལས་ཤུང་ན་གཅིན་ཤུང་བ་དང་། ཏའོ་ཧྲེང་100ལས་ཤུང་ན་གཅིན་མེད་པ་ཟེར། རྒྱུན་སྲིང་ཡུན་ཕྱིར་བཏང་གཟའ་འཁོར་1~2རེད།

གཉིས་ནི་མདུན་སྐྱོད་ཅན་གྱི་ཏན་རྫས་ཁྲག་ནད་དེ་ཡིན། མདུན་སྐྱོད་ཅན་གྱི་ཕོ་རྒྱུ་མ་ལག་དང་སྙིང་ཁྲག་རྩ་མ་ལག །དབང་རྩའི་མ་ལག །ཁྲག་ཁུ་མ་ལག་བཅས་འགལ་རྐྱེན་གྱི་མངོན་རྟོལ་ལ་ཟེར། སྲུགས་སྐྱིད་ཐེབས་རེད་འབྱུང་སླ་བ་རེད། ནད་རྟགས་ནི་སྐྱུག་མེར་ལངས་པ་དང་སྐྱུག་པ། སྙིང་གི་བྱེད་ལས་མ་ཚང་བ། སྒྲོ་བ་ཆུ་སྐྲངས། ཡིད་ཤེས་ཁག་པ། ཁྲག་ཞན་པ་བཅས་མངོན་པ་རེད།

གསུམ་ནི་ཆུ་སྒྲོག་འགྲོལ་རྫས་དང་། སྐྱུར་བུལ་གྱི་མཉམ་ཉིད་འཁྲུགས་པ་དེ་ཡིན།

❀ ཆུ་མང་དྲག་པ། མང་ཆེ་བ་ནི་འོས་འཚམ་མིན་པར་ཆུ་བསྟུ་ལེན་དང་འཇགས་རྩ་ནས་གཞེར་འཇུག་བྱས་པའི་རྐྱེན་གྱིས་ཆུ་ཁག་འཁྱིལ་བཟོས་པས། ཆུས་སྐྲངས་པ་དང་ཆུའི་དུག་ཕོག་པ་མངོན་རྟོལ་སླ་བཟོས་ཅན་གྱི་ཀླ་དམའ་ཁྲག་ནད་དང་ཚ་མཐོའི་ཁྲག་ནད་རེད། འབྱུང་རྐྱེན་ཚ་འདུས་པའི་སྨན་རྫས་དང་ཟས་རིགས། མཛོད་ཉར་ཁྲག་བརྒྱབ་པ་སོགས་ལས་བསྐྱེད་པ་རེད།

❀ ཚ་མཐོ་ཚེ་སྙིང་གི་སྒྲོག་རིས་ལ་འགྱུར་ལྡོག་འབྱུང་སྲིད།

❀ བཙེ་ཚབ་ཅན་གྱི་སྐྱུར་དུག་ཕོག་པའི་མངོན་རྟོལ། ངལ་དུབ་སྐྱེས་པ་དང་གཉིད་ལ་

ཐེངས་པ། འཕྲིན་རྫུབ་མགྱོགས་པ། ཁྲག་ཤེད་དམའ་བ་སོགས་རེད།

❀ གཞན་ཡང་། ནྲ་ཉུང་བ་དང་ཀལ་དམའ་བ། ལིན་མཐོ་ཁྲག་ནད་སོགས་གདོད་འབྱུང་ནད་རིགས་ཀྱི་མངོན་ཚུལ་ཡོད། ད་དུང་དོན་སྟོད་གཞན་པ་ཉམས་དམས་ཀྱང་སྨྲུགས་མར་འབྱུང་སྲིད།

② གཅིན་མང་དུས་ཡུན། གལ་སྲིད་ཉིན་རེའི་གཅིན་འབྱུང་ཚད་ཧའོ་ཧྲེང་400ཡན་ལ་འཕར་ཆེ། གཅིན་མང་བའི་ཡུན་ལ་སླེབས་པ་མཚོན། ཉིན་2~3གྱི་གཅིན་འབྱུང་ཚད་ཧའོ་ཧྲེང་1000ལ་སླེབས་པ་དང་། དུས་ཡུན་སྤྱིར་གཟའ་འཁོར་2~3རེད། གཅིན་མང་ཡུན་གྱི་སྔ་ཆར། ཁྲག་ནང་གི་ཏན་རྫས་བརྗེ་ཚབ་སྣིགས་རོ་དང་ཙྭ། ལིན། ད་དུང་ཀུ་མཐུད་དུ་ཇེ་མཐོར་འགྲོ་སྲིད། དེ་ནས་རིམ་བཞིན་མར་ཆག་ཅིང་། ནད་རྟགས་ཀྱང་རིམ་བཞིན་ཇེ་ཡང་ལ་སོང་ནས་མེད་པར་འགྱུར། དུས་ཡུན་འདིར་གཅིན་པ་མང་པོ་བཏང་བའི་དབང་གིས། ཙྭ་དང་གློག་འགྲོལ་རྫས་གཞན་དག་མང་པོ་བོར་བས། གློག་འགྲོལ་རྫས་ལ་རྙོག་འཁྲུག་ཚབས་ཆེན་བཟོ་སྲིད། དེའི་ཕྱིར་ནད་པ་ཉེན་ཁ་ལས་ཐར་མེད། དུས་ཡུན་འདིའི་ནང་ཤི་བའི་མི་གྲངས་ཀྱིས་ཕལ་ཆེར་བྲེལ་གཤིས་མཁལ་ནུས་ཉམས་ནད་བྱུང་བའི་ཤི་ཚད་ཀྱི་1/4ཟིན་ཡོད།

③ སླར་གསོའི་དུས་སྐབས། གཅིན་མང་དུས་ཡུན་གྱི་རྗེས་ནས་མཁལ་མའི་ནུས་པ་མངོན་གསལ་གྱིས་བཟང་འགྱུར་བྱུང་ནས། གཅིན་འབྱུང་ཚད་རིམ་བཞིན་རྒྱུན་ལྡན་ཚུལ་ལ་འགྱུར། འོན་ཀྱང་མཁལ་མའི་ནུས་པ་ཡོངས་སུ་སླར་གསོ་བྱེད་པར་ལོ་གཅིག་གམ་དེ་ལས་ཀྱང་རིང་བའི་དུས་ཡུན་དགོས་ལ། ལུས་ཟུངས་ནི་ལོ་ཕྱེད་ནང་སླར་གསོ་ཡོང་སྲིད།

④ སེམས་ཁམས་ཀྱི་གནས་ཚུལ། སེམས་ཁྲལ་དང་སེམས་འཚབ་པ། འཇིགས་སྐྲག་ལངས་པ། ཡིད་མུག་དུབ་པ་སོགས་ཀྱི་སེམས་ཁམས་ལྡོག་མངོན་འབྱུང་།

(2) སྤྱིར་བཏང་གི་གཉེར་སྐྱོང་།

① ངལ་གསོ་བ། གལ་སྲིད་དཔྱད་པ་བརྒྱུད་མཁལ་ནུས་ཉམས་ནད་བྱུང་བ་ཁོ་ཐག་ཡིན་ཕྱིན། ནད་པ་ཉལ་ནས་ངལ་གསོ་བྱས་ན། མཁལ་མའི་ཁྲག་རྒྱུན་ཇེ་ཡང་དུ་འགྲོ་བ་དང་། བརྗེ་

ཚབ་འབྱུང་ཚད་ཇི་དམའ་ལ་གཏོང་ཐུབ།

② འཚོ་བཅུད་དང་དྲོད་ཚད་བསྡུ་ལེན་བྱེད་པར་ཁག་ཐེག་བྱེད་པ། བྲེལ་གཉིས་མཁལ་ནུས་ཉམས་ནད་བྱུང་ནས་གཅིན་ཞུང་དུས། འཚོ་བཅུད་ཏ་ཙང་གལ་ཆེ་བ། དྲོད་ཚད་འདང་ངེས་ཤིག་འདོན་པར་ཁག་ཐེག་ཡོང་དགོས།

③ ཐེབས་རེད་སྔོན་འགོག་བྱེད་པ།

❁ མལ་ཁང་གི་ཁོར་ཡུག་ལ་གཙང་སྦྲ་བྱེད་པ་དང་། ཉིན་རེའི་ཞོགས་པར་ཆུ་ཚོད་1ཙམ་ལ་རླུང་རྒྱུག་ཏུ་འཇུག་པ།

❁ མལ་ཁྲིའི་ཁོར་ཡུག་ལ་ཉིན་རེར་དུག་སེལ་ཐེངས་རེ་བྱེད་པ།

❁ ནད་པས་ཉིན་རེའི་ནངས་དགོང་ལྷར་ཁ་ནང་གཙང་སྦྱོང་དང་མཚན་དབྲག་བཀྲུ་བ།

❁ ནད་པའི་ནད་ཚུང་ཟད་ལྷོད་བས། དུས་ཡུན་རིང་པོར་མལ་སར་ལྷུང་བའི་ནད་པར་ལུས་པོའི་གཞོག་བརྗེ་བ་དང་རྒྱབ་འཕྱིད་པ། འཕུར་མཉེད་བྱེད་པ་བཅས་ཐད་ནས་རོགས་རམ་བྱས་ནས། ལུས་པགས་ལ་མནན་ཤུགས་ཐེབས་པའི་དུས་ཡུན་ཇེ་ཞུང་དུ་གཏོང་དགོས། མལ་གདན་གྱི་ཁོད་མཉམ་པ་དང་། གད་སྙིགས་མེད་པ། ལྟེབ་སྙེར་མེད་པ་བཅས་རྒྱུན་འཁྱོངས་བྱས་ནས། འགོར་འགྲངས་མི་བྱེད་པ་དང་། དཔྱི་རྩ་དང་ལུས་པགས་ལ་ཐེབས་རེད་མི་འབྱུང་བ་བྱེད་དགོས།

❁ ཡོ་ན་བགྲེས་ཤིང་ལུས་སྟོབས་ཞན་པའི་ནད་པའི་དབུགས་ལམ་མི་འགག་པ་རྒྱུན་འཁྱོངས་བྱེད་དགོས་ལ། དབུགས་ལམ་སྟོད་མའི་ཐེབས་རེད་དང་གློ་ཚད་འབྱུང་བ་འགོག་པ།

(3) སེམས་ཁམས་གསོ་སྐྱོང་།

❁ ནད་གཡོག་པས་ནད་པར་གནས་པའི་གནད་དོན་ཅི་ཞིག་ཡིན་པ་ཤེས་སུ་འཇུག་དགོས་ལ། ནད་པར་ཆེས་རེ་བ་ཡོད་པའི་རོགས་རམ་དང་རྒྱབ་སྐྱོར་འདོན་དགོས། གལ་སྲིད་ནད་པས་བྲེལ་གཉིས་མཁལ་ནུས་ཉམས་ནད་ཀྱི་མ་འོངས་པ་ལ་སེམས་ཁྲལ་བྱུང་ན། མཁལ་ནུས་ཉམས་ནད་ཀྱི་གསོ་ཐབས་མཚམས་སྦྱོར་བྱེད་འོས་ལ། སྨན་གསོ་བརྒྱུད་ནས་ནད་པ་མང་

ཆེ་བར་ཚུལ་མཐུན་ལྟར་སྣར་གསོ་ཐུབ་པ་གསལ་བཤད་དང་། དཔེ་གཞི་ལ་བརྟེན་ནས་ནད་པར་སྐུལ་མ་གཏོང་ཞིང་། ནད་ལས་རྣམ་པར་རྒྱལ་བའི་ཡིད་ཆེས་ཡོད་དུ་འཇུག་དགོས།

❀ ནད་པར་ནད་རིགས་ཀྱི་ཤུགས་རྐྱེན་ཐེབས་ནས་ཁམས་མི་སྙོམས་པའི་གནས་ཚུལ་འབྱུང་བའམ་གཉེར་སྐྱོང་ལ་ངོ་རྒོལ་གྱི་བྱ་སྤྱོད་བྱུང་ཚེ། ནད་གཡོག་པས་རྒྱུས་ལོན་གང་ལེགས་བྱས་ནས་ནད་པར་སེམས་ཁུར་བྱེད་དགོས། ནད་པར་ཁ་ཏ་འོས་འཚམ་བྱས་ནས་ནད་པའི་ཞི་ཁམས་སྙོམས་དུབ་ཞི་བརྟན་ཡོང་དུ་འཇུག་ཅིང་། རྒྱུན་ལྡན་གྱི་བྱ་བྱེད་ལ་རོགས་རམ་བྱས་པ་བརྒྱུད། ནད་པ་སྣུང་ཁྲལ་ལས་ཐར་བར་བྱེད་པ།

❀ ནད་གཡོག་པས་ཁྲིམ་མིར་བྱམས་སྐྱོང་སྟོལ་བ་དང་སེམས་ཁུར་གྱི་རྣམ་འགྱུར་བཟུང་ནས། ནད་པ་དང་ཉེ་བར་བཅར་དགོས་པའི་བསམ་འཆར་འདོན་པ་དང་། ནད་པས་འཚོ་བར་བཅངས་པའི་སྤྲོ་སེམས་དང་ཡིད་ཆེས་ཡར་སྐུལ་གཏོང་དགོས།

2. དལ་གཉིས་མཁལ་ནུས་ཉམས་ནད།

འདི་ནི་རྒན་འཁོགས་ཀྱི་རྒྱུན་མཐོང་ནད་གཞི་ཞིག་ཡིན་ལ། མཁལ་ནད་སྣ་ཚོགས་ཀྱི་མཇུག་དུས་འབྱུང་སྲིད། གཞན་ཡང་། ལོ་ན་བགྲེས་པ་དང་བསྟུན་ནས། མཁལ་མའང་རིམ་བཞིན་རྒས་པས། མཁལ་མའི་ནུས་པའང་དང་གིས་ཉམས་པའི་བརྒྱུད་རིམ་ཞིག་ཡིན། རྒྱུན་ལྡན་གྱི་གནས་ཚུལ་འོག་ནས་རྒས་པའི་མཁལ་མའི་ལྷག་འཕྲོའི་བྱེད་ནུས་ཀྱིས་ལུས་ཁམས་ཀྱི་ནུས་པ་ཡུན་སྲིང་བྱེད་ཐུབ་པ་ཞིག་ཡིན་མོད། འོན་ཀྱང་རྐྱེན་ག་འདྲའི་དབང་གིས་མཁལ་མའི་ཁུར་པོ་ཇེ་ལྗིད་བཏང་ཚེ། གཅིན་དུག་ཐོག་ནད་འབྱུང་སྲིད། དེ་ལས་མཐོང་བ་ལྟར། རྒན་འཁོགས་ཀྱི་མཁལ་མའི་བྱེད་ལས་ལ་སྲུང་སྐྱོབ་བྱ་རྒྱུ་ནི་དལ་གཉིས་མཁལ་ནུས་ཉམས་ནད་འགོག་གསོ་ལ་ཏ་ཅང་གལ་ཆེ།

རྒན་འཁོགས་ཀྱི་དལ་གཉིས་མཁལ་ནུས་ཉམས་ནད་ལ་མཚོན་ན། མཁལ་མའི་ནུས་པ་ཉམས་པ་དང་། བཟེ་ཚབ་ཐོན་དངོས་འཁྲིལ་གསོག་བྱུང་བ། ཆུ་སློག་འགྲོལ་ཟུས་དང་། སྐྱུར་

བྱུལ་བཅས་དོ་མི་མཉམ་པ་བྱུང་བ་ནི་མངོན་ཚུལ་གཙོ་བོ་རེད། ནད་ཡུན་འཕེལ་དལ་བ་དང་རིམ་བཞིན་ཇེ་སྡུག་ལ་འགྲོ་བ་ལས་ལྡོག་ཐབས་མེད་པ་ཞིག་ཀྱང་རེད། དེའི་ཕྱིར་ནད་བྱུང་བའི་སྔ་ཐོག་ནས་བཟུང་ཐབས་བཀོད་སྦྱད་ནས་མཁལ་མའི་བྱེད་ལས་ལ་གནོན་ཤུགས་ཐེབས་ཚུལ་མཚམས་འཇོག་པའམ་ཡང་འཕྲི་གཏོང་དགོས།

(2) སྦྱིར་བཏང་བའི་གཉེར་སྐྱོང་། དལ་གཤིས་མཁལ་ནུས་ཉམས་པའི་རྐྱེན་འཕོགས་ལ་ནད་གཡོག་བྱེད་སྐབས། གཤམ་གསལ་ལ་དོ་སྣང་བྱེད་དགོས།

① ཉལ་ནས་ངལ་གསོ་བ། འོས་འཚམ་གྱིས་འགུལ་སྐྱོད་བྱེད་དགོས་ཀྱང་། ངལ་དུབ་ཆེ་དྲགས་ནས་ནད་གཞི་ཇེ་སྡུག་ལ་འགྲོ་བར་འཛེམ་དགོས་ཤིང་། སྙིང་ནུས་ཉམས་ཐག་དང་གཅིན་དུག་ཐོག་པ་ལས་སྐྱེད་པའི་ གླད་ནད་བྱུང་བ་ན། ངེས་པར་དུ་ཉལ་ནས་ངལ་གསོ་དགོས། དལ་གཤིས་མཁལ་ནུས་ཉམས་ནད་བྱུང་མིའི་མཁལ་མའི་ནུས་པར་གནོད་འཚེ་ཚབས་ཆེན་ཐོག་ཡོད་པས། ལུས་པོག་གི་སྤྲི་དཀར་མིན་པའི་ཏན་སོགས་རྙིང་ཚབ་བྱུང་དངོས་གསོག་ནས་ནད་པར་ཐོ་བ་རྒྱ་མའི་ནད་རྟགས་འབྱུང་དུ་འཇུག་པ་དང་། ཁ་ནང་ནས་ཨན་དྲི་དང་སྐྱི་པགས་ལ་གཅིན་དུག་བད་ཀན་དིམ་བསགས་བྱུང་ཡོད་སྲིད། དེའི་ཕྱིར་ཁ་ནང་དང་ལུས་པགས་ལ་བདག་སྐྱོང་ཡག་པོ་བྱེད་དགོས། ནད་གཞི་གཏན་འཇགས་ཙམ་ཡིན་པའི་མིས་རྒྱུན་པར་ཁ་ནང་གཙང་སྦྲ་ཡོང་བར་དོ་སྣང་བྱས་ནས། ཡི་ག་སྐྱིད་པར་སྐུལ་དགོས། དེ་དང་སྦྲགས་ནས་སེམས་ཁམས་གསོ་སྐྱོང་ལ་དོ་སྣང་བྱེད་དགོས་ལ། ནད་པ་དང་སེམས་གཏམ་གླིང་རེས་རྒྱུན་སྐྱོང་བ། ནད་ལས་རྒྱལ་བའི་ཡིད་ཆེས་བསྐྱེད་དགོས། གལ་སྲིད་ནད་པའི་སྐྱི་པགས་ལ་ཟ་འཕྲུག་ལངས་ན། ཆུ་དྲོན་མོའམ་སུའུ་དྷ་ཆུས་བཀྲུས་ནས། སྐྱི་པགས་ལ་མི་གནོད་པ་བྱེད་དགོས།

② ནད་གཞིའི་འགྱུར་ལྡོག་ལ་ནན་བརྟག་བྱེད་པ། ནད་པའི་སྙིང་འཕར་ཚད་དང་ཁྲག་ཤེད། མིག་གི་རྒྱལ་མོ། ཡིད་ཤེས། གཅིན་འབྱུང་ཚད་དང་ཁྲག་ཐོན་པའི་ཕྱོགས་སུ་མཐུད་པར་ཐེབས་རེད་ཡོད་མེད་སོགས་ལ་བརྟག་དཔྱད་བྱེད་དགོས་པ་དང་། ནང་སྨོས་སུ་དབང

རྩ་དང་སེམས་ཁམས་ཕྱོགས་ནས་ཚུལ་མཐུན་ཡིན་མིན་ལ་དོ་སྣང་བྱེད་པ། ནད་ཞྭི་ལ་དྲན་པ་འཇོར་བའི་ནད་པར་ནད་གཡོག་བྱ་བར་བསྟོན་ནས་བསམ་ཡུལ་ལས་འདས་པའི་དོན་རྐྱེན་འབྱུང་བར་གཡོལ་དགོས།

③ ཁྲི་དཀར་དམའ་བའི་ཟ་འཕྲུང་ལ་བསྟེན་དགོས། ཟ་འཕྲུང་འཚམ་པོ་སྤྱད་ན་ཁྲི་དཀར་ཛས་འབྱེད་འགྲོལ་ཐོན་ཛས་ཉུང་འཕྲི་བཏང་ནས་ལུས་པོའི་ཁྲི་དཀར་ཛས་ཀྱི་ཟད་གྲོན་འགོག་ཐུབ། སྨན་གསོའི་ཕན་འབྲས་ཕྱོགས་ནས་བལྟས་ན། ནད་པའི་འཚོ་བཅུད་སྲུང་འཛིན་དང་ལུས་པོའི་ནད་འགོག་ནུས་པ་དྲག་སྐྱེད། རེད་ཐེབས་ཉུང་འཕྲི། ལུས་ཁམས་ཀྱི་འབྱེད་འགྲོལ་བརྗེ་ཚབ་ཇེ་དམའ་གཏོང་བ་བཅས་བརྒྱུད་ནས། ཏན་ཛས་ཁྲག་ནད་དང་སྐྱུར་དུག་ཐོག་པ། ཙླ་མཐོ་ཁྲག་ནད་བཅས་ཇེ་ཡང་དུ་འགྲོ་བར་བསྟོན་དགོས། ཟ་འཕྲུང་ལས་དྲོད་ཚད་མཐོ་བ་དང་འཚོ་བཅུད་ཛས་མཐོ་བ། ཁྲི་དཀར་དམའ་བ་སྤྱད་ན་བཟང་། སྤྱིའི་དྲོ་ཚད་ཀྱིས་ངེས་པར་ལུས་ཁམས་ཀྱི་དགོས་མཁོ་སྐོང་དགོས་ལ། དལ་གཞིས་མཁལ་མའི་ནུས་ཉམས་ནད་པའི་ཁྲག་ནང་གི་ཨན་གཞི་སྐྱུར་ཉུང་འཕྲི་ཡོང་དགོས་པས། ཁྲི་དཀར་ཉུང་བའི་ཟ་འཕྲུང་གི་རྨང་གཞིའི་སྟེང་། རྩི་ཤིང་གི་ཁྲི་དཀར་བསྡུ་ལེན་ལ་ཚོད་འཛིན་དང་། ཁྲི་དཀར་སྲུས་ཡག་ཁ་གསབ་བྱེད་པ། གྲོ་སིང་ཕྱེའི་ཟ་འཕྲུང་ལ་མང་ཙམ་སྤྱོད་ཅིང་། དེའི་ཁྲི་དཀར་འདུས་ཚད་ཀྱིས་ཚད་མཐོ་བར་རྩི་ཤིང་གི་ཁྲི་དཀར་ཚོད་འཛིན་བྱེད་ཐུབ། གཡོ་སྦྱོར་བྱེད་སྐབས་སྣ་ཁ་མང་བར་དོ་སྣང་བྱེད་པ་དང་སྨྲགས་ཟས་རིགས་ཀྱི་མདོག་དྲི་རོ་གསུམ་ལ་དོ་སྣང་བྱེད་པ། ནད་པས་གྲོ་ཕྱེ་ཟ་རྒྱུ་རྒྱུན་འཕྱོངས་བྱེད་ཆེད། ཁྲག་ཙླ་མཐོ་བའི་ནད་པ་མ་གཏོགས། གཞན་པར་སྤྱིར་སིལ་ཏོག་དང་སྔོ་ཚོད་གང་འདོད་པ་བདམས་ནས་ཡི་ག་སྐྱེད་དུ་འཇུག་འོས་ལ། སྨན་གསོའི་དུས་ཡུན་ནང་། གལ་སྲིད་ནད་པར་སྐྱུག་མེར་ལངས་ན། ཐུན་བགོས་ནས་ཉུང་ཙམ་ཟ་དགོས།

(3) རྒྱུན་ལྡན་བདེ་སྲུང་གཉེར་སྐྱོང་། དལ་གཞིས་མཁལ་ནུས་ཉམས་པའི་རྐྱན་འཕོགས་ཀྱི་རྒྱུན་ལྡན་བདེ་སྲུང་ལ་ནད་གཡོག་བྱེད་པར། གཙོ་བོ་གཤམ་གསལ་ཕྱོགས་འགའ་ལ་དོ་སྣང་བྱེད་དགོས།

❀ ནད་པའི་ནད་གཞི་བརྟག་གཞལ་བྱ་བར་གཞོགས་འདེགས་བྱེད་པ་དང་། ཉིན་རེའི་ཆུ་འཐུང་ཚད་དང་གཅིན་བཏང་ཚད་ཟིན་ཐོར་འགོད་པ། སྤྱི་ཉིན་གྱི་གཅིན་ཚད་ལྟར་འཐུང་ཆུའི་མང་ཉུང་ཐག་གཅོད་པ་དང་། འཐུང་ཆུའི་མང་ཉུང་དེ་སྤྱི་ཉིན་གཅིན་ཚད་སྟེང་ཧའོ་ཧྲེང་500སྣོན་འོས། ཁྲག་ཤེད་བརྟག་དཔྱད་བྱས་ན། དལ་གཤིས་མཁལ་ནུས་ཉམས་པའི་ཐན་འཁོགས་ཀྱིས་གལ་སྲིད་ཁྲག་ཤེད་ལ་ཚོད་འཛིན་ཡིད་ཆེས་པ་ཞིག་འཁྱོངས་ཚེ། མཁལ་ནུས་ཉམས་ཐག་འཕྱུང་ཚད་ཇེ་དལ་ལ་གཏོང་ཐུབ། དུས་བཅད་ལྟར་གཅིན་པའི་རྒྱུན་སྲོལ་དང་ཁྲག་གི་འཚོ་འགྱུར་དམིགས་ཚད་ལ་གཤེར་དཔྱད་བྱེད་དགོས།

❀ ཟ་འཐུང་གི་དོ་དམ་རྒྱུན་འཁྱོངས་བྱེད་དགོས། ནད་གཞིའི་འཕོ་རིམ་ལ་གཞིགས་ནས་སྤྲི་དཀར་རྫས་དང་ཚྭ། ཆུ་བཅས་ཀྱི་བསྡུ་ཚད་གཏན་འཁེལ་བྱེད་ལ། སྤུས་ལེགས་སྤྲི་དཀར་འདུས་པའི་ཟས་རིགས་ལས་དཔེར་ན། ཤ་སྐམ་པོ་དང་བྱ་སྒོང་། འོ་མ་སོགས་གསབ་བར་སྤྲུགས་ནས། སྨན་རྫས་ནས་མི་ལུས་ལ་མཁོ་བའི་ཨན་གཞི་རྒྱུར་འོས་འཚམ་གསབ་དགོས། ཅི་ཐུབ་ཀྱིས་ལེན་དང་དྲིག་སྐྱིད་སྐྱེན་མཐོ་བའི་ཟས་རིགས་ལས། དཔེར་ན། སྲོག་ཆགས་ཀྱི་ཀླད་པ་དང་ནང་ཁྲོལ། ཉ་སྒོང་སོགས་ཟ་མི་རུང་། ཟླ་འདུས་པའི་ཟས་རིགས་ཉུང་དགོས། གལ་སྲིད་ཁྲག་ཤེད་མཐོ་བ་དང་སྙིང་ནུས་ཉམས་པ། ཆུས་སྐྲངས་སོགས་ཀྱི་གནས་ཚུལ་ཡོད་ཚེ། ཚྭ་སྤུད་ལེན་ཐད་ནས་ཚོད་འཛིན་བྱེད་ལ། སྤྱིར་ཉིན་རེར་ཁེ2~3ལྟར་ཚོད་འཛིན་བྱེད་དགོས།

❀ སྨན་རྫས་སྣ་ཚོགས་ཀྱིས་མཁལ་མར་གནོད་སྐྱོན་བཟོ་བར་དོ་སྣང་བྱེད་དགོས། ཐན་འཁོགས་ལ་ཞོར་བྱུང་ནད་རིགས་མང་བས། ནད་རིགས་གཞན་པར་སྨན་གསོ་བྱེད་དུས། སྨན་རྫས་ཀྱི་གསལ་བཤད་ཡི་གེ་ཞིབ་མོར་བལྟགས་ནས། མཁལ་མར་གནོད་པ་མེད་པའི་སྨན་གདམ་དགོས།

❀ ཁྲག་ཤེད་མཐོ་བའི་ནད་ཀྱི་སྨན་གསོ་ལ་བརྩོན་པ་བསྐྱེད་དགོས། མཁལ་མ་ནི་ཁྲག་ཤེད་མཐོ་བའི་ནད་འབྱུང་བའི་གཏད་བྱ་དབང་པོ་ལས་གཅིག་ཡིན་པས། གལ་སྲིད་ཁྲག་ཤེད་ལ་ཚོད་འཛིན་ཡག་སྐྱོང་མ་ཐུབ་ན། ནད་ཡུན་མགྱོགས་པར་གཏོང་སྲིད།

❀ བཤང་གཅི་ཤར་དོར་ཐུབ་པར་དོ་སྣང་བྱས་ན་རྙིང་བརྗེ་གསར་ཚབ་ཐོན་དངོས་འཕུད་གཏོང་ལ་ཕན་པ་ཡོད། ཚོ་སྣའི་གྲུབ་ཆ་མོད་པའི་ཟས་རིགས་མང་ཙམ་ཟ་བ་དང་། བཤང་གཅི་འཕུད་ཐེངས་མང་ཐབས་གཏོང་དགོས།

❀ ཏུར་ཐག་གིས་ཆམ་ནད་སྔོན་འགོག་བྱས་ནས་ཐེབས་རེད་བྱུང་ཚད་ཉུང་འཕྲི་ཡོང་དགོས།

དྲུག་པ། གཅིན་པ་འགག་ལྷག

1. རགས་བཤད།

ལྒང་པའི་ནང་ལྷག་གཅིན་མང་པོ་བསགས་ནས་འཕུད་མི་ཐུབ་པ་ལ་གཅིན་འགག་ལྷག་ཟེར། གཅིན་འགག་པའི་རྒྱུ་རྐྱེན་ཧ་ཅང་མང་། སྤྱིར་འགག་གཤིས་ཅན་དང་འགག་གཤིས་མིན་པ་ཅན་རིགས་གཉིས་ལ་ངོས་འཛིན།

འགག་གཤིས་ཅན་གྱི་གཅིན་འགག་ནི་མདུན་དངར་གཤེར་རྨེན་རྒྱས་ཆེ་བ་དང་། གཅིན་ལམ་དོག་འགྱུར། ལྒང་པ་དང་གཅིན་ལམ་རྡེའུ། སྨན་འབྲས་སོགས་ལྒང་པའི་སྐེ་དང་གཅིན་ལམ་འགགས་ནས་གཅིན་འགགས་བྱུང་བར་ཟེར།

འགག་གཤིས་ཅན་མིན་པའི་གཅིན་འགགས་ནི། ལྒང་པ་དང་གཅིན་ལམ་ལ་དབང་པོ་ཅན་གྱི་ནད་འགྱུར་མེད་ཅིང་། གཅིན་འགག་པ་ནི་གཅིན་འཕུད་ནུས་པའི་འགལ་རྐྱེན་ལས་བྱུང་བ་རེད། དཔེར་ན། ཞྭད་པའི་སྐྲན་ནད་དང་། ཞྭད་པའི་རྨས་སྐྱོན། རྒྱུངས་པའི་སྐྲན་ནད། རྒྱུངས་པའི་རྨས་སྐྱོན། ཉེ་འཁོར་གྱི་དབང་རྩའི་ནད། སྲིད་སྨན་སོགས་ཀྱིས་གཅིན་པ་འགག་ལྷག་སྐྱེད་སྲིད།

གཅིན་འགག་པ་ལས་ནད་རིགས་གཞན་པ་འབྱུང་བར་གཙོ་བོ་གཤམ་གསལ་རྒྱུ་རྐྱེན་ཡོད།

(1) གཅིན་འགགས་ན་གཅིན་ལམ་ལ་ཐེབས་རེད་འབྱུང་། གཅིན་འགག་པ་ནི་སྲིན་ཕྲ་སྐྱེ

འཕེལ་ལ་ཕན་ཞིང་གཅིན་ལམ་ལ་ཐེབས་རེད་འབྱུང་། ཐེབས་རེད་བྱུང་རྗེས་དྲག་སྐྱིད་དཀའ་ལ། ཡང་འཕར་རྒྱག་སླ་བ་དང་མཁལ་ནུས་ངན་འགྱུར་འགྲོ་བ་རེད། དཔེར་ན། སྐྱེས་པའི་མདུན་དངར་གཞེར་རྨེན་རྒྱས་ཆེ་བ་དང་བུད་མེད་ཀྱི་གཅིན་ལམ་དོག་ནད་ལ་རྒྱུན་པར་ཁག་རེའི་གཅིན་འགག་འབྱུང་། ཡིན་ན་ཡང་རང་རྟོགས་ཀྱིས་གཅིན་གཏོང་བར་གེགས་པ་མེད། ནད་པ་འདིའི་རིགས་ལ་སྔ་མོ་ནས་སྨན་གསོ་དང་གཅིན་ལྷག་གཙང་སེལ་བྱེད་ལ། གཅིན་ལམ་ཐེབས་རེད་འབྱུང་བར་ཆོད་འཛིན་ནུས་ལྡན་བྱས་ནས། མཁལ་མའི་ནུས་པར་སྲུབ་སྐྱོབ་བྱེད་དགོས།

(2) གཅིན་འགག་པས་ལྷོག་བཞུར་ཅན་གྱི་མཁལ་ནད་སློང་སྲིད། གཅིན་བསགས་པའི་རྐྱེན་གྱིས་ཤང་པའི་གནོན་ཤུགས་ཇེ་ཆེར་སོང་བ་དང་། གཅིན་པ་གཅིན་འདྲེན་སྦུ་གུ་བརྒྱུད་ལྷོག་བཞུར་བྱུང་ནས་མཁལ་སྣོད་བསགས་ཁུ་བཟོ་བས། མཁལ་མར་གནོན་ཤུགས་ཐེབས་པ་དང་ཁྲག་དཀོན་པ། ཐ་ན་འཆི་འབྲུམ་བྱུང་ནས། མཐར་དལ་གཤིས་མཁལ་ནུས་ཉམས་ནད་འབྱུང་བ་རེད།

2. གཅིན་འགག་པར་གཉེར་སྐྱོང་བྱེད་པ།

གཅིན་འགག་ནི་བགྲེས་པོ་རྣམས་ལ་རྒྱུན་འབྱུང་བྲེལ་གཤིས་ནད་ཅིག་རེད། གཅིན་འགག་བྱུང་བའི་རྒྱུ་རྐྱེན་ནི། ཆང་འཐུང་བ་དང་འཁྱག་པ། སེམས་ཁྲལ་ཞེ་འཕོན་ཐེབས་པ། ཡུན་རིང་ཙོག་ནས་བསྡད་པ། ཐག་རིང་བར་ཧྲང་ས་འཕོར་བསྡད་པ། བཤང་འགག་སྨན་ཟོག་ཐེབས་པ་སོགས་ཀྱི་རྐྱེན་གྱིས། ཤང་པའི་འཕུད་སྒོ་དང་གཅིན་ལམ་སྐྱུང་འབྲུམ་བྱུང་ནས་གཅིན་གཏོང་མི་ཐུབ་པར་འགྱུར་ལ། ཤང་པ་རྒྱས་ནས་ཕོ་སྨད་སྒྲངས་པ་རེད།

གལ་སྲིད་གཅིན་འགགས་བྱུང་ན། སྔོན་ལ་རང་ཁྱིམ་ནས་གཤམ་གསལ་ཐབས་བཀོད་ལྟར་ཆོད་ལྟའི་གསོ་ཐབས་བཀོལ་ཆོག །

❀ རྐྱེན་ཚུལ་ལྷོག་འཐོ་བེད་སྤྱོད་པ། སྤྱོད་ཁང་ནས་ཆུ་སྦུག་ཁ་ཕྱེ་ལ། “ཤག་ཤག”གི་བཞུར་སྒྲས་གཅིན་ཕུད་དབང་རྩ་ལ་ཐེབས་སྐུལ་བསླངས་པར་སྦྲགས། ཚོག་ཚུལ་དང་གཅིན་ལམ་དྲང་འཕྱང་གི་རྣམ་པ་ལྟར་མངོན་ན་གཅིན་འཕུད་པར་ཕན།

❀ འཕུར་མཉེད་དང་གནོན་པ། ལྟེ་འོག་གི་ཡོང་མཆོས་དང་ཡོང་ཐོད་ལ་འཕུར་མཉེད་བྱས་ནས། རིམ་བཞིན་འོས་འཚམ་མནན་ན། གཅིན་གཏོང་ཐུབ་པར་འགྱུར་སྲིད།

❀ ཚ་དུགས་རྒྱག་པ། ཆུ་དྲོད་ལུག་མའམ་བྱེ་མ་བསྲོས་ནས་རས་བཏུམས་བརྒྱབ་རྗེས། མདོ་ཏུས་སྟེང་ལ་བཞག་ནས་ཚ་དུགས་རྒྱག་པ། ཡང་ན་ཚྭ་ཁེ་500དང་གོ་སྙོད་ཚུང་བ་ཁེ་100བཛོས་ནས། ཚ་པོར་གྱུར་རྗེས་རས་ལུག་ནང་བཙུག་སྟེ་ལྟེ་འོག་ལ་འཇོག་ཅིང་དབུར་ཏི་བརྒྱབ་ན། ལྷང་པའི་སྲོམ་ཤ་དང་གཅིན་ལམ་གྱི་རྩ་འཕྲུལ་བསལ་ནས་གཅིན་པ་ཤར་འཕུད་ཐུབ་འགྲོ།

❀ ཕྱི་དུགས་རྒྱག་པ། སྒོག་སོན་2~3དང་ཟེ་ཚྭ་ཁེ་100ཡོངས་ཚོད་ཙོང་དཀར་རྐང་5ག་བུར་ཁེ་1བཅས་རྡུག་རྡུག་བཟོས་ནས། ལྟེ་འོག"ལྷང་པའི་ཁུལ"ལ་བཀྲུན་པ་དང་། ཕྱི་ངོས་སེང་རས་ཀྱིས་དཀྲིས་ནས་བརྟན་པོ་བཟོ་དགོས།

❀ མདུན་དངར་གཤེར་རྨེན་ལྷག་སྐྱེས་ནད་པའི་རྐྱེན་དར་རྣམས་ལ་གཅིན་པ་འགག་ལྷག་འབྱུང་སླ་བ་དང་། དུས་རྒྱུན་ཏུང་ཀྱ་དང་ཀྲོ་མ་ཀྲུ་མང་ཙམ་ཟ་དགོས། ཀྲོ་མ་ཀྲུའི་ནང་ན་ཀྲོ་མ་ཀྲུའི་རྫས་འདུས་པས། མདུན་དངར་གཤེར་རྨེན་སྲུང་སྐྱོབ་ནུས་པ་མངོན་གསལ་ལྡན། རང་རེ་རྒྱལ་ཁབ་ཀྱི་དམངས་ཁྲོད་ན་ནན་ཀྭའི་འབྲུ་གུ་ཟ་ཞིང་། ཐེངས་རེར་ཁེ་30ནས་50བར་དང་། ཟླ་3ལ་བསྟུད་མར་བསྟེན་ན་མདུན་དངར་གཤེར་རྨེན་ལྷག་སྐྱེས་ཀྱི་ནད་དྲག་སྐྱེད་འབྱུང་ཐུབ། ཡང་ན་ཧོང་ཀྭའི་འབྲུ་གུ་ཁེ་6དང་གོ་སྙོད་ཚུང་བ་ཁེ་6ལ་ཆུ་བླུགས་ནས་འཁྱུང་ནའང་མདུན་དངར་གཤེར་རྨེན་གྱི་ནད་གསོ་བར་ཕན། དགོང་མོ་རེར་ཆུ་ཚན་གྱིས་རྐང་པ་སྦངས་རྗེས། མཐེ་བོང་གིས"གསང་ཚིགས་གསུམ"གནོན་པ་དང་འཕུར་བ། བཙིར་བ་བཅས་བྱས་ནས། སྐྱུར་སྦྲོས་ཚོར་བ་འབྱུང་དུ་བཅུག་ན། མདུན་དངར་གཤེར་རྨེན་རྒྱགས་ཆེ་བ་སྐྱུང་བ་དང་གཅིན་པ་འགག་ལྷག་གི་གནས་ཚུལ་ཉུང་འགྱུར་ཡོང་སྲིད།

གོང་གླེང་ཐབས་བཀོད་སྤྱད་ཀྱང་། གཅིན་གཏོང་མི་བདེ་ན། སྨན་ཁང་ལ་གཅིན་འདྲེན་པར་འགྲོ་དགོས་པ་ལས་འགོར་འགྱངས་བྱེད་མི་རུང་།

བདུན་པ། བཤང་རྫ་འཚོར་བ།

1. བཤང་རྫ་འཚོར་བའི་རྒྱུ་རྐྱེན།

(1) དབང་རྩ་མ་ལག་གི་ནད་ལས་སྐྱེད་པའི་བཤང་འཚོར། དེའི་ཁོངས་ལ་ཨཐར་ཚི་ཧའི་མོའི་ནད་དང་། ཀླད་པའི་འཕར་རྩ་མཁྲེགས་འགྱུར། ཀླད་པ་རྙིད་འཐུམ། ཀླད་རྩ་འགག་པ། ཀླད་པའི་རྨས་སྐྱོན། ཀླད་པའི་སྐྲན་ནད། རྒྱུངས་པའི་སྐྲན་འབྲས་སོགས་དང་། མཐའ་བཞིའི་དབང་རྩ་ཅན་གྱི་དབང་རྩ་ཧ་ཊ་ཚུལ་གཉན་ཚད་དང་རྨས་སྐྱོན། གཞང་དཀར་ནག་དང་མཚན་དབྲག་དབང་རྩར་རྨས་སྐྱོན་ཕོག་པ་སོགས་འདུས་ཡོད་པ་རེད།

(2) མཚན་དབྲག་ལ་རྨས་སྐྱོན་ཕོག་པ་ལས་བྱུང་བའི་བཤང་འཚོར། མཚན་དབྲག་གི་རྨ་ཁ་དེར་ལས་གནས་དང་འགྲིམ་འགྲུལ་དོན་རྐྱེན། གཡུལ་སར་རྨས་པ་སོགས་འདུས། ཐད་ཀར་གཞང་ཁའི་སྡོམ་ཤ་ལ་གནོད་སྐྱོན་ཐེབས་པ་ཡིན་ཚེ་ལ། ཉེ་འཁོར་གནས་ཀྱི་ཕུང་གྲུབ་ལ་གནོད་བརླག་ཐེབས་པས་རྨ་ཤུལ་ཆགས་ནས་གཞང་ཁའི་སྡོམ་ཤའི་རྐྱང་འཐུམ་ནུས་པར་ཤུགས་རྐྱེན་ཐེབས་ནས་བཤང་འཚོར་འབྱུང་བ་ཡང་སྲིད།

(3) གཞང་དཀར་ནག་གི་ནད་ལས་བྱུང་བའི་བཤང་འཚོར། དཔེར་ན། ལྷན་སྐྱེས་ཅན་གྱི་གཞང་དཀར་ནག་ཡ་མ་གཟུགས་དང་གཞང་ཕྱིའི་ནད་ལ་གཤགས་བཅོས་ལས་གྱིམ་ལྷོད་ནུས་པར་ཤུགས་རྐྱེན་ཐེབས་པ། གཞང་ལུག་པ་དང་གཞང་དཀར་ནག་གི་གཉན་ཚད་ཅན་གྱི་ནད། སྐྲན་ནད་ཀྱིས་སྡོམ་ཤ་སྡོད་ཅིང་ཤུགས་མེད་པར་གྱུར་ནས་བཤང་འགག་སྣང་ཚུལ་འབྱུང་བའང་ཡོད་སྲིད།

(4) ལྷན་སྐྱེས་ཅན་གྱི་ནད་ལས་བྱུང་བའི་བཤང་འཚོར། གནས་མཐོ་བའི་གཞང་འབྲུམ་ནི་ལྷན་སྐྱེས་ཅན་གྱི་གཞང་ཁའི་སྡོམ་ཤ་ཆ་མི་ཚང་བས་བཤང་འཚོར་བྱུང་བ་རེད།

གཞན་ཡང་། ཀྲུང་ལུགས་གསོ་རིག་གིས་ངོས་བཟུང་བ་ལྟར་ན། ཡུན་རིང་བར་བཤལ་གོམས་དང་། མཆོར་རྒྱུ་ལ་སྐྱོན་ཕོག་པ། ཁོག་རླུང་མར་རྡིབ་པ། གཞང་ཕུད་ཕྱིར་བསྣུ་མ་ཐུབ་པ་བཅས་ཀྱིས་ཀྲུང་བཤང་འཆོར་བཟོ་བར་འདོད། དེ་ལས་གཞན། མཁལ་ནུས་ཉམས་པ་དང་མཆོར་བའི་རྩེན་ཤ་ཉམས་པ། མཁལ་མ་ཉམས་པ་དང་བཤང་སྒོའི་རྒྱོང་འཁུམ་ཤུགས་མེད་སོང་བའམ་ཚོད་འཛིན་མ་ཐུབ་ཚེ། བཤང་གཅི་འཆོར་འགྲོ་སྲིད།

2. བཤང་འཆོར་གཉོར་སྐྱོང་།

❁ ནད་གཡོག་པས་རང་འགྲུལ་ངང་ནད་པར་སེམས་ཁུར་བྱས་ནས་སེམས་གསོ་ལ་བརྩོན་དགོས།

❁ ནད་པའི་བཤང་གཅི་གཏོང་བའི་ཆོས་ཉིད་ལ་རྒྱུས་ལོན་བྱས་ནས་དུས་ཐོག་ལྟར་གཅིན་གཞོང་སྤྲོད་པ། ཆ་རྐྱེན་འཛོམས་ཚེ། སྨན་པ་དང་གྲོས་མོལ་བྱས་ནས་ཉིན་རེར་དུས་བཅད་ལྟར་ནད་པར་བཤལ་སྨན་དང་རྒྱུ་མ་རྒྱོང་ཐབས་སྤྱད་ནས་བཤང་གཅི་ཕུད་པར་རོགས་རམ་བྱས་པ་བརྒྱུད། བཤང་འཕུད་ལྷོག་འཕྲོ་ཆགས་སུ་འཇུག་དགོས།

❁ བཤང་ལམ་མཐའ་འཁོར་གྱི་ཤ་པགས་གཙང་མ་ཡིན་དགོས། བཤང་གཅིས་བཙོག་བསྙོས་ཡོད་པ་མཐོང་ཚེ། འཇམ་མཉེན་ཤོག་གཙང་གིས་གཙང་མར་ཕྱིས་རྗེས། ཆུ་དྲོན་མོས་ཤ་པགས་གཙང་མར་བཀྲུ་བ་དང་། ལག་རས་ཀྱིས་གཙང་མར་འཕྱིད་པ། བཤང་ལམ་གྱི་སྐྱི་པགས་ལ་སྨུམ་བྱུགས་ནས་པགས་འབྲུམ་དང་གནོན་རྨ་འབྱུང་བ་འགོག་དགོས།

❁ མཉེན་ཞིང་དབུགས་བརྗོལ་བ་ཅན་གྱི་གཅིན་སྣད་དང་། ཡང་ན་ཐེངས་གཅིག་ཚོལ་གྱི་གཅིན་སྣད་བཀོལ་ནས། ནད་པའི་འཕོངས་འོག་ལ་གདིང་དགོས་ལ། བཙོག་བགོས་ན་མྱུར་བར་བརྗེ་ཞིང་། ཆ་རྐྱེན་འཛོམས་ཚེ་ནད་པ་ཁྲུང་བུ་ཡོད་པའི་མལ་ཁྲིར་ཉལ་དུ་བཅུག་ནས། ཉལ་གདན་གྱི་བཙོག་འགོ་ཚད་ཉུང་དུ་གཏོང་དགོས། དུས་ལྟར་བཙོག་འགོས་གྱོན་གོས་དང་མལ་ཆས་བརྗེ་དགོས།

❁ ཁང་པའི་ནང་གི་མཁའ་རླུང་གསར་པ་རྒྱུན་འཁྱིངས་དང་རླུང་རྒྱུག་ཏུ་འཇུག་དགོས།

ས་བཅད་དྲུག་པ། རྒྱན་འགོགས་ཀྱི་གཉེར་འཛུག་མ་ལག་དང་འབྲེལ་བའི་འཚོ་བ་དང་གཉེར་སྐྱོང་ལག་རྩལ།

དང་པོ། རྒྱན་འགོགས་ཀྱི་གཉེར་འཛུག་མ་ལག་གི་ནད་གཡོག་རྒྱུན་སྲོལ།

1. དཔྱད་དཔག

ནད་གཡོག་བྱེད་དགོས་པའི་རྒྱན་འགོགས་ལ་དཔྱད་དཔག་བྱེད་དགོས། དཔྱད་དཔག་གི་དོན་བྱ་ལ་གཤམ་གསལ་ཕྱོགས་འགའ་ཡོད།

❀ རྒྱན་འགོགས་ཀྱི་འཚོ་བའི་གོམས་གཤིས་དང་ཟ་འཐུང་གི་གྲུབ་སྟངས། ཟ་འཐུང་གི་གནས་ཚུལ།

❀ འཚོ་བ་རོལ་སྟངས་དང་ངལ་གསོའི་གནས་ཚུལ། བཤང་གཅི་འཕྱུད་པའི་གནས་ཚུལ།

❀ ཁྱིམ་རྒྱུད་གཅིན་མངར་ནད་རྒྱུད་ཡོད་མེད། ལུས་པགས་དང་སྐྲ་བ། གཅིན་ལམ་བཅས་ལ་ཐེབས་རེད་བྱུང་ཡོད་མེད། ཁྲག་རྩ་དང་དབང་རྩའི་མ་ལག་ལ་རྒྱུན་ལྡན་མིན་ཚུལ་ཡོད་མེད།

❀ ཁྲག་མངར་དམའ་བའི་མངོན་ཚུལ་ཡོད་མེད།

2. ནད་རྟགས་ལྟར་གཉེར་སྐྱོང་།

དམིགས་གཏད་ས་ཡོད་པའི་སྒོ་ནས་ནད་པར་གཉེར་སྐྱོང་བྱེད་ཅིང་། གཞིར་འཛུག་མ་ལག་གི་ནད་ཡོད་པའི་རྒྱུན་འགོགས་ལ་མཚོན་ན། ནད་གཡོག་བྱ་བའི་དོན་ལ་ཕྱིར་གཞམ་གསལ་ཕྱོགས་གསུམ་མཆིས།

(1) ནད་དུག་ཐེབས་རེད་ལ་ནད་གཡོག་བྱེད་པ། ནད་ཁང་དང་ཉལ་ཁྲི་གྲལ་འགྲིག་ཅིང་གཙང་དག་ཡོང་རྒྱུ་དང་། ཁ་ནང་། ལུས་པགས། མཚན་དབྲག་བཅས་ཀྱི་གཙང་སྦྲ་རྒྱུན་འཁྱོངས་བྱེད་དགོས།

(2) ཡན་ལག་སྒྲིད་པ་དང་ན་ཟུག་སྐྱེས་པར་ནད་གཡོག་བྱེད་པ། ཁང་པའི་ཁྲག་རྒྱུན་རྒྱུག་པར་སྐྱུལ་ཞིང་། ཆུ་དྲོན་མོར་ཁང་པ་སྦྱངས་པ་དང་། དུས་ཡུན་རིང་དྲགས་ན་མི་འཚམ། ལུས་པགས་ལ་ཟ་འཕྲུག་ལངས་དུས་འཕྲུག་མི་རུང་།

(3) མིག་ནད་ཅན་ལ་གཉེར་སྐྱོང་བྱེད་པ། མིག་ལམ་རབ་རིབ་གྱུར་ཚེ། ནད་པར་འགུལ་སྐྱོད་ཉུང་དུ་འཇུག་པར་སྐུལ་བ་དང་། འགུལ་སྐྱོད་བྱེད་སྐབས་སྐྱོར་ནས་བསམ་ཡུལ་ལས་འདས་པའི་དོན་རྐྱེན་འབྱུང་བར་འཛེམ་དགོས། བཤང་གཅི་དུས་ལྟར་འདོར་བ་དང་། དགོས་ངེས་བྱུང་སྐབས་བཤལ་སྨན་སྟེར་དགོས།

3. ཕྱིར་བཏང་གི་ནད་གཡོག

❀ སྨན་ཁང་ལ་བསྡད་པའི་ཉིན་གཉིས་པར། ནངས་མོར་ལུས་པོའི་མཐོ་ཚད་དང་ལྗིད་ཚད་འཇལ་ལ། རྗེས་ནས་གཟའ་འཁོར་རེར་ལུས་ལྗིད་ཐེངས་རེ་འཇལ་དགོས།

❀ ངེས་དུས་མེད་པར་ནད་ཀྱི་འགྱུར་ལྡོག་ལ་བརྟག་དགོས། གལ་སྲིད་མི་བདེ་བའི་སྣང་ཚུལ་ཏེ། རིག་པ་གསལ་མིན་དང་། སྣང་བ་དྭངས་དུབ། ལྡོག་མདོན་འབྱུང་བ། ལུས་དྲོད་མཐོ་དམའ། སྙིང་གི་ལྡིང་ཚད། འབྲིན་རྩུབ་དལ་མགྱོགས། ཁྲག་ཤེད་མཐོ་དམའ་བཅས་བྱུང་ན། དུས་ཐོག་ཏུ་སྨན་པར་ཞུས་ནས་ཐག་གཅོད་བྱེད་དགོས་པར་མ་ཟད། ཟིན་ཐོ་ཞིབ་ཕྲ་འགོད་དགོས།

❀ ཀ་ར་དང་ཚིལ་ཉུང་བ། འཚོ་བཅུད་ཟས། སྤྲི་དཀར་ཟས་མོད་པོ་ལྡན་པའི་ཟ་འཐུང་བསྟེན་དགོས། སྨན་པའི་གདམས་པ་ལྟར་ཟ་ཚོད་གཏན་འཁེལ་དང་ཟས་ཐུན་བཀར་ནས་སྤྱོད་པ། དགོས་ངེས་བྱུང་དུས་ཁ་ཟས་སྣོན་དགོས། ཐུ་རྒྱུས་དྲགས་ཅན་ལ་ཆུ་མང་དགོས། ཉིན་རེར་ཧྥོ་ཧྲིང་3000ཡོང་ཚོད་འཐེན་ཤིང་། ཛ་གར་པོ་དང་ཁ་ཚི་སོགས་སྨྲོ་རྒྱུས་བཀུང་བྱ་འཐུང་མི་རུང་།

❀ སྨན་པའི་གདམས་པ་ལྟར་ཁྲག་མངར་གྱི་གནས་ཚུལ་ལ་བརྟག་དཔྱད་བྱེད་དགོས། ཐུང་ནད་སྐྱུར་དུག་ཕོག་མཁན་གྱིས་ཉིན་རེར་གཅིན་རྟགས་འཛོག་པ་དང་། གཅིན་པའི་མངར་ཆ་དང་ཐུང་ཚུལ་ལ་བརྟག་པ།

❀ རྐན་འབོགས་ཉལ་ནས་ངལ་གསོ་བ་དང་དྲོད་སྲུང་བ་ལ་དོ་སྣང་བྱེད་དགོས།

❀ མངར་ཆ་གཅོག་པའི་འཐུང་སྨན་ནི་སྨན་པའི་གདམས་པ་ལྟར་ཟོས་སྔོན་དང་ཟ་བཞིན་པར་འཐུང་དགོས་ལ། དེར་སྦྲགས་ནས་སྨན་ཟས་ཀྱི་ཞོར་སྐྱོན་དང་ཁྲག་མངར་དམའ་བའི་ལྡོག་མཚོན་ལ་བརྟག་དགོས།

❀ ནད་པར་ཁྲག་མངར་དམའ་བའི་ལྡོག་མཚོན་(སེམས་འཚབ་པ། ལག་པ་འདར་བ། ངོ་མདོག་སྐྱ་བོར་འགྱུར་བ། སྐྱི་པགས་རློན་པར་འགྱུར་བ། མགོ་ཡོམ་འཁོར་བ། རིག་པ་སྒྲིམ་མི་ཐུབ་པ། སེམས་ཁྲལ་བྱེད་པ། ཐ་ན་སེམས་འཁྲུག་པ་སོགས་)ཡོད་མེད་ཞིབ་ཏུ་བརྟག་དགོས། གལ་སྲིད་ནད་རྟགས་བྱུང་ཚེ། དུས་ཐོག་ལྟར་སྨན་པར་ཞུ་དགོས། དེ་དང་སྦྲགས་ནས་ནད་པར་ཁྲིག་ལེ་དང་ཀ་ར། ཀ་ར་གོ་རེ་སོགས་ཟ་རུ་བཅུག་ནས་ཁྲག་མངར་གྱི་ལྡོག་མཚོན་ལ་བརྟག་དགོས།

❀ འཆུགས་ནོར་མེད་པའི་སྒོ་ནས་འགྲོ་འོང་བྱུང་ཚད་ཟིན་ཐོར་འགོད་དགོས།

❀ སེམས་ཁམས་གསོ་སྐྱོང་ལ་བརྩོན་པ་བསྐྱེད་ནས། ནད་པའི་ཁྲག་མངར་ཚོད་འཛིན་ཡག་པོ་མ་ཐུབ་ཚེ། སེམས་ཁྲལ་འབྱུང་སླ་བས། ནད་པར་བསྐུལ་ནས་ཁྲག་མངར་ཚོད་འཛིན་དང་སྦྲགས་སྐྱེད་ཀྱི་ནད་འགོག་དགོས།

❀ གཞིར་མའི་ཕྱུང་རྫིར་གཉོར་སྐྱོང་བྱེད་དགོས།

གཞིར་མའི་ཕྱུང་རྫིའི་རིགས་དང་སྦྱར་ཚད་ལ་དོ་སྣང་ནན་མོ་བྱེད་དགོས་ལ། རྫི་དེ་ནི་དྲོད་ཚད་0~8℃འཁྱག་སྣུམ་ནང་བཞག་ནས་ཉར་དགོས། གཞིར་མའི་ཕྱུང་རྫི་བླངས་ཚད་ངེས་པར་ཡང་དག་ཡིན་དགོས་ལ། མི་གཉིས་ཀྱིས་ཞིབ་བསྡུར་བྱེད་དགོས། གཞིར་མའི་ཕྱུང་རྫི་རིགས་གཉིས་ལྷན་སྦྱོད་བྱེད་སྐབས། སྔོན་ལ་ནུས་ཡུན་ཐུང་བ་འཛིན་པ་དང་། དེ་ནས་ནུས་འགྱིང་ངམ་ནུས་རིང་ལྟར་གཞིར་མའི་ཕྱུང་རྫི་ཁབ་སྨུག་ལ་འཛིན་དགོས།

གཉིས་པ། ནད་གཡོག་ཁྲིད་ཀྱི་བདེ་ཐང་བསྒྲག་བསླབ།

1. ཟ་འཐུང་ཐད་ནས།

དུས་ངེས་ཚད་ལྟར་ཁ་ཟས་སྦྱོད་དགོས་ལ། ཟས་ཉུང་ཐུན་མང་ཡོང་བར་སྐྱུལ་མ་གཏོང་དགོས། མངར་འདུས་མཐོ་བའི་ཟས་རིགས་ཟ་མི་རུང་། ཆང་ཡང་འཐུང་མི་རུང་། མཁྲིས་དཀག་ཁྲུན་མཐོ་བ་དང་ཚིལ་མཐོ་བའི་ཟས་རིགས་བཟའ་མི་རུང་།

2. གཞིར་མའི་ཕྱུང་རྫི་བཀོལ་ཐབས།

❀ ནད་པར་གཞིར་མའི་ཕྱུང་རྫི་བཀོལ་བའི་ནུས་ལྡན་དུས་ཡུན་དང་སྨན་ཁབ་རྒྱག་གནས། དོ་སྣང་དགོས་དོན་སྐོར་ལ་གློ་སྟོན་བྱེད་པ།

❀ ནད་པར་ཁྲག་མངར་དམའ་བའི་ནད་རྟགས་བྱུང་དུས། བྲེལ་སྐྱབས་ཀྱིས་སེལ་ཐབས་བྱེད་དགོས་ལ། ཁྲིག་ལེ་དང་ཀ་ར། ཀ་ར་གོ་རེ་སོགས་བཟའ་རུ་འཇུག་དགོས།

3. རྐང་པའི་བདག་སྐྱོང་།

❀ རྒྱུན་པར་རྐང་པའི་སྐྱི་པགས་ལ་བརྟག་གཞིར་བྱེད་པ་དང་། ཉིན་རེའི་ཉལ་ཁར་ཆུ་དྲོན་མོའི་ནང་རྐང་པ་སྦངས་དགོས་ལ། དུས་ཡུན་སྐར་མ་20ལས་ཉུང་དགོས་ལ། མཛུབ་མོའི་

བར་གསེང་སྐམ་སང་ཡོང་བ་དང་གཙང་དག་ཡོང་བ་རྒྱུན་འཁྱོངས་བྱེད་དགོས། སྐྱི་པགས་ལ་ཟ་འཕྲུག་ལངས་དུས་འཕྲུག་མི་རུང་།

❀ ལུས་ཟུང་སྲུང་བར་དོ་སྣང་བྱེད་པ། དགུན་ཁར་སྲིང་བལ་གྱི་རྐང་འབོབ་དང་འབོལ་ལྷམ་གྱོན་དགོས། ལྷམ་གསར་པ་དང་རྐང་འབོལ་གསར་པ་ཉོ་སྐབས་ངེས་པར་ལྷོད་པོ་དང་བདེ་མོ་ཡིན་དགོས་པ་ལས། དམ་དྲགས་པར་གཡོལ་དགོས།

❀ མཐེལ་འདྲུད་དང་བསིལ་ལྷམ་མི་གྱོན་པ་དང་། ཆུ་དྲོད་ཁྲུག་མ་བཀོལ་མི་རུང་། ཚོར་བ་རྟུལ་བས་འཚིག་རྨས་འབྱུང་བར་འགོག་རྒྱུ།

4. གཞན་པའི་ཕྱོགས་འགག

❀ སེམས་ཁམས་བརྟན་བརླིང་དང་འཚོ་བའི་ཆོས་ཉིད་རྒྱུན་འཁྱོངས་བྱེད་པ།

❀ སྨན་པའི་གདམས་པ་ལྟར་མངར་ཆ་གཅོག་པའི་སྨན་དང་གཉེར་མའི་ཞུང་རྩིའི་ཁབ་བརྒྱབ་ན། དུས་བཅད་ལྟར་བསྐྱར་དཔྱད་བྱེད་དགོས།

གསུམ་པ། རྐན་འཁོགས་ཀྱི་དྲིག་ནད།

1. ནད་འབྱུང་བའི་རྒྱུ་རྐྱེན།

མིའི་ལུས་པོའི་ནང་གི་དྲིག་སྐྱིད་རྐྱེན་ནི་ཕྲ་ཞུང་གིས་འབྱེད་འགྲོལ་བརྗེ་ཚབ་བྱས་པ་ལས་བྱུང་བ་དང་། དེ་ནས་རྩབས་ཞུགས་ནས་གཅིན་སྐྱུར་ཆགས་པ་རེད། གཅིན་སྐྱུར་གྱི་2/3མཁལ་མས་ཕུད་པ་དང་། 1/3རྒྱུ་མས་ཕུད་བཞིན་ཡོད། ལུས་པོའི་ནང་གི་གཅིན་སྐྱུར་མང་སོང་བའམ་འདོར་ཚད་ཉུང་སོང་བ་གང་ཡིན་རུང་། གཅིན་སྐྱུར་ལུས་པོའི་ནང་གསོག་ཉར་བྱུང་ནས་གཅིན་སྐྱུར་མཐོ་བའི་ཁྲག་ནད་ལས་དྲིག་ནད་འབྱུང་བར་བྱེད།

2. ནད་རྟོག་མངོན་ཚུལ།

(1) གཅིན་སྐྱུར་མཐོ་བའི་ཁྲག་ནད། ནད་ཐོག་པའི་སྔ་ཆར་མངོན་གསལ་གྱི་ནད་རྟགས་མེད་ལ། ཁྲག་དྭངས་མའི་གཅིན་སྐྱུར་ཇེ་མཐོར་སོང་བ་ཁོ་ནར་གཅིན་སྐྱུར་མཐོ་བའི་ཁྲག་ནད་ཟེར།

(2) གཅིན་སྐྱུར་ཅན་གྱི་ཚིགས་ནད། གཅིན་སྐྱུར་རྩྭ་དེ་ཇེ་མང་དུ་སོང་བ་དང་བསྟུན། རུས་ཚིགས་ཀྱི་ཕྲུམ་རུས་སྙིང་བསགས་ཆགས་ཐེབས་པས་གཉན་ཚད་འབྱུང་། ཚིགས་མཚམས་དམར་པོ་འགྱུར་བ་དང་། སྐྲངས་པ། ཚ་ལངས་པ། ན་ཟུག་སྐྱེ་བ་བཅས་འབྱུང་ལ། འགུལ་སྐྱོད་ལ་གནོད་འགལ་བཟོ་སྲིད།

དང་ཐོག་རྐང་པ་གཡོན་གཅིག་གི་མཐེ་བོང་གི་ཚིགས་ནས་མངོན་པ་དང་། དེའི་རྗེས་སུ་ལོང་ཚིགས་དང་། པུ་མོ། མཁྲིག་མ། ལུས་ཚིགས་ནས་ན་ཟུག་འབྱུང་། ལོ་ན་མཐོ་བའི་རྒན་འཁོགས་ཀྱི་ཚོར་བ་རྟུལ་བས་ནད་རྟགས་ཙུང་ཟད་ཡང་ལ། སྤྱིར་ན་གཟའ་འཁོར་1～2ནང་ནད་རྟགས་རང་བཞིན་གྱིས་ལྷོད་འགྲོ། དེ་ལ་ཞི་ལྷོད་འགྲོ་སྐབས་ཀྱང་ཟེར། ཡིན་ན་ཡང་གཅིན་སྐྱུར་བསགས་ཚད་ཇེ་མང་ལ་སོང་བ་དང་བསྟུན་སླར་ཡང་ན་ཟུག་ལངས་པ་དང་ཡང་ཡང་འཕར་བ་ལྟ་བུ། མཇུག་མཐར་རུས་ཚིགས་རེངས་པོར་འགྱུར་སྲིད།

(3) དྲེག་ནད་ཆགས་རྗོ། གཅིན་སྐྱུར་རྩྭ་བསགས་ནས་དྲེག་ནད་ཆགས་རྗེའུ་རུ་འགྱུར་སྲིད་ལ། དེ་ནི་རྣ་ཅོག་དང་པགས་འོག་སོགས་ཕུང་གྲུབ་ཁག་ནས་སྐྱེས་ལ། ནང་སྒོས་རུས་ཚིགས་མཐའ་འཁོར་གྱི་པགས་འོག་ཕུང་གྲུབ་དང་རྒྱུས་པ། རྒྱུས་ཤུབས་སོགས་ནས་སྐྱེས། དེ་ནི་རང་ཉིད་ཀྱིས་བརྟོལ་ཆོག་ལ། འབྱར་བག་ཅན་གྱི་དངོས་པོ་དཀར་པོ(གཅིན་སྐྱུར་ཞུན་ཐིགས་)འབུད། ཡུན་རིང་བར་དྲག་སྐྱིད་མི་འབྱུང་བར་རལ་ཟགས་སམ་རྗོལ་སྨུག་ཆགས་ནས་སོས་དཀའ།

(4) དྲེག་ནད་མཁལ་མར་བརྒྱབ་པ། ནད་ཡུན་རིང་བའི་དྲེག་ནད་པའི་ཁྲོད་ན30%ཡོང་ཚོད་ཀྱི་མཁལ་མ་ལ་གནོད་སྐྱོན་ཐེབས་སྲིད། 10%～20%ཡོང་ཚོད་ནི་ནད་པར་མཚོན་ན་གཅིན་སྐྱུར་ཞུན་ཐིགས་མཁལ་མའི་གསེང་དང་མཁལ་མའི་སྦུ་གུ་ནང་བསགས་ནས། མཁལ་རྡེའུ་ཆགས་པ་རེད། མཁལ་མར་གཟུས་གཟེར་རྒྱག་པ་དང་ཁྲག་གཅིན་གཏོང་བ། གཅིན་

ལམ་ལ་ཐེབས་རེད་སོགས་བསྐྱེད་སྲིད།

རྐན་འབོགས་ནད་པར་མཁལ་མའི་གཉན་ཚད་བྱུང་ནས། སྲི་དཀར་གཅིན་དང་ཁྲག་གཅིན། ཁྲག་ཞེད་མཐོ་བ་སོགས་འབྱུང་ལ། ཚབས་ཆེ་ན་མཁལ་མའི་བྱེད་ལས་མི་ཚང་བར་འགྱུར།

དྲིག་ནད་ལས་ཁྲག་ཞེད་མཐོ་བ་དང་ཟེ་དཔྱིབས་སྙིང་ནད། བྱ་ཟེ་ལ་འདྲ་བའི་སྙིང་རྩ་ཞིབ་མོ་བ། གཅིན་མངར་ནད་སོགས་སྤྲུགས་མར་འབྱུང་སྲི།

3. ནད་གཡོག་བྱེད་སྟངས།

(1) ཟ་འཕྱུང་འཚམ་པར་སྟེབ་པ། དྲིག་ནད་པ་ཚང་མས་ཟ་འཕྱུང་སྒོམས་སྲིག་དགོས་ལ། དེའི་རྩ་དོན་ནི"དམའ་གསུམ་མཐོ་གཅིག"ཟེར།

① དྲིག་སྐྱིད་རྒྱེན་དམའ་བ་དང་མེད་པའི་ཟ་འཕྱུང་གིས་ཁྲག་གཅིན་སྐྱུར་ཉུང་དུ་འཇུག་ཐུབ། དྲིག་ནད་པས་རྒྱུན་ལྡན་འཚོ་བའི་ཁྲོད་དྲིག་སྐྱིད་རྒྱེན་འདུས་པའི་ཟས་རིགས་ལ་ཧ་ཅང་འཛེམ་དགོས། དེ་ནི་ནད་ཇེ་སྡུག་མི་འབྱུང་བའི་ཆེད་ཡིན།

དྲིག་ནད་ཁྲེལ་འཕར་བྱུང་བ་ཕལ་ཆེར་དྲིག་རྒྱེན་མི་འདུ་བའི་ཚོལ་དམའ་ཟས་རིགས་གདམ་དགོས། དལ་གཤིས་སྐབས་དང་ནད་རྟགས་མེད་དུས་ཚོད་འཛིན་འོས་འཚམ་ཚུལ་གྱིས་འཕྱུས་པ་རེད།

② དྲོད་ཚད་དམའ་བའི་ཁ་ཟས། སྲི་དཀར་རྫས་སྤུད་ལེན་བྱེད་ཚད་ཉིན་རེར་སྟོང་ཁེ་རེར་ལྗིད་ཚད་ཁེ་1ལྟར་ཚོད་འཛིན་བྱེད་དགོས་ཤིང་། ཐུན་རྒྱ་འདྲེས་གྱུར་རྫས་ཀྱིས་སྤྱིའི་དྲོད་ཚད་ཀྱི་50%～60%ཟིན་ཚོད་དང་། ཀ་ར་ཉུང་ཙམ་ཟོས་ནས་ལྗིད་ཚད་ལས་བརྒལ་བའམ་ཚོན་པོར་མི་འགྱུར་བ་ཡོང་དགོས།

③ ཚོལ་ཚྭ་ཉུང་ཟས་བསྟེན་པ། འཕར་རྩ་མཁྲེགས་འགྱུར་དང་ཞག་མཐོ་ཁྲག་ནད། ཁྲག་ཞེད་མཐོ་བ་བཅས་འབྱུང་བ་འགོག་ཐུབ།

④ ཆུ་འདུས་ཚད་མཐོ་རུ་འཇུག་པ། ཆུ་མང་པོ་འཕྱུང་བ་དང་ཉིན་རེའི་གཅིན་གཏོང་ཚད་

ཧའོ་ཧྲེང་2000ཡན་ཡིན་ན་བཟང་། དེ་ནི་གཅིན་སྐྱུར་ཕྱི་ལ་འབུད་པར་ཕན་པ་དང་། གཅིན་སྐྱུར་མཁལ་མའི་དིམ་བསགས་འགོག་ཐུབ།

(2) ལུས་རྩལ་སྦྱངས་ནས་གཉེར་སྐྱོང་། འོས་འཚམ་གྱིས་འགུལ་སྐྱོད་སྦྱོང་རྡར་བྱས་ན་ཊུས་ཚོགས་འགུལ་ཤོངས་ཇི་ཆེ་དང་རྒྱུན་འཁྱོངས་བྱེད་ཐུབ་ལ། ཤ་གནད་རྒྱས་སུ་འཇུག་པ། འགུལ་ཤུགས་ཅན་དང་སྐྱལ་ཤུགས་ཅན་གྱི་འགུལ་སྐྱོད་བཟོད་སྟོབས་རྒྱས་ལ། ཊུས་ཚོགས་སྐྲངས་པ་ཇི་ཡངས་སུ་གྱུར་ནས་ཊུས་པའི་སྡུག་ཚད་སྐྱེད་ཅིང་ནད་པའི་སེམས་ཁམས་ཀྱི་རྣམ་པ་ཇི་སྐྱིད་དུ་འགྲོ་སྲིད། འགུལ་སྐྱོད་གཉེར་སྐྱོང་གི་རྩ་དོན་ནི། གང་ལ་གང་འཚམ་སྦྱོད་པ་དང་། རིམ་འགུལ་ཆེ་ཊུ་འཇུག་ལ་ན་ཟུག་མི་སྐྱེད་པ་ལྟར་བྱེད་དགོས། རྒྱུན་བཀོལ་གྱི་འགུལ་སྐྱོད་བྱེད་སྟངས་ལ་གཞན་དབང་འགུལ་སྐྱོད་དང་རང་དབང་འགུལ་སྐྱོད་རིགས་གཉིས་ཡོད།

བཞི་པ། རྒན་འཁོགས་ཀྱི་གཅིན་མངར་ནད།

1. རྒན་འཁོགས་ལ་གཅིན་མངར་ནད་འབྱུང་བའི་རྒྱུ་རྐྱེན།

རྒན་འཁོགས་ལ་གཅིན་མངར་ནད་འབྱུང་བར་རྒྱུ་རྐྱེན་གསུམ་ཡོད། རྒྱུད་འདེད་རྐྱེན་དང་ཁོར་ཡུག་རྐྱེན། ལུས་ཁམས་ཅན་གྱི་རྒས་འགྱུར་རྐྱེན་བཅས་ཀྱིས་གཤེར་མའི་ཕུང་སྟི་འགོག་པ་དང་ནུས་པ་མི་འདྲ་བར་བཟོ་བ་རེད།

(1) རྒྱུད་འདེད་རྐྱེན། མཁས་པ་མང་ཆེ་བས་གཅིན་མངར་ནད་ནི་རྒྱུད་རྒྱུ་ཤོས་ཆེ་བ་དང་རྐྱེན་མང་རྒྱུད་འདེད་ཅན་གྱི་ནད་ལ་གཏོགས་པར་འདོད། རྒྱལ་ཁབ་ཕྱིའི་ཞིབ་འཇུག་ལྟར་ན། IIདབྱིབས་གཅིན་མངར་ནད་ཕོག་མིའི་གཅིན་གཙུང་མིང་སྲིང་རྣམས་གལ་སྲིད་ལོ་80ལ་འཚོ་ཐུབ་ཚེ། ཕལ་ཆེར་40%ཙམ་ལ་གཅིན་མངར་ནད་ཡོད། རིམ་པ་དང་པོའི་གཉེན་ཉེ་ལ་གཅིན་མངར་ནད་བྱུང་བའི་སྤྱར་ཚད་ནི་5%~10%རེད། མངར་བཟོད་ལ་སྐྱོན་ཐེབས་པར་ནད་བྱུང་བའི་སྤྱར་ཚད་15%~25%རེད།

(2) ཁོར་ཡུག་གི་རྐྱེན། ཁོར་ཡུག་གི་རྒྱུ་རྐྱེན་གྱིས་རྒན་འཁོགས་ལ་གཙིན་མངར་ནད་བྱུང་བའི་བརྒྱུད་རིམ་ཁྲིད་ནུས་པ་གལ་ཆེན་ཐོན་སྲིད། རྒན་འཁོགས་ཀྱི་ལུས་པོའི་གསར་རྗེའི་བརྗེ་ཚབ་དམའ་བས། ནུས་ཚད་ཀྱི་དགོས་མཁོ་ཆུང་ལ། ཡང་སྐོམ་ཐན་ཆུ་འདྲིས་གྱུར་རྫས་ཀྱི་མཁོ་ཚད་ཆུང་བས། མཐར་རྒྱུན་འབྲུམ་མངར་ཆའི་བཟོད་ཚད་རིམ་དམའ་འགྲོ་བ་རེད། རྒས་འགྱུར་དབང་གིས་རྨང་གཞིའི་བརྗེ་ཚབ་འབྱུང་ཚད་རིམ་བཞིན་དམའ་རུ་གྱུར་པ་དང་བསྟུན། ལུས་པོའི་རྒྱུན་འབྲུམ་མངར་ཆ་བརྗེ་ཚབ་ནུས་པ་དང་། ཡང་ན་རྒྱུན་འབྲུམ་མངར་ཆ་མཐའ་འཁོར་ཕུང་གྲུབ་ཀྱིས་བེད་སྤྱོད་ཚད་ཀྱང་མངོན་གསལ་གྱིས་དམའ་རུ་འགྱུར་སྲིད། དེའི་ཕྱིར། རྒན་འཁོགས་ཀྱིས་ཁ་ཟས་མང་དྲགས་པ་དང་འགུལ་སྐྱོད་ཉུང་བས་ལུས་པོ་ཚོན་པོར་འགྱུར་སླ། ཚོན་པོ་གྱུར་པའི་ཕྲ་ཕུང་སྐྱི་མོ་སྙིང་གི་གཤེར་མའི་ཕུང་རྫི་ལེན་ཚུལ་ཇེ་ཉུང་སོང་ནས། གཤེར་མའི་ཕུང་རྫི་འགོག་པའི་ནུས་པ་ཆེར་འགྱུར་བ་དང་། རྒྱུན་འབྲུམ་མངར་ཆའི་སྤྱོད་ཚད་དམའ་རུ་འཇུག་ལ། མཆིན་པའི་མངར་གྲུབ་ཚད་མང་སོང་བས་ཁྲག་མངར་མཐོ་བར་འགྱུར། དེར་བསྟུན་ཕྲ་ཕུང་βདང་གཤེར་རྫི་ཟགས་ཐོན་མང་འགྲོ་ལ། ཡུན་རིང་འགོར་ཚེ་ཕྲ་ཕུང་βཡིས་རྒྱུན་འབྲུམ་མངར་ཆ་ལ་ཐེབས་སྐྱུལ་ཚབ་འཇིན་བྱེད་ནུས་ཞན་པར་འགྲོ་ཞིང་། མཇུག་མཐར་IIདབྱིབས་གཙིན་མངར་ནད་འབྱུང་བ་རེད།

(3) ན་རྒས་གྱུར་རྐྱེན། རྒན་འཁོགས་ཀྱི་གཤེར་མའི་གྲུབ་སྟངས་ཕྲ་མཐོང་ཤེལ་ལས་ཐད་མཐོང་ལྟར་ན་གཤེར་མའི་ཕྲ་ཕུང་βཡི་ཚད་ཉུང་བར་འགྲོ་བ་དང་། ཕྲ་ཕུང་aའཕར་སྣོན་བྱུང་བ། ཕྲ་ཕུང་δསྔོས་བཅས་ཀྱིས་ཇེ་མང་སོང་བ། ཚི་སྣའི་ཕུང་གྲུབ་འཕར་སྐྱེ་བྱུང་བ་སོགས་མཐོང་ཐུབ། རྒན་འཁོགས་ཀྱི་མངར་བཟོད་ཇེ་དམར་འགྲོ་བ་དང་། མངར་ཆའི་གསར་རྗེའི་བརྗེ་ཚབ་དམའ་ན། རྒས་པའི་གཤེར་མའི་ཕུང་རྫི་གཏོང་ཚུལ་དལ་འགྱངས་འབྱུང་། རྒྱལ་ཁབ་ཕྱི་ནང་གི་ཞིབ་འཇུག་ལས་མངོན་པར་གཟིགས་ན། ལོ་ཚད་མཐོ་བ་དང་བསྟུན་ནས། རྒན་འཁོགས་ལྟོ་སྟོང་ཡིན་དུས་དང་ཟོས་རྗེས་ཁྲག་ཚད་དེ་མི་འདྲ་བར་ཇེ་མཐོར་འགྲོ་ལ། ཆ་མཉམ་ལོ་10རེ་འཕར་ན། ལྟོ་སྟོང་ཡིན་དུས་ཁྲག་མངར་ཏྲེང་རེར་ཧྲའོ་མོར་0.05~0.112འཕར་བ་དང་། ཟོས་རྗེས་ཀྱི་ཆུ

ཚོད་2ནང་ཁྲག་མངར་རྫིང་རེར་ཧྲའོ་མོར་1.67~2.78འཕར་བ་རེད།

(4) གཤེར་རྨེན་ཕུང་རྩའི་ཐོག་མའི་རྒྱུ་རྐྱེན། མི་རྣམས་དུས་ལུས་པོའི་ནང་གི་གྲུང་གཤིས་གཤེར་རྨེན་ཕུང་རྩའི་གཞི་ཉིད་འཕར་སྣོན་འབྱུང་བ་དང་། གཤེར་རྨེན་ཕུང་རྩའི་གཞི་ཉིད་དང་གཤེར་རྨེན་ཕུང་རྩ་གཉིས་ཀྱི་སྤྱར་ཚད་འཕར་སྣོན་བྱུང་ནས། ལུས་པོའི་གཤེར་རྨེན་ཕུང་རྩའི་བྱེད་ལས་ཀྱི་གྲུང་གཤིས་ཆག་ཏུ་འཇུག་ལ། དེ་ནི་རྒན་འཁོགས་ལ་གཅིན་མངར་ནད་འབྱུང་བའི་རྒྱུ་རྐྱེན་ཞིག་ཀྱང་རེད།

གོང་སྨྲས་རྒྱུ་རྐྱེན་རིགས་བཞི་ལས་གཞན། ད་དུང་གསར་རྙེད་གཤེར་རྨེན་βཕྲ་ཕུང་སྐྲུལ་རྩ་ཞིག་གི་མིང་ལ་ཤན་རྨེན་བསིང་རྫས་ཟེར་ལ། དེ་ཡང་IIདབྱིབས་གཅིན་མངར་ནད་འབྱུང་བའི་རྒྱུ་རྐྱེན་ཞིག་རེད།

2. རྒན་འཁོགས་ཀྱི་གཅིན་མངར་ནད་ཀྱི་ནད་ཐོག་མངོན་ཚུལ།

(1) ནད་བྱུང་དུས་ནད་རྟགས་མི་མངོན་པས་རྙེད་དཀའ་བ། རྒན་འཁོགས་ཀྱི་གཅིན་མངར་ནད་ནི་ནད་ཐོག་ནས་རྒྱུན་པར་དཔེ་མཚོན་ཅན་མིན་ལ་ནད་རྟགས་མེད། ནད་དེ་བྱུང་མིའི་1/4གམ་1/5ཙམ་ལ་ཆུ་འགྲོ་མང་བ་དང་། ཟས་འགྲོ་མང་བ། གཅིན་པ་མང་བ། ལུས་པོའི་ལྗིད་ཚད་ཡང་དུ་འགྲོ་བ་བཅས་ཀྱི་ནད་རྟགས་ཡོད། དེ་ལས་ལྷག་པར་ཁྱད་པར་ཅན་མིན་པའི་ནད་རྟགས་ནི་ནད་ཐོག་ལས་མི་ལྡང་བ་ཞིག་མངོན་མོད། འོན་ཀྱང་སྣང་མེད་བྱེད་སླ། ལོ་ན་འཕར་བ་དང་བསྟུན་ནས་འཕར་རྩ་མཁྲིགས་འགྱུར་བྱུང་བ་དང་། མཁལ་རིལ་ཆུང་བའི་འཚག་བྱེད་ཚད་ཇེ་དམའ་ལ་འགྲོ་བ། མངོན་ཚུལ་ནི་མངར་གཅིན་གདགས་གཤིས་ཚད་དམའ་བའམ་ཁྲག་མངར་དང་གཅིན་མངར་མངོན་ཚད་མི་མཐུན། དེའི་ཕྱིར་གཅིན་མངར་སྦྱབ་གཤིས་ཡིན་ནའང་གཅིན་མངར་ནད་བྱུང་མེད་པའི་ངེས་པ་མེད།

(2) བསླངས་གྱུར་སྨུགས་ནད་མང་ཙམ་འབྱུང་བ། རྒན་འཁོགས་ཀྱི་གཅིན་མངར་ནད་ནི་སྤྱིར་ན་ཡུན་ཙུང་ཟད་རིང་བས། ཁྲག་རྩ་ཆེ་གྲུས་སམ་ཁྲག་རྩ་ཕྲ་མོའི་སྨུགས་ནད་འབྱུང་

སྐྱ། དཔེར་ན། ཁྲག་ཤེད་མཐོ་བ་དང་ཁྲག་ཞག་མཐོ་བའི་ནད། ཟེ་དབྱིབས་སྙིང་ནད། གཅིན་མངར་མཁལ་ནད། གཅིན་མངར་མིག་གི་དྲ་སྐྱིའི་ནད་འགྱུར། གཅིན་མངར་ནད་འདབས་སྣེའི་དབང་རྩའི་ནད་འགྱུར་བཅས་ལྟ་བུ། སྐྱི་པགས་ལ་ཟ་འཕྲུག་ལངས་པ་དང་། གླད་གྲིབ་འཁྲིད་པ། ཐེབས་རེད་ནད་རྟགས་སྣ་ཚོགས་འབྱུང་།

(3) མཉམ་གནས་ནད་རིགས་ཤུང་ཟད་མང་པོ་འབྱུང་བ། རྐན་འཁོགས་ཀྱི་དབང་པོ་རྒས་འགྱུར་དང་བཤོལ་རྒྱུད་ཅན་གྱི་ནད་འགྱུར་ཁྱབ་པས། དལ་གཤིས་ཐེབས་རེད་མིན་པའི་ནད་རིགས་སྣ་ཚོགས་མཉམ་དུ་འབྱུང་སྲིད། དཔེར་ན། ཁྲག་ཤེད་མཐོ་བ་དང་། སྙིང་གླད་ཁྲག་རྩའི་ནད། ཁྲག་དཀོན་ཅན་གྱི་མཁལ་ནད། སྐྲ་འགྲིབ་ལྟ་བུ་སོགས་རེད།

(4) ཐུང་ནད་མིན་པའི་སེམ་མཐོ་འདུས་རྟགས་དང་འོ་སྐྱུར་ཅན་གྱི་སྐྱུར་དུག་ཐོག་སྐྱ། ལོ་60ཇེས་ནས་འབྱུར་གཤིས་འཕར་བར་བསྟུན་ནས་གཅིན་མངར་ནད་ཁྲག་མཐོ་བའི་བྲེལ་གཤིས་ཐུང་ནད་སྐྱུར་དུག་ཐོག་པ་དང་། ཐུང་ནད་མིན་པའི་སེམ་མཐོ་འདུས་ནད་རྟགས་ལས་འཆི་ཚད་40%ལ་སླེབས་ཡོད། བྲེལ་གཤིས་ཐེབས་རེད་ནི་རྒྱུན་པར་མཐོང་བའི་རྒྱུ་རྐྱེན་ཞིག་རེད།

(5) ཁྲག་མངར་ཚོད་འཛིན་མི་བཟང་བའམ་སྨན་བཀོལ་ཚུལ་མ་བཟང་ན་ཁྲག་མངར་དམའ་བ་འབྱུང་སྲི། འདི་ནི་རྐན་འཁོགས་རང་ཉིད་ཀྱི་བདེ་སྲུང་ནུས་པ་ཞན་པ་དང་སྨན་གསོར་སྨན་ཐབས་ཞན་པ། སྤྱི་ཚོགས་སྲོལ་རྒྱུན་གྱིས་སེམས་ཁམས་ལ་རྐྱེན་བཟློས་པ་བཅས་དང་འབྲེལ་བ་ཡོད། མི་ལ་ལས་མ་དཔེ་འཐེན་ནས་དཔྱད་པ་ན། གཅིན་མངར་ནད་ཐུང་བའི་རྐན་འཁོགས་ཀྱི་ཁྲོད་ནས་སྨན་གསོ་རྒྱུན་སྐྱོང་ཐུབ་པ་དང་། རང་ནས་བདེ་སྲུང་ཡག་སྐྱོང་ཐུབ་པ་ཁྲག་མངར་ངེས་ཚད་རེ་བའི་ཚོད་ལ་སླེབས་སུ་འཇུག་མི་1/4ཙམ་ཡང་མི་ལོང་བ་རེད། རྐན་འཁོགས་ཀྱི་དོན་སྟོད་ནུས་པ་རྒུད་སོང་བས་སྨན་རྫས་ཚོར་སྐྱེན་ལ་འགྱུར་ལྡོག་བྱུང་ཡོད། སྨན་རྫས་བཀོལ་སྤྱོད་མ་བཟང་ཚེ་ཁྲག་མངར་དམའ་བའི་ལྡོག་མདོན་འབྱུང་སྲི།

3. རྒྱན་འཕོགས་ཀྱི་གཅིན་མངར་ནད་འགོག་ཐབས།

(1) སྨན་བཀོལ་བར་ཡིད་གཟབ་བྱེད་པ། སྨན་རྫས་བཀོལ་སྤྱོད་དང་སྨན་གསོ་ལ་ངེས་པར་སྨན་པའི་གདམས་པ་བསྒྲི་དགོས། རང་གིས་སྤྱིར་ཚད་བསྒྱུར་བའམ་བཀོལ་མཚམས་འཇོག་མི་རུང་།

(2) འཚམ་ཚོད་ཀྱི་འགུལ་སྐྱོད། འགུལ་སྐྱོད་ཀྱིས་རྒན་བགྲོས་རྣམས་ཀྱི་ཁྲག་ཆོལ་དང་རྒྱུན་འབྲུམ་མངར་ཆའི་བཟོད་ནུས་ཡག་སྐྱེད་ཐུབ་ཅིང་། སྤྱིར་བཏང་རྩ་དོན་ནི་སྔོན་ལ་འཚམ་ཚོད་ཀྱི་ལུས་དྲོད་རྒྱས་སུ་འཇུག་པ་དང་། དེ་རྗེས་རིམ་བཞིན་ཇེ་དལ་དུ་གཏོང་བའི་འགུལ་སྐྱོད་འཆར་གཞི་ཞིག་དགོས་པ་ལས། ཀུ་ཚུགས་ཀྱིས་འགུལ་སྐྱོད་གཏན་ནས་བྱེད་མི་རུང་། འགུལ་སྐྱོད་ཡན་ལག་ལ་སྦྱང་སྦྱོང་སྒྲིག་ཆས་འོས་འཚམ་རེ་ཡོད་དགོས། ལྡིད་འདེགས་འགུལ་སྐྱོད་གཏན་ནས་བྱེད་མི་རུང་ལ། མངོན་གསལ་དོད་པའི་དབང་རྩའི་ནད་འགྱུར་བྱུང་བ་རྣམས་རྒྱུག་ཀྱང་མི་རུང་། དེའི་ཕྱིར། ཆུ་རྐྱལ་དང་ལྷུགས་རྟར་ཞོན་པ་ལྟ་བུ་རྒན་འཕོགས་མང་ཆེ་བར་འཚམ་པ་རེད།

(3) ཟ་འཐུང་ལ་ཚོད་འཛིན། མངར་རིགས་མི་ཟ་བ་དང་། སྣུམ་ཆོལ་ཉུང་ཞིང་ཚི་སྣ་མང་བའི་ཟས། ཚ་ཚད་རན་པ་བཟའ་བར་བསླུལ་རྒྱུ་ནི་གཞི་རྩའི་རྩ་དོན་རེད། འོན་ཀྱང་། སྤྱི་དཀར་ཅན་དང་འཚོ་བཅུད་རྫས་ཁ་གསབ་རྒྱག་རྒྱུ་ནི་སྨན་པའི་འཆར་གཞི་ཚད་རན་པོའི་སྒོ་ནས་བེད་སྤྱོད་དགོས།

(4) གཅིན་མངར་ནད་དེར་ཚོད་འཛིན་པའི་གནས་ཚུལ་ལ་དུས་བཅད་ལྟར་དཔྱད་དཔག་བྱེད་དགོས། དེ་ནི་དུས་བཅད་ལྟར་ཁྲག་མངར་དང་། མངར་འགྱུར་ཁྲག་མདོག་རྫས། ཁྲག་ཞག །མཁལ་མའི་ནུས་པ། མིག་མཐིལ་སྙིང་འགུལ་གློག་རིས་བཅས་ལ་དཔྱད་པ་སོགས་ཡོད།

(5) སེམས་ཁམས་གསོ་བར་རྒྱབ་སྐྱོར། ཁྱིམ་མི་དང་སྨན་གསོ་མི་སྣའི་མཉམ་ལས་ལ་ངེས་པར་བརྟེན་པ་དང་། ནད་པར་སེམས་ཁུར་བྱས་པ་བརྒྱུད་ནས་སྨན་གསོ་དང་ལེན་ཡོང་དུ་འཇུག་དགོས།

4. རྒྱན་འཁོགས་ཀྱི་གཅིན་མངར་ནད་ཀྱི་གསོ་ཐབས།

རྒྱན་འཁོགས་ཀྱི་གཅིན་མངར་ནད་ཀྱི་གསོ་ཐབས་གཙོ་ཤོས་ལ་སྨན་རྫས་ཀྱིས་གསོ་བ་དང་སྨན་རྫས་མིན་པའི་གསོ་བ་གཉིས་ཡོད། འདི་ནས་སྨན་རྫས་མིན་པའི་གསོ་ཐབས་སྐོར་གཙོ་བོར་ངོ་སྤྲོད་བྱ།

(1) སེམས་ཁམས་ཀྱི་རྣམ་པ། གཅིན་མངར་ནད་ཕོག་པའི་རྒྱན་འཁོགས་ལ་སེམས་ཁྲལ་ཆེ་ཙམ་ཡོད་སྲིད། རང་གི་ནད་ལ་ངོས་འཛིན་མི་འདང་བ་དང་། སེམས་ཁྲལ་ཐལ་ཆེ་བའི་སྣང་ཚུལ་ཡོད། སྨན་གསོའི་ཕན་འབྲས་མི་བཟང་བ་དང་འགྲོ་གྲོན་ལ་སེམས་ཁུར་བྱེད་པ། ཡང་ན་སྨན་རྫས་ཀྱི་ཞོར་སྐྱོན་ལ་སེམས་ཁུར་བྱེད་པ་སོགས། གཅིན་མངར་ནད་པ་དང་ཁྱིམ་མིར་ལུས་གསོའི་དྲིལ་བསྒྲག་སློབ་གསོ་དགོས་ལ། གཅིན་མངར་ནད་ཀྱི་ཤེས་བྱ་ཁོང་དུ་ཆུད་པ་དང་། རང་གིས་རང་ལ་བརྟག་དཔྱད་ཚད་ལེན་ཡག་པོ་བྱས་ཏེ། ཚད་ངེས་ཅན་གྱི་དབང་དུ་བཏང་ན། ནད་ཀྱི་སྨན་གསོ་རང་ལའང་རག་ལས་ཡོད། གཞི་ནས་སྨན་གསོ་མི་སྣར་གཞོགས་འདེགས་ཐུབ་པ་དང་། མཐར་སྨན་གསོའི་ཕན་འབྲས་ཡག་ཙམ་ཐོན་ཐུབ། སེམས་ཁམས་རྣམ་པ་ཡག་པོ་ཞིག་གིས་ནད་པའི་རང་སྟོབས་ཀྱི་ནུས་པ་སྐུལ་སློང་བྱེད་པར་ཕན་ལ། ནད་ཀྱི་གནས་ཚུལ་བརྟན་པོ་དང་ལུས་སེམས་བདེ་ཐང་ལ་སྐུལ་མ་བྱེད་ཅིང་། འཚོ་བའི་སྤུས་ཚད་ལེགས་པོ་ཡོང་བ་བཅས་ལ་ཕན་པ་ཡོད། ནད་པར་སྤྲོ་སྣང་གི་བསམ་ཚུལ་རྒྱུན་འཁྱོངས་དང་བློ་ཁ་གཏན་འཇགས། ཚེ་སྒྲོག་ལ་གཅེས་སྤྲས། ཧུར་བརྩོན་གྱིས་སྨན་གསོ་ལ་བསྟུན་ནས་དྲག་སྐྱིད་ཡོང་བར་སྐུལ་དགོས།

(2) ཟ་འཐུང་སྒྲིག་པ། གཅིན་མངར་ནད་ལ་ཟ་འཐུང་ཐབས་ཀྱིས་གསོ་བ་ནི་རྒྱན་འཁོགས་ཀྱི་གཅིན་མངར་ནད་བྱུང་མིའི་གཞི་རྩའི་གསོ་ཐབས་ཤིག་ཡིན། འོས་འཚམ་གྱིས་ཟ་འཐུང་ཚོད་འཛིན་བྱས་ན། གསེར་མའི་ཕྲ་ཕུང་βཡི་ཁུར་པོ་ཡང་དུ་གཏོང་ཐུབ་པས། ཟ་འཐུང་ལ་ཚོད་འཛིན་ནན་པོ་བྱེད་དགོས་ལ། དེར་བརྟགས་ནས་འཚོ་བཅུད་དོ་མཉམ་ཡོང་དུ་འཇུག་ཅིང་། ལུས་ལྗིད་དེ་ཚད་ལྡན་ལུས་ལྗིད་ཀྱི་±5%ནང་ལ་རྒྱུན་འཁྱོངས་བྱེད་དགོས་པ་དང་། སེམས་ཁམས་བཟང་

པོས་འཚོ་བའི་སྟུས་ཚད་ཀྱང་མཐོ་ཙམ་རྒྱུན་འཁྱོངས་བྱེད་དགོས།

གོང་གི་གནད་འགག་དག་ལས་གཞན། རྒྱུན་འཕོགས་ཀྱི་གཅིན་མངར་ནད་བྱུང་བ་དེའི་ཟ་འཐུང་ཐད་ནས་གཉེར་སྐྱོང་བྱེད་སྐབས། ད་རུང་གཤམ་གསལ་ཕྱོགས་འགའ་ལ་དོ་སྣང་བྱ་དགོས།

❀ མཁྲིས་དཀག་ཁྲུན་དམའ་བའི་སྟུས་ལེགས་སྒྲི་དཀར་ཟས་རིགས་བཟའ་དགོས། དཔེར་ན། འོ་མའི་རིགས་དང་། སྒོ་ངའི་རིགས། སྲན་བཟོས་རིགས། ཉ་རིགས། ཤ་སྐམ་རིགས་སོགས་འཐྲོད་པ།

❀ འབྲས་དང་། ཐུག་པ། ཞོག་ཁོག་རིགས། ཕིན་སོགས་སིང་ཕྱེ་འདུས་མཐོ་ཟས་རིགས་ནི་སྦྱིའི་དྲོད་ཚད་ལས་སྤུར་ཚད་མི་མཐོ་བའི་གནས་ཚུལ་འོག་ནས་གང་འདོད་ལྟར་གདམ་པ།

❀ སྙན་ཆུའི་འདྲེས་ཕྱུར་དངོས་རྫས་མཐོ་དྲགས་པའི་མངར་ཟས་སྤྱོད་མི་རུང་། དཔེར་ན། རྒུན་འབྲུམ་མངར་ཆ་དང་། བུ་རམ་ཀ་ར། གྲོ་སྨུག་ཀ་ར། སྦྲང་རྩི། ཀ་ར་མངར་མོ། ཀ་ར་ནག་པོ། རྫོ་ཀ་ར། ཀ་རའི་སིལ་ཏོག །ཀ་ར་གོ་རེ་མངར་མོ་སོགས་མངར་ཆ་འདུས་པའི་ཟས་རིགས་ལྟ་བུ།

❀ ཟ་འཐུང་གཡོ་སྦྱོར་བྱེད་སྐབས་ཀ་ར་དང་སྐྱུར་ཁུ་བཀོལ་མི་འོས། སྣ་སྐྲ་སོགས་བྲོ་རྫས་ལ་ཚོད་མི་འཛིན། གལ་སྲིད་ནད་པས་མངར་ཟས་ཟ་འདོད་ཚེ། མངར་ཤིང་ཁྲུན་དང་མངར་བཅུད་ཀྱིས་བྲོ་བ་བཟོ་ཆོག་པ།

❀ གསར་ཐོན་སྔོ་ཚལ་དང་ཤིང་ཏོག་སྤྱོད་གང་ཐུབ་འགན་ལེན་བྱེད་དགོས། འོན་ཀྱང་མངར་ཆའི་འདུས་ཚད་ཅུང་ཟད་མཐོ་བའི་སྔོ་ཚལ་དང་ཤིང་ཏོག་ལ་ཚོད་འཛིན་དགོས། དཔེར་ན། བུར་ཤིང་དང་། སིལ་དམར། སྐྱུ་རུ་ར་སོགས་ལྟ་བུ།

❀ གཅིན་མངར་ནད་པས་སྦྲིག་ཆགས་ཀྱི་ནང་ཁྲོལ་དང་། ཤ་ཚོན་པོ། ཕག་ཚིལ། ནོར་ཚིལ་སོགས་ཉུང་ཙམ་ཟ་དགོས། སྣུམ་བཙོས་ཟས་རིགས་ཉུང་ཙམ་ཟོས་ན། དྲོད་ཚད་མཐོ་ཕྱིར་ཚིལ་སྐྱུར་ལ་གཏོར་བརླག་ཐེབས་སྲིད།

❀ གཅིན་མངར་ནད་པས་ཆང་འཐུང་མི་འོས། ཆང་བཅུད་བཟེ་ཚབ་ལ་གཉེར་རྐྱེན་ཕུང་རྩི་མི་དགོས་པས་ཆང་ཉུང་ཙམ་འཐུང་ན་ཆོག་མོད། འོན་ཀྱང་སྤྱིར་གཅིན་མངར་ནད་པས་ཆང་

མ་འཕྱུང་ན་བཟང་། རྒྱུ་མཚན་ནི་ཆང་བཙུད་ཀྱིས་ཪྡོད་ནུས་བརྟོན་པ་ལས་འཚོ་རྫས་གཞན་པ་མི་འདུ། ཡུན་རིང་འཕྱུང་ན་མཆིན་པར་མི་ཕན་པས། ཞག་མཐོ་ཁྲག་ནད་དང་མཆིན་པ་ཚིལ་འགྱུར་འབྱུང་སྲི།

✤ གཅིན་མངར་ནད་པས་ཞིང་ཏོག་མང་པོ་ཟ་མི་ཉུང་། ཞིང་ཏོག་ནང་ན་མངར་ཆའམ་རྒྱུན་འབྲུམ་མངར་ཆ་མང་པོ་འདུས་ཡོད་ཅིང་། ལུས་ཁམས་ཀྱིས་མྱུར་ལེན་བྱས་ནས་ཁྲག་མངར་ཇེ་མཐོར་འགྲོ་བ་རེད། གལ་སྲིད་ནད་གཞི་གཏན་འཇགས་ཙམ་ཡིན་ན། སིལ་ཏོག་ཉུང་ཙམ་ཟོས་ཆོག་མོད། འོན་ཀྱང་བཟའ་ཚད་ཉུང་དགོས།

(3) འཚམ་ཚོད་ཀྱི་འགུལ་སྐྱོད། རྣན་འགོགས་ཀྱི་གཅིན་མངར་ནད་བྱུང་མིས་ལུས་སྦྱོང་བྱས་ན་ཕན་པ་ཆེ། ལུས་སྦྱོང་གིས་ལུས་ལྗིད་ཡང་དུ་འཇུག་ལ། ཁྲག་ཞག་དང་ཁྲག་མངར་ངེས་ཚད་ཡག་སྒྱུར་བྱེད་པ། དེ་ལས་ཀྱང་གལ་ཆེ་བ་ནི་འགུལ་སྐྱོད་ཀྱིས་གཤེར་སྨིན་ཕུང་རྩིའི་ཚོར་སྐྱེན་དྲག་སྐྱུལ་དང་། ཁྲག་ཤེད་ཇེ་དམའ་རུ་འགྲོ་བ། ཁྲག་དཀག་ནད་ཀྱི་ཉེན་ཁ་དམའ་རུ་འཇུག་ལ། འགུལ་སྐྱོད་རྟུས་གཞི་བཟོ་འགོ་མ་བརྩམས་གོང་། ནད་རྒྱུས་ལ་དཔྱད་པ་ཞིབ་མོ་ཡོང་དགོས། སྙིང་ཁམས་ཁྲག་རྩའི་གནས་ཚུལ་ལ་དཔྱད་དཔག་དང་ཟླད་པའི་ཁྲག་རྩའི་སྨྲུགས་འདུས་ནད་ཡོད་མེད་ཁོ་ཐག་ཆོད་དགོས། ཁ་ཟས་ཐུན་གསུམ་གྱི་རྗེས་ནས་སྐར་མ་20～30ལ་འཁྲམ་བཞུད་བྱེད་པ་ནི་ཁ་ཟས་ཟོས་རྗེས་ཀྱི་ཁྲག་མངར་ཡག་སྒྱུར་གྱི་ནུས་ལྡན་ཐབས་བཀོད་ཅིག་ཡིན། གལ་སྲིད་ལུས་སྦྱོང་དྲག་ཙམ་ལ་ཞུགས་ན། སྙིང་འཕར་ཚད་སྐར་མ་རེར་170ལས་ཆུང་བ་ནི་ཆེས་ཆེ་བའི་འགུལ་སྐྱོད་ཁྲིད་ཀྱི་སྙིང་འཕར་ཚད་རེད། མདོར་ན། རྣན་འགོགས་ཀྱི་འགུལ་སྐྱོད་བྱ་བ་དེ་ནུས་ཚོད་དང་བསྟུན་དགོས་ལ། ཉུང་ཙམ་ནས་འགོ་བརྩམས་ཞིང་རྒྱུན་འཕྲོངས་ལྷོད་མེད་དང་རིམ་འཕར་ཡོང་བ་བྱེད་དགོས།

ས་བཅད་བདུན་པ། རྣ་འཁོགས་ཀྱི་རྩ་ལམ་མ་ལག་དང་འབྲེལ་བའི་འཚོ་བ་དང་གཉོར་སྐྱོང་ལག་རྩལ།

དང་པོ། རྩ་ལམ་མ་ལག་གི་གནས་ཚུལ།

1. རྩ་འཕར་བ།

རྩ་འཕར་བ་ནི་སྙིང་གི་རྒྱོང་འཁུམ་གྱི་ཤུགས་ལས་རྩ་ལམ་ལའང་འཕར་ལྡིང་གི་མཚམས་ཚོགས་བྱུང་བ་དང་། འཁོར་ཡུན་ཅན་གྱིས་འཕར་འཛགས་འབྱུང་བ་ལ་ཟེར། རྩ་འཕར་བར་ཞིབ་བཤེར་བྱེད་ཚེ། རྒྱུན་པར་ལག་ངར་གཞོགས་གཉིས་ཀྱི་མཁྲིག་མའི་ཚོད་ནས་བཤེར་དགོས། སྙིང་གི་རྒྱོང་འཁུམ་བྱེད་ཐེངས་རེར། ལག་རྩའི་སྙིང་འཕར་འགུལ་ཐེངས་གཅིག་བྱུང་བས་རྩ་འཕར་བ་ཟེར། རྒྱུན་ལྡན་གྱི་རྩ་འཕར་ཚད་དང་སྙིང་ལྡང་ཚད་གཅིག་མཚུངས་ཡིན་ཞིང་། འགྲོས་ཚད་མཉམ་ལ་བར་མཚམས་འདྲ་མཚུངས་ཡིན། ཉིན་མོར་བྱ་བྱེད་སྣ་ཚོགས་སྤེལ་ནས་ཁྲག་གི་འཁོར་སྐྱོད་མགྱོགས་པས་རྩ་འཕར་བ་མགྱོགས་པ་དང་། མཚན་མོར་འགུལ་སྐྱོད་ཉུང་བས་རྩ་ལྡང་བ་དལ།

(1) རྩ་འཕར་རྒྱུན་ལྡན་ཐང་ཚད། མིའི་ལག་རྩའི་རྒྱུན་ལྡན་འཕར་ཚད་ནི་སྐར་མ་རེར་ཐེངས་60ནས་80བར་ཡིན།

(2) རྒྱུན་སྤྱོད་རྩ་འཕར་ཐང་ཚད་འཇལ་གནས་དེ་ཉུས་པ་དང་ཉེ་བའི་འཕར་རྩ་ཆེན་པོ་ཀུན་ནས་འཇལ་ཆོག་ལ། མི་དར་མའི་རྩ་ལྡང་ཚད་སྐར་མ་རེར་ཐེངས་60~100ཡིན་པ་དང་། རྒན་འཁོགས་ཀྱི་རྩ་ལྡང་ཚད་སྐར་མ་རེར་ཐེངས་55~75ཡིན།

2. ཁྲག་ཤེད།

ཁྲག་ཁུ་ཁྲག་རྩ་ནང་ནས་འཁོར་རྒྱུག་བྱེད་ཅིང་། ཁྲག་རྩ་ལ་ནུས་པ་ཐོན་པའི་གནོན་ཤུགས་དེར་ཁྲག་ཤེད་ཟེར། སྤྱིར་བཏང་འཕར་རྩའི་ཁྲག་ཤེད་ལ་ཟེར། སྙིང་ཤག་འཁུམ་པའི་སྐབས་འཕར་རྩའི་ཆེས་མཐོ་བའི་གནོན་ཤུགས་དེ་ལ་འཁུམ་གནོན་ཟེར། སྙིང་ཤག་རྐྱོང་སྐབས་འཕར་རྩའི་ཆེས་དམའ་བའི་གནོན་ཤུགས་དེ་ལ་རྐྱོང་གནོན་ཟེར། འཁུམ་པའི་གནོན་ཤུགས་དང་རྐྱོང་བའི་གནོན་ཤུགས་ཀྱི་ཁྱད་དེ་ལ་རྩ་ལམ་གནོན་ཤུགས་ཟེར།

(1) དར་མའི་ཁྲག་ཤེད་ཀྱི་རྒྱུན་ལྡན་ཐང་གྲངས་དང་ཁྲག་ཤེད་མཐོ་བ། ཁྲག་ཤེད་དམའ་བ་བཅས་ཀྱི་གནས་ཚུལ་གཤམ་ལྟར།

❈ རྒྱུན་ལྡན་ཐང་གྲངས། འཁུམ་པའི་གནོན་ཤུགས་དེ་སྟོང་ཕ་12~18.7ཡིན་པ་དང་། རྐྱོང་བའི་གནོན་ཤུགས་སྟོང་ཕ་8~12ཡིན།

❈ མཐའ་མཚམས་ཅན་གྱི་ཁྲག་ཤེད་མཐོ་བ། འཁུམ་པའི་གནོན་ཤུགས་དེ་སྟོང་ཕ་18.6~21ཡིན་པ་དང་། རྐྱོང་བའི་གནོན་ཤུགས་དེ་སྟོང་ཕ་12~12.6ཡིན།

❈ ཁྲག་ཤེད་མཐོ་བ། འཁུམ་པའི་གནོན་ཤུགས་སྟོང་ཕ་21ལས་ཆེ་བའམ་མཚུངས་པ་དང་། རྐྱོང་བའི་གནོན་ཤུགས་སྟོང་ཕ་12.6ལས་ཆེ་བའམ་མཚུངས་པ་ཡིན།

❈ ཁྲག་ཤེད་དམའ་བ། འཁུམ་པའི་གནོན་ཤུགས་སྟོང་ཕ་18.6ལས་ཆུང་བའམ་མཚུངས་པ་དང་། རྐྱོང་བའི་གནོན་ཤུགས་སྟོང་ཕ་8ལས་ཆུང་བའམ་མཚུངས་པ་ཡིན།

(2) ཁྲག་ཤེད་ཀྱི་ལུས་ཁམས་འགྱུར་ལྡོག །ཚུལ་མཐུན་མིའི་ཁྲག་ཤེད་རྒྱུན་པར་ཁྱབ་ཆུང་བའི་ཁོངས་ནས་གཡོ་འགུལ་བྱེད་པར་སྣང་། ལྡོག་བཅས་ཀྱིས་གཏན་འཇགས་ཡིན། རྒྱུ་རྐྱེན་

མང་པོ་དང་བསྟུན་ནས། ཁྲག་ཤེད་ལ་འགྱུར་ལྡོག་འབྱུང་སྲིད།

① ཁྲག་ཤེད་མཐོ་རུ་འགྲོ་བའི་རྒྱུ་རྐྱེན། ལོ་ཚོད་དང་བསྟུན་ནས་ཁྲག་ཤེད་ཇེ་མཐོར་འགྲོ་བཞིན་ཡོད། སྒོ་སེམས་འཕེལ་དུས་ཁྲག་ཤེད་ཇེ་མཐོར་འགྲོ་བ་དང་། གྲང་ངར་ཆེ་དུས་ཁྲག་ཤེད་རྒྱས་པ། གཉིད་མི་ཁུགས་པའི་སྐབས་ཀྱང་ཁྲག་ཤེད་རྒྱས་པ་རེད། འོན་ཀྱང་འགྱུར་ལྡོག་རྒྱུ་རྐྱེན་མེད་པར་གྱུར་པར་བསྟུན། ཁྲག་ཤེད་ཕྱིར་རྒྱུན་ལྡན་ཚུལ་མཐུན་ལ་འགྱུར་ཡོང་།

② ཁྲག་ཤེད་དམའ་འགྲོ་བའི་རྒྱུ་རྐྱེན། ཚ་བ་ཆེ་བའི་ཁོར་ཡུག་ཁྲོད་ནས་ཁྲག་ཤེད་དམའ་རུ་འགྲོ་སྲིད། འོན་ཀྱང་འགྱུར་ལྡོག་རྒྱུ་རྐྱེན་མེད་པར་གྱུར་པར་བསྟུན། ཁྲག་ཤེད་ཕྱིར་ཚུལ་མཐུན་ལ་འགྱུར་ཡོང་།

③ ཡན་ལག་མི་འདྲ་བའི་གནས་ནས་ཚད་འཇལ་ཀྱང་མི་འདྲ། ལག་པ་ནི་རྐང་པའི་ཁྲག་ཤེད་ལས་སྟོང་ཕ་2.67~5.33གྱིས་དམའ་བ་དང་། གཡོན་ལག་ནི་གཡས་ལག་ལས་སྟོང་ཕ་0.267~0.533གྱིས་དམའ་བ་ཡིན།

(3) རྒན་འཁོགས་ཀྱི་ཁྲག་ཤེད་ཀྱི་འགྱུར་ལྡོག །ལོ་40ལོངས་ཕྱིན་འབྲུམ་པའི་གནོན་ཤུགས་ལོ་ཚོད་དང་བསྟུན་ནས་ཇེ་མཐོར་འགྲོ་ཐུབ། དེ་ནས་ལོ་40~49བར་ནས་འབྲུམ་པའི་གནོན་ཤུགས་སྟོང་ཕ་20ལས་ཆུང་བ་དང་། ལོ་50~59བར་སྟོང་ཕ་21ལས་ཆུང་བ་དང་། ལོ་60ཡན་ཆད་སྟོང་ཕ་22.6ལས་ཆུང་བ་ཡིན།

གཉིས་པ། ཁྲག་ཤེད་འཇལ་བ།

སྤྱིར་དཔྱད་པའི་འཕར་རྩ་དེ་འཇལ་གནས་ཡིན་སྲིད། རྒན་འཁོགས་ཅོག་ཙུ་འཛུག་པ་དང་ལྷ་བ་གྲུ་མོའི་སྟེང་བརྗེས་ནས། ལག་པ་བསྲིངས་པ་དང་ལག་མཐིལ་གྱེན་ལ་འཁོར་དུ་འཛུག་པ། དེ་ནས་ཁྲག་ཤེད་འཇལ་ཆས་ཀྱི་ཁ་ཕྱེ་ནས་སློམས་པོར་འཇོག་པ་སྟེ། རྒན་འཁོགས་ཀྱི་སྙིང་ཆགས་གནས་དང་འཇལ་བའི་འཕར་རྩ། ཁྲག་ཤེད་འཇལ་ཆས་སྟེང་གི་དངུལ་ཆུའི་ཀ་བའི་གོར་

ཐིག་དེ་མཉམ་པ་ཐིག་གཅིག་ལ་འབབ་པ་ཡོང་དགོས།

1. སྤྱད་བྱ་གྲ་སྒྲིག

སྐར་ཆ་སྟོན་ཁབ་ཡོད་པའི་ཚུ་ཚོད་འཁོར་ལོ་དང་ཟེན་ཐོ། སྨྱུ་གུ་བཅས་གྲ་སྒྲིག་བྱེད་པ།

2. བཀོལ་སྤྱོད་ཐབས་བཀོད།

❀ ཁྲག་ཤེད་འཇལ་ཆས་ལ་བཤེར་ནས་སྤྱད་བྱ་རྣམས་རྒྱན་འཁོགས་ཀྱི་འཁྲིས་ལ་འཇོར་བ།

❀ རྒྱན་འཁོགས་ཅོག་པའམ་གན་རྐྱལ་ལ་ཉལ་བར་རོགས་བྱས་ནས། ཕྱིང་འཇགས་བྱུང་དུས་འཇལ་དགོས་ལ། རྒྱན་འཁོགས་དཔུང་རྗེན་ཡོང་བར་རོགས་བྱེད་པ་དང་། དགོས་ངེས་བྱུང་ན་ཕུ་ཐུང་འཕུད་དགོས།

❀ རྒྱན་འཁོགས་ཀྱི་ལག་པ་དྲང་མོར་རྐྱོང་བ་དང་ལག་མཐིལ་གྱེན་ལ་འཁོར་བ། དཔུང་པ་དང་སྙིང་ཁམས་གཉིས་མཉམ་པར་དྲང་ཐིག་གཅིག་ལ་གནས་སུ་འཇུག་པ།

❀ ཁྲག་ཤེད་འཇལ་ཆས་སློམས་པོར་བཞག་ནས་ཕུ་ཐུང་ནང་གི་རླུང་དབུགས་སེལ་དགོས་ལ། ཕུ་ཐུང་ཡང་ཁོད་སློམས་ངང་རྒྱན་འཁོགས་ཀྱི་དཔུང་པར་བཟེ་ཞིང་། ཕུ་ཐུང་གི་སྣེ་ཀ་གྲུ་ཁུག་དང་བར་ཐག་ལི་སྨི2~3ཙམ་ཡོད་དུ་འཇུག་པ།

❀ དངུལ་ཆུའི་སྒྲོམ་བུ་སྒོ་འབྱེད་སྟོན་ཕྱེ་སྟེ། འཇལ་ཆས་ཀྱི་དངུལ་ཆུའི་ཀ་བ་གོར་ཐིག་སྟེང་ཡོད་དུ་འཇུག་པ།

❀ ཉན་ཆས་སྤྱད་ནས་རྒྱན་འཁོགས་ཀྱི་གྲུ་ཁུག་གི་འཕར་རྩའི་འཕར་འགྲུལ་མངོན་གསལ་གནས་ལ་འཇོག་པ་དང་། དབུགས་ལྷང་གི་དབུགས་སྒོ་གོང་མའི་སྒོ་བརྒྱབ་ནས། དབུགས་བརྒྱབ་སྟེ་འཕར་བའི་སྒྲ་ཡལ་རྗེས། སླར་ཡང་དངུལ་ཆུའི་ཀ་བ་ཧྭའོ་སྨི20~30ཚོད་ལ་སྣོན་དགོས།

❀ དེ་ནས་དབུགས་སྒོ་དལ་གྱིས་ཕྱེ་སྟེ། དངུལ་ཆུའི་ཀ་བ་དལ་གྱིས་མར་ཆག་ཏུ་འཇུག་པ་དང་། ཆག་ཚད་དང་དཔུང་པའི་འཕར་རྩ་འགྲུལ་བའི་སྒྲ་ལ་དོ་སྣང་བྱེད་པ། སྒྲ་དང་པོ་ཐོས་

སྐབས། དྭངས་ཆུའི་ཀ་བས་བསྟེན་པའི་གྲངས་ཀ་ནི་འཕྲུལ་བའི་གནོན་ཤུགས་ཡིན་པ་དང་། སྦྲ་སྒོ་ཕྱར་འགྱུར་སྐབས། དྭངས་ཆུའི་ཀ་བའི་གྲངས་ཀ་ནི་རྩོང་བའི་གནོན་ཤུགས་ཡིན།

❀ འཇལ་ཚར་རྗེས་ཕུ་ཐུང་ནང་གི་རླུང་དབུགས་བསལ་བ་དང་། དབུགས་སྒོ་རྒྱག་ཅིང་། ལག་ངར་སྨོམ་ཐག་ལེགས་སྒྲིག་བཅས་བྱས་ནས་ཉར་དགོས།

❀ ཁྲག་ཤེད་འཇལ་ཆས་ཀྱི་ཁ་ལེབ་45℃ལ་གསེག་ཏུ་བཙུག་ནས། དྭངས་ཆུའི་ཀ་བའི་དྭངས་ཆུ་ཚང་མ་ཆུ་གཞོང་ནང་ལ་འབབ་ཏུ་བཙུག་ནས་ཆུ་གཞོང་གི་སྒོག་སྒོ་རྒྱག་པ་དང་། ཁྲག་ཤེད་འཇལ་སྒྲོམ་ཀྱི་ཁ་ལེབ་རྒྱག་དགོས།

❀ ཁྲག་ཤེད་ལ་དཔྱད་ཐོབ་ཡང་དག་པའི་སྒོ་ནས་ཐིན་ཐོར་འགོད་པ་དང་། སྐར་གྲངས་ཀྱི་རྣམ་པས་ཐིན་ཐོར་འགོད་དགོས།

3. ཁྲག་ཤེད་འཇལ་ཆས་ལ་བཤེར་དཔྱད་དང་དོ་དམ།

(1) ཁྲག་ཤེད་འཇལ་ཆས་ལ་བཤེར་དཔྱད།

དྭངས་ཆུའི་ཀ་བ་ལ་གས་སྲུབས་ཡོད་མེད་དང་། དྭངས་ཆུའི་ཀ་བ་དེ་གོར་ཐིག་གནས་ན་ཡོད་མེད་བཤེར་དགོས།

❀ ཤེལ་སྦུག་གོང་སྣེ་དེ་ཕྱི་རོལ་ཡུལ་དང་འཕྲད་ཡོད་མེད་བརྟག་པ།

❀ འགྲིག་བཟོས་སྦུ་གུ་དང་དབུགས་ལྷང་གི་དབུགས་འཚོར་མིན་བརྟག་པ།

❀ ལག་ངར་སྨོམ་ཐག་གི་ཞེང་ཚེ་དྲུགས་པའམ་དོག་དྲགས་པ་ཡིན་མིན་བརྟག་པ།

(2) ཁྲག་ཤེད་འཇལ་ཆས་ཀྱི་ཉར་ཚགས།

❀ ཁྲག་ཤེད་འཇལ་ཆས་སྐམ་སར་ཡིན་སར་འཛོག་དགོས་ཤིང་། བརྟན་བརླིང་དང་འཛོག་པ་ལས། གྱེན་དང་ཐུར་དང་ལྡོག་པར་འཛོག་མི་རུང་།

❀ དུས་བཅད་ལྟར་བཤེར་དགོས།

བྲིད་ལ་རྒྱལ་ཚུང་ཞིག་འབྲིད།

ཁྲག་ཤེད་འཇལ་སྐབས་དོ་སྣང་བྱེད་དགོས་པའི་དོན་ཚན་འགའ།

① མ་འཇལ་སྔོན་ལ་ཐན་འཕོགས་ལ་སྐར་མ་10རིང་ངལ་གསོ་རུ་འཇུག་དགོས། གལ་སྲིད་འགྲུལ་སྐྱོད་བྱས་མ་ཐག་ཡིན་ན། སྐར་མ་30ལ་ངལ་གསོ་རུ་འཇུག་དགོས།

② མ་འཇལ་སྔོན་ལ་ངེས་པར་ཁྲག་ཤེད་འཇལ་ཆས་ཀྱི་དངུལ་ཆུའི་སྦུ་གུ་ལ་ཆག་སྐྱོན་བྱུང་ཡོད་མེད་དང་། དངུལ་ཆུའི་ཀ་བ་དེ་གོར་ཐིག་གནས་ན་ཡོད་མེད་བཤེར་དགོས། གལ་སྲིད་གོར་ཐིག་གནས་ན་མེད་པའམ། ཡང་ན་དངུལ་ཆུའི་ཀ་བའི་ནང་ལ་ལྦུ་བ་བྱུང་ཡོད་ན། དུས་ཐོག་ཏུ་ཁྲག་ཤེད་འཇལ་ཆས་བཟོ་དགོས།

③ ལག་ངར་སྟོམ་ཐག་དམ་ལྷོད་འོས་འཚམ་ཡིན་དགོས་པ་ལས་དམ་དྲགས་པའམ་ལྷོད་དྲགས་པ་ཡིན་མི་རུང་། དམ་དྲགས་ན་ཁྲག་ཤེད་དམའ་བ་དང་། ལྷོད་དྲགས་ན་ཁྲག་ཤེད་མཐོ།

④ དབུགས་ལྷང་ལ་དབུགས་རྒྱག་སྐབས། མཐོ་དྲག་པ་དང་ཤེད་ཆེ་མི་རུང་། དབུགས་གཏོང་དུས་མགྱོགས་ཚད་འཚམ་དགོས་ལ། མགྱོགས་དྲགས་ན་རྩའི་འཕར་སྒྲ་མི་གོ་བ་དང་། དལ་དྲགས་ན་འཕར་རྩ་ལ་ཁྲག་རྒྱས་ནས་རྫོང་གནོན་ཇེ་མཐོར་འགྲོ་སྲིད།

⑤ རྣ་བས་མི་གོ་བའི་རྐྱེན་གྱིས་ཡང་བསྐྱར་འཇལ་སྐབས། ལག་ངར་སྟོམ་ཐག་ནང་གི་རླུང་དབུགས་གཙང་སེལ་བྱས་ནས། དངུལ་ཆུའི་ཀ་བ་དེ་གོར་ཐིག་གནས་ལ་བབས་རྗེས། ད་གཟོད་འཇལ་དགོས།

⑥ གཞོགས་ཕྱེད་ཞ་བའི་ཐན་འཕོགས་ལ་བདེ་ཐང་ཡིན་པའི་ལག་གཞོགས་ནས་འཇལ་དགོས།

⑦ དུས་ཡུན་རིང་པོར་བརྟག་དགོས་པའི་ཐན་འཕོགས་ལ་དུས་ཚོད་གཏན་འཁེལ་དང་གནས་གཏན་འཁེལ། ཁྲག་གནོན་འཇལ་ཆས་གཏན་འཁེལ། ལུས་པོའི་སྡོད་གནས་གཏན་འཁེལ་བཅས་ཡོང་དགོས།

གསུམ་པ། རྒན་འཕོགས་ཀྱི་རྒྱུན་མཐོང་དལ་གཞིས་ནད་རིགས་འགོག་པར་བརྩོན་པ།

རྒན་འཕོགས་ཀྱི་དལ་གཞིས་ནད་དེ་སྔོན་འགོག་དང་བདེ་སྲུང་ནས་འགོ་རྩོམ་དགོས། ནད་གཡོག་པས་རྒན་འཕོགས་རྣམས་ཀྱི་བདེ་སྲུང་འདུ་ཤེས་བསྐྱེད་དགོས་པ་ལས། སྨན་ཁང་དང་སྨན་རྫས་ཀྱི་གསོ་ཐབས་ལ་བརྟེན་ནས་ཚོད་འཛིན་པོ་ན་བྱེད་མི་ཐུབ་པར། རང་ཉིད་ནས་འགོ་བརྩམས་ཤིང་བདེ་ཐང་ཡོང་བའི་ཐོན་གཏམ་ཡིད་ལ་འཛིན་རྒྱུ་གལ་ཆེ། ཇི་སྐད་ཟེར་ན། ཁ་ལ་དོ་དམ་ཤེས་པ་དང་། རྐང་པས་གོམ་པ་སྤོ་བ། ཐ་མག་འཐེན་མཚམས་གཅོད་པ། སེམས་ཁམས་དང་ལྷོད་འཁྱོངས་པ་བཅས་ཡིད་ལ་གསལ་པོར་ངེས་དགོས། བདེ་ཐང་གིས་འཚོ་བ་རོལ་འདོད་ན། སྔར་གྱི་འཚོ་བ་རོལ་སྟངས་དང་གོམས་གཤིས་ངན་པ་བསྒྱུར་རྒྱུ་དང་། དབྱང་རླུང་བསྐྱེད་པའི་འགྲུལ་སྐྱོད་འོས་འཚམ་བྱེད་པ། སེམས་ཁམས་ཀྱི་སྐྱིད་སྣང་རྒྱུན་འཁྱོངས་བྱེད་པ་བཅས་གཙོ་ཆེ། དལ་གཞིས་ནད་རིགས་བྱུང་བའི་རྒན་འཕོགས་ལ་དུས་བཅད་ལྟར་ལུས་དཔྱད་བྱེད་དགོས་པ་དང་། སྔ་མོ་ནས་བྲེལ་གཞིས་ནད་རིགས་ཀྱི་མངོན་མེད་རྐྱེན་ངན་རྟོགས་དགོས།

དེ་མིན་ད་དུང་འཚམ་ཚོད་ཀྱི་འཚོ་བཅུད་གྲུབ་ཆ་བསྡུ་ལེན་ལ་དོ་སྣང་བྱེད་དགོས། འཚོ་བཅུད་ཐོབ་ཚུལ་ནི་རྒན་གཞིས་ནད་རིགས་སྣ་ཚོགས་འབྱུང་བ་དང་འབྲེལ་བ་དམ་པས། འཚོ་བཅུད་ཐོབ་ཞན་པའི་རྒན་འཕོགས་ལ་སྐྲ་འགྲིབ་དང་ཁྲག་ཤེད་མཐོ་བ། ཟེ་དབྱིབས་སྙིང་ནད། གློད་རྩའི་ནད་རིགས། གཅིན་མངར་ནད་སོགས་དལ་གཞིས་ནད་རིགས་ཕོག་པ་ཀུན་འཚོ་བཅུད་འཐོབ་བཟང་བའི་རྒན་འཕོགས་ལས་མངོན་གསལ་དོད་པོས་མཐོ་བ་རེད། ཚན་རིག་ཞིབ་འཇུག་ལས་མངོན་པར་གཞིགས་ན། འཚོ་བཅུད་རྫས་དང་གཏེར་རྫས་ནི། རྒན་འཕོགས་ཀྱི་རྒྱུན་མཐོང་དལ་གཞིས་ནད་རིགས་དང་འབྲེལ་བ་དམ་ཟབ་ཡོད་པ་རེད།

སྙིང་རྩའི་ནད། Bརིགས་འཚོ་བཅུད་རྫས་ལ་ལོ་མའི་སྨྱུར་རྫས་དང་། འཚོ་བཅུད་རྫས་

B_6འཚོ་བཅུད་རྫས་B_{12}བཅས་འདུས་ཡོད། དེ་དག་གིས་ཁྲག་རྒྱུན་ཁྲོད་ཀྱི་ཁྲག་རྩ་ལ་གནོད་པའི་དངོས་པོ་དབྱིབས་མཚུངས་ཀོན་ཕྱེད་ཨེམ་སྐྱུར་གྱི་ཆུ་ཚད་དམའ་རུ་འཇུག་པས། སྙིང་ཁྲག་རྩའི་ནད་འབྱུང་ཚད་དང་འཕེལ་བ་དལ་དུ་འཇུག་ཐུབ།

མིག་གི་སྐྱ་འགྲིབ། དབྱང་འགྱུར་འགོག་པའི་འཚོ་བཅུད་རྫས་ཏེ། དཔེར་ན། འཚོ་བཅུད་རྫས་Cདང་འཚོ་བཅུད་རྫས་Eའཚོ་བཅུད་རྫས་སོ། ཏེ་ཚ་སོགས་ཀྱིས་རང་དབང་གཞི་རྒྱུ་མང་ཙམ་མེད་པར་བཟོས་ནས། ཤེལ་ཚུལ་ཕུང་གྲུབ་སྲུང་སྐྱོབ་བྱེད་ཅིང་སྐྱ་འགྲིབ་ནད་ཀྱི་འབྱུང་ཚད་དམའ་རུ་འཇུག་ཐུབ།

འཚོ་བཅུད་རྫས་དང་གཏེར་རྫས་མང་ཙམ་ཁ་སྣོན་བྱས་ན། རྒན་འཕོགས་ཀྱི་དལ་གཤིས་ནད་རིགས་སྔོན་འགོག་ལ་གལ་ཆེ། འཚོ་བཅུད་རྫས་དང་གཏེར་རྫས་ཀྱི་འབྱུང་ཁུངས་ནི་ཟས་རིགས་གཙོ་མོད། འོན་ཀྱང་རྒན་འཕོགས་ཀྱི་སོ་དང་ལྕེད་ཤུགས། མིད་པ་བཅས་ཀྱི་བྱེད་ལས་ཉམས་ཤིང་། འཇུ་ལེན་བྱེད་ལས་ཉམས་པ་སོགས་རྒྱུ་རྐྱེན་མང་བ་མ་ཟད། དེའི་ཁར་ཟས་རིགས་གསོག་ཉར་དང་བཙོ་བ། སྲེག་པ། གཏུ་བ་སོགས་གཡོས་སྦྱོར་གོ་རིམ་ཁྲོད་ནས་འཚོ་བཅུད་འཕོར་ཆེན་ཤོར་བ་ན། ནད་ཕོག་སྐབས་འཇུ་བ་དང་བསྡུ་ལེན། བེད་སྤྱོད་བཅས་ལ་འགོག་རྐྱེན་ཐེབས་སྲིད། རྒན་འཕོགས་ཀྱི་འཚོ་བཅུད་རྫས་Cདང་Bརིགས་ཀྱི་འཚོ་བཅུད་རྫས་བསྡུ་ལེན་འབྱུང་ཚད་མངོན་གསལ་གྱིས་མ་འདང་བར་ཡུན་རིང་འགོར་ན། ནད་འགོག་ལུས་སྟོབས་ཞན་འགྲོ་ལ། མཐར་དལ་གཤིས་ནད་རིགས་སྣ་ཚོགས་འབྱུང་ཞིང་འཕེལ་བ་རེད། དེའི་ཕྱིར། རྒན་འཕོགས་ཀྱིས་ཕྱོགས་ཡོངས་ནས་འཚོ་བཅུད་རྫས་སྣ་ཚོགས་ཁ་གསབ་ཡོང་དགོས་ན། ལུགས་མཐུན་ཟ་འཐུང་གི་རྨང་གཞིའི་སྟེང་། འཚོ་བཅུད་རྫས་དང་གཏེར་རྫས་ཁ་སྣོན་འཚམ་པོ་དགོས་ལ། འཚོ་བཅུད་རྫས་བསྡུ་ལེན་བྱེད་ཚད་ཕྱོགས་ཡོངས་ནས་དོ་མཉམ་ཡོང་བར་ཁག་ཐེག་བྱས་ནས་དལ་གཤིས་ནད་རིགས་ཕོག་པར་སྔོན་འགོག་བྱེད་དགོས།

བཞི་པ། ཟེ་དབྱིབས་སྙིང་ནད།

ཟེ་དབྱིབས་ཁྲག་རྩའི་སྙིང་ནད་ནི་སྙིང་ཁྲག་འདྲེན་པའི་ཟེ་དབྱིབས་འཕར་རྩ་ལིབ་མོ་པའི་སྲུག་ལྷེབས་མཁྲེགས་འགྱུར་བྱུང་བ་ལ་ཟེར་ཞིང་། ནད་འགྱུར་འདིས་ཟེ་དབྱིབས་འཕར་རྩའི་ཁྲག་རྒྱ་ཁག་སོང་བའམ་འགག་ཏུ་འཇུག་པ་དང་། སྙིང་ཤའི་ཁྲག་དཀོན་པ་དང་དབུགས་ཚུང་དཀོན་པར་གྱུར་ནས་སྙིང་ནད་འབྱུང་སྲིད། སྙིང་ཤའི་ཁྲག་གི་མཁོ་སྤྲོད་མི་འདང་བའི་སྙིང་ནད་ཀྱི་སྤྱི་མིང་ལ་ཟེ་དབྱིབས་སྙིང་ནད་ཟེར། ནད་རིགས་དེར་གཙོ་བོ་སྙིང་གཟེར་རྒྱུག་པ་དང་སྙིང་ཤུགས་ཉམས་པ། སྙིང་རྩ་ཁེགས་འཆི་བྱུང་བ་སོགས་ཡོད།

རྒན་འཁོགས་ཀྱི་འཕར་རྩ་མཁྲེགས་འགྱུར་བྱུང་བ་ནི། སྙིང་ཁམས་ཁྲག་རྩའི་ནད་ལས་འཆི་ཚད་ཆེས་མཐོ་བའི་རྒྱུ་རྐྱེན་རེད། རྒྱུ་རྐྱེན་མང་ཙམ་གྱིས་འཕར་རྩ་མཁྲེགས་འགྱུར་ལ་སྐུལ་འདེད་དང་ཇེ་སྟུག་ཏུ་གཏོང་སྲིད། ཉེན་ཁའི་རྒྱུ་རྐྱེན་འདི་དག་ལ་རྒྱུས་ལོན་བྱས་ན། སྙིང་ནད་སྔོན་འགོག་དང་སྙིང་ནད་འབྱུང་ཚད་ཉུང་དུ་གཏོང་བར་ཕན་པ་ཡོད། ཟེ་དབྱིབས་སྙིང་ནད་ཕོག་པའི་རྒན་འཁོགས་ལ་གཉེར་སྐྱོང་གོ་རིམ་ཁྲིད་ནས་ཀྱང་ནད་གཞི་ཇེ་སྟུག་ཏུ་འགྲོ་བའམ་སླར་ནད་འབྱུང་བར་སྔོན་འགོག་བྱེད་ཐུབ།

1. ནད་འབྱུང་བའི་རྒྱུ་རྐྱེན།

❀ འཕར་རྩ་མཁྲེགས་འགྱུར་ནི་ཟེ་དབྱིབས་སྙིང་ནད་འབྱུང་བའི་རྒྱུ་རྐྱེན་གཙོ་བོ་རེད།

❀ ཟེ་དབྱིབས་འཕར་རྩ་ལ་རྩ་འཁུམ་དང་ཁྲག་ཞག་མཐོ་བ་སོགས་ལས་ཟེ་དབྱིབས་འཕར་རྩ་དོག་འགག་བྱེད་པས་ཟེ་དབྱིབས་སྙིང་ནད་བསྐྱེད།

❀ ལུས་པོས་འགུལ་སྐྱོད་དང་། སེམས་འཚབ་དྲགས་པ། གྲང་བ། ཟས་ཀྱིས་རྒྱགས་པ། ཐ་མག་མང་པོ་འཐེན་པ་སོགས་གནས་ཚུལ་གྱིས་བསྐྱེད་པ།

2. ཟེ་དབྱིབས་སྙིང་ནད་ཀྱི་ནད་ཐོག་མངོན་ཚུལ།

(1) སྙིང་གཟེར་བ།

❁ སྙིང་གཟེར་རྒྱག་དུས། ནད་པར་ནམ་རྒྱུན་གདོང་མདོག་སྐྱ་བོར་གྱུར་པ་དང་། བྲང་ཁུས་རྒྱབ་ངོས་སམ་སྙིང་གི་མདུན་ཁུལ་ནས་བཙིར་གནོན་ཅན་གྱི་ན་ཟུག་སྐྱེས་ཤིང་། སྐེ་དང་གསུམ་པ། ཕྲག་པ་གཡོན་པ་དང་ལག་པ་གཡོན་པ་སོགས་ལ་ན་ཟུག་སྐྱེ། ཆུ་ཚོད་སྐར་མ་འགའ་དང་ཡང་ན་སྐར་མ་བཅུ་ཕྲག་འགའ་ལ་ན་ཞིང་། ད་དུང་སྙིང་ལྡང་ཚད་ཇེ་མགྱོགས་དང་ཇེ་དལ། སྙིང་འཕྲོས་རྒྱུན་ལྡན་མིན་པར་འགྱུར།

❁ རྒན་འཁོགས་ཀྱི་ན་ཟུག་སྐྱེས་པའི་གནས་དང་ངོ་བོ་ནི། རྒྱུན་པར་དཔེ་མཚོན་ཅན་ཞིག་མིན་མོད། འོན་ཀྱང་བྲང་ཁ་ན་བ་དང་། དབུགས་འགག་པའི་སྣང་ཚུལ་ལས་མེད། རྒན་འཁོགས་ལ་ལ་གསུམ་པ་ན་བའམ་ཕོ་བ་ན་བ་རེད། དེར་བརྟེན། ཕོ་བ་ན་དུས་དེར་མཐོང་ཆེན་འདང་ངེས་བྱེད་དགོས།

❁ རྒན་འཁོགས་ལ་སྙིང་གཟེར་རྒྱག་པའི་ནད་ལ་དབང་པོའི་ནད་མང་པོ་ཡོད་སྲིད། སྙིང་གི་ན་ཟུག་དེ་ནད་རིགས་གཞན་གྱིས་འགེབས་པར་བྱེད་སླ་བས། རྒན་གསོ་ནད་གཡོག་པས་དོ་སྣང་བྱེད་དགོས།

(2) སྙིང་རྩ་འགག་འཆི་འབྱུང་བ།

① ནད་འབྱུང་རྐྱེན། སྙིང་རྩ་འགག་འཆི་ནི་སྙིང་ཤ་ལ་ཁྲག་དཀོན་པའི་རྐྱེན་གྱིས། སྙིང་ཤའི་ཆ་ཤས་འཆི་འདྲུལ་བྱུང་ཞིང་། ནད་པ་མང་ཆེ་བ་ནི་ཟེ་དབྱིབས་འཕར་རྩ་མཁྲེགས་འགྱུར་བྱུང་ཞིང་གཞུ་དོག་པའི་རྨང་གཞིའི་སྟེང་། ཁྲག་རེངས་གྲུབ་པ་དང་ཡང་ན་ཟེ་དབྱིབས་འཕར་རྩ་རྒྱུན་མཐུད་ཅན་གྱི་རྩ་འཁུམ་སོགས་བྱུང་བའི་རྐྱེན་གྱིས་ཟེ་དབྱིབས་འཕར་རྩ་བྲེལ་གཤིས་ཚུལ་ལྟར་འགགས་པ། སྙིང་ཤ་སྲོ་བུར་དྲུལ་བར་གྱུར་པ་རེད།

② ནད་རྟགས། ནད་པའི་སྙིང་རྩ་འགགས་དྲུལ་མ་བྱུང་གོང་ལ་སྙིང་གཟེར་ཡང་ཡང་རྒྱག་པ། ཡང་ན་གཟེར་ཚད་ཇེ་ལྷི་རུ་སོང་བ་ན། ན་ཟུག་གི་ཡུན་ནི་ཆུ་ཚོད་འགའ་དང་། ཡང་ན་ཉིན་

འགའ་ལ་སྲིད་པ་རེད། ཡིན་ནའང་། རྐན་འཕོགས་ལ་ལའི་བྲང་ཁ་ལ་མངོན་གསལ་གྱིས་ན་ཟུག་མི་ལང་བ་དང་། ཕོ་བ་དང་རྒྱུ་མའི་བྱེད་ནུས་འཁྲུགས་པའི་སྣང་ཚུལ་འབྱུང་། དཔེར་ན། གསུམ་སྟོད་ན་བ་དང་སྐྱུག་མེར་ལངས་པ། སྐྱུག་པ། གསུམ་པ་སྦོས་པ་ལྟ་བུ། སྙིང་ཤ་ལ་འདྲུལ་སྐྱོན་ཚབས་ཆེན་པོག་པ་དང་འགགས་དྲུལ་འབྱུང་ལ། ཁྱོན་ཆེ་དུས་ནད་པའི་གདོང་མདོག་སྐྱ་བོར་འགྱུར་ལ། རྔུལ་ཆུ་བཞུར་བ། སྐྱི་པགས་སྔོན་ཞིང་གྲང་བ། ཁྲག་རྩའི་འཕར་ལྡང་ཕྲ་ཞིང་མགྱོགས་པ། ཁྲག་ཤེད་དམའ་རུ་འགྱུར་བ། གཅིན་པ་ཉུང་དུ་འགྲོ་བ། འཕྲིན་རྟུབ་དཀའ་བ། ལུ་བ་སོགས་བརྒྱལ་བའམ་སྙིང་ཤུགས་ཟད་པའི་སྣང་ཚུལ་འབྱུང་། ནད་བྱུང་ནས་གཟའ་འཁོར་1~2ནང་། ནད་པའི་སྙིང་འགྲོས་རྒྱུན་ཚུལ་མིན་པར་འགྱུར། ནང་སྙོམས་སུ་ནད་བྱུང་བའི་ཆུ་ཚོད་24ཙམ་ནང་བྱུང་ཚད་དེ་བས་མཐོ་བ་དང་ཉེན་ཁ་དེ་བས་ཆེ། ནད་བྱུང་རྗེས་ཀྱང་པའི་འཁོར་སྐྱོད་ལ་འགལ་རྐྱེན་བྱུང་བས། ནད་པ་མི་ཉུང་བ་ཞིག་ལ་ད་དུང་མགོ་ཡོམ་འཁོར་བ་དང་། སེམས་མི་བདེ་བ། གཉིད་ལ་བྱིངས་པ། ཚོར་སྣང་རྟུལ་བ། ཐ་ན་དྲན་པ་འཐོར་བ་སོགས་ཀྱི་ནད་རྟགས་འབྱུང་།

③ བྲེལ་གཤིས་སྙིང་རྩ་འགགས་དྲུལ་མ་བྱུང་གོང་གི་ནད་པའི་སྔ་རྟགས།

❀ རྐན་འཕོགས་ལ་སྙིང་གཟེར་རྒྱག་པ་དེ་སྔོན་གྱི་སྐབས་རེ་བ་དང་མཚམས་རེར་འབྱུང་བ་དེ། བསྟུད་མར་ཡང་ཡང་བྱུང་བར་འགྱུར་བར་སྣང་།

❀ བྲང་ཁ་ན་བའི་ཚད་ཇི་ལྟི་དང་ན་ཡུན་ཇི་རིང་དུ་འགྲོ་བ། འགུལ་སྐྱོད་དལ་མོའམ་ཐ་ན་ངལ་གསོའི་རྣམ་པ་ལའང་སྙིང་གཟེར་ལང་སྲིད། སྐྱུག་མེར་ལང་བ་དང་སྐྱུག་པ་ན། ཟེ་སྐྱུར་མངར་སྣུམ་ལེབ་མོ་འཐུང་ཡང་། ན་ཟུག་ད་དུང་ཡང་དུ་འགྲོ་མི་ཐུབ། དེ་དུས་སྙིང་རྩ་འགགས་སྲིད་པར་གཞིག་མོད། མྱུར་བར་ཆེད་ལས་སྨན་པ་དང་ནད་གཡོག་པར་མྱུར་སྐྱོབ་བྱེད་དུ་འཇུག་དགོས།

❀ སྙིང་གཟེར་རྒྱག་པ་དེ་བྲང་ཁ་ནས་དུབ་སྣང་དང་མཉམ་བྱུང་ཡིན་ཚེ། འགུལ་སྐྱོད་ཉུང་ཙམ་བྱེད་སྐབས་ཀྱང་སེམས་འཚབ་པ་དང་འཕྲིན་རྟུབ་ཐུང་བའི་སྣང་ཚུལ་འབྱུང་།

❈ རྒྱུ་རྐྱེན་མི་གསལ་བར་གློ་བུར་དུ་དབུགས་གཏོང་ལེན་དཀའ་བ་དང་ལུ་བ། ལྦུ་བ་ལྟ་བུའི་ལུད་པ་འབྱུང་བ་སོགས་བྲེལ་གཤིས་སྙིང་ཁྲིམ་གཡོན་པ་ཉམས་པའི་ནད་རྟགས་འབྱུང་སྲིད།

❈ ནད་པ་རང་ཉིད་ལ་སེམས་འཚབ་པ་དང་དབུགས་ཏལ་བའི་སྣང་བ་སྐྱེས་ཤིང་། ཙ་ལ་བརྟག་ན་མི་མཉམ་པ་མ་ཟད། ནད་རྟགས་འདི་ཡང་དང་བསྐྱར་ལྟར་འབྱུང་བ།

❈ ཐང་ཆད་ཅིང་ཤུགས་མེད་པ། སྙིང་ཤུགས་ཉམས་པ། གཉིད་ལ་བྱིངས་བ། སུན་སྣང་སྐྱེས་པ། མགོ་ཡོམ་འཁོར་བ། སྐྱུག་མེར་ལང་བ། སྐྱུག་པ། ཁོག་པ་བཤལ་བ་སོགས་ཆམ་ནད་ཀྱི་ནད་རྟགས་དང་། ཕོ་བ་རྒྱུ་མའི་ནད་རྟགས་འབྱུང་།

❈ རྒན་འཁོགས་ལ་ལའི་སྙིང་གི་མདུན་ཁུལ་དེར་རྒྱུན་པར་མངོན་གསལ་གྱི་ན་ཟུག་མེད་ཀྱང་། སོ་ན་བ་དང་ཕོ་བ་མི་བདེ་བ། གཡོན་ཕྱོགས་ཀྱི་སོག་པ་ན་བ་སོགས་ཀྱི་ནད་རྟགས་འབྱུང་།

ལྔ་པ། ཀླད་པའི་གྲིབ་ནད།

ཀླད་པའི་གྲིབ་ནད་ལ་ཡིད་འདས་ཀླད་རྩ་གེགས་པ་ཟེར། རྒྱུན་མཐོང་གི་བྲེལ་གཤིས་ཀླད་པའི་ཁྲག་རྩའི་འཁོར་རྒྱུག་གེགས་པའི་ནད་རིགས་ཤིག་རེད། ནད་རྟགས་གཙོ་བོ་ནི་བྲེལ་གཤིས་སམ་བྲེལ་གཤིས་ཕལ་བའི་ཀླད་སྐྱོན་ནད་རྟགས་མངོན། གློ་བུར་འདུ་ཤེས་ལ་གེགས་པར་ཐེབས་པ་དང་ཡན་ལག་ཞ་ཚུལ་རྒྱུན་པར་མཐོང་།

ནད་འགྱུར་གྱི་ངོ་བོ་མི་འདྲ་བར་གཞིགས་ན། ཀླད་པའི་ཁྲག་རྩ་ལ་ཡིད་འདས་ཁྲག་དཀོན་ཅན་དང་ཁྲག་རྫོལ་ཅན་རིགས་གཉིས་ལ་དབྱེ་འདུག་ལ། ཁྲག་ཆད་པ་ཅན་ལ་ཀླད་པ་འགག་འཚི་དང་ཡུན་ཐུང་ཅན་གྱི་ཀླད་ཁྲག་དཀོན་པ་སོགས་ཡོད། ཁྲག་རྫོལ་ཅན་ལ་ཀླད་པར་ཁྲག་རྫོལ་བ་ཡོད།

1. གླད་པར་འགག་འཆི་འབྱུང་བ།

གླད་པར་འགག་འཆི་འབྱུང་བ་ནི་གླད་ཁྲག་འཕར་རྩ་ལ་མཁྲིགས་འགྱུར་བྱུང་བའི་རྐྱེན་ཡིན་ལ། ཁྲག་རྩ་ཇེ་རྡོག་དང་འགག་ཏུ་འཛུག་ལ། ཁྲག་རྒྱུག་པར་བཀག་འགོག་ཐེབས་པ་དང་། ཁྲག་རྒྱུན་ཇེ་དལ་དུ་སོང་བ་དང་ཁྲག་རེངས་གྲུབ་པས། བྲེལ་གཤིས་གླད་ཁྲག་ཆད་པ་དང་གླད་པའི་ཕུང་གྲུབ་འཆི་འདྲུལ་འབྱུང་།

གླད་པར་འགག་ཤི་བྱུང་བ་ནི་རྒྱུན་མཐོང་མང་སྐྱེད་ནད་རིགས་ཤིག་རེད། དེའི་ནད་བྱུང་ཚད་གླད་པའི་རྩ་ནད་ཁྲོད་ནས་ཨང་དང་པོར་བརྩི་ལ། ཁྲག་ཤེད་མཐོ་བ་དང་འཕར་རྩ་མཁྲིགས་འགྱུར་གྱི་ནད་བྱུང་མཁན་ལ་ལྷག་པར་འབྱུང་སྲིད།

(1) ནད་འབྱུང་བའི་རྒྱུ་རྐྱེན། དེའི་འགག་འཆི་ནི་ཁྲག་རེང་ངམ་འཕར་རྩ་མཁྲིགས་འགྱུར་རྡོག་ལེབ་ལྷུང་བའམ། ཞག་རེང་དང་དབུགས་རེང་གི་རྐྱེན་གྱིས་གླད་པའི་འཕར་རྩ་འགགས་པ་དང་། གླད་པའི་ཕུང་གྲུབ་ལ་ཁྲག་ཆད་ཅན་གྱི་འགྱུར་བ་འབྱུང་།

(2) ནད་རྟོག་མངོན་ཚུལ།

❀ ནད་པར་དང་ཐོག་མགོ་ན་བ། མགོ་ཡོམ་འཁོར་བ། ངག་ལྷུག་པ། ཡན་ལག་སྦྲིད་པ། ཡན་ལག་ཡ་གཅིག་ལ་ཤུགས་མེད་པ་སོགས་ཀྱི་ནད་རྟགས་འབྱུང་། ནད་མགོ་སློང་བ་དལ་ཞིང་། རྒྱུན་པར་གཉིད་ལོག་དུས་སམ་ལྷིང་འཇགས་ཀྱི་སྐབས་ལ་འབྱུང་བ་དང་། ཁྲག་རེང་བ་ལས་བྱུང་བ་ཡིན་སྲིད། སྔོན་འགྲོའི་ནད་རྟགས་མེད་པ་དང་ནད་འབྱུང་སླ་བས། སྐར་མ་ཁ་ཤས་ནང་རྒྱས་ནས་ཡང་རྩེར་སླེབས་སྲིད།

❀ ཚབས་ཆེ་དུས་མགོ་ན་བ། སྐྱུག་མེར་ལང་བ། སྐྱུག་པ། ཡན་ལག་གཞོགས་ཕྱེད་ཞ་བ། མིད་དཀའ་བ། ངག་ལྷུག་པ། མིག་དབལ་ཉམས་པ། ཁ་གསེག་པ་བཅས་འབྱུང་ལ། སྤྱིར་ན་ཡིད་ཤེས་མེད་པར་གེགས་རྐྱེན་བྱུང་བ་དང་། ནད་བྱུང་རྗེས་ཉིན་འགའི་ནང་ནད་གཞི་རིམ་བཞིན་ཇེ་བརྟན་དུ་འགྲོ་བ། གཟའ་འཁོར་གསུམ་འགོར་རྗེས་གླད་པའི་ཚ་སྐྲངས་ཡལ་བ་དང་གཞོགས་རྫོས་ཁྲག་གི་འཁོར་རྒྱུན་སླར་འབྱུང་བ་ཡིན། གླད་པར་ཁྲག་འདོན་པ་ཇེ་བཟང་དུ་སོང་

ནས་ནད་གཞི་ཡང་དུ་འགྲོ། ནད་པ་ཁ་ཤས་ཤིག་ལ་ནད་གཞིའི་ཁྱབ་ཁོངས་ཇེ་ཆེར་སོང་བ་དང་། གླང་པའི་རྒྱ་སྐྲངས་ཇེ་ཞྭིར་སོང་ནས་ནད་གཞི་རིམ་བཞིན་ཇེ་སྡུག་ལ་འགྲོ་བ་ཡང་ཡོད།

2. ཡུན་ཐུང་གླང་ཁྲག་དཀོན་འགྱུར།

ཡུན་ཐུང་གླང་ཁྲག་དཀོན་འགྱུར་ནི་ཡུན་ཐུང་ཅན་གྱི་གླང་ཁྲག་འཁོར་རྒྱུག་གི་གེགས་བར་ལས་སྐྱེད་པའི་སྐྱར་ཟློས་འབྱུང་བའི་ཚོར་བ་འགྲུལ་སྐྱོད་ཀྱི་གེགས་བར་རེད། དེའི་ནད་རྟགས་སམ་ལུས་རྟགས་ནི་ཆུ་ཚོད་24ཡུན་ནས་མེད་པར་འགྱུར། ནད་པ་མང་ཆེ་བ་ལ་སྐར་མ་ཁ་ཤས་སམ་སྐར་མ་བཅུ་ཕྲག་ཁ་ཤས་ཡུན་སོང་ཕྱིན་ནད་རྟགས་དང་ལུས་རྟགས་རང་བཞིན་གྱིས་ལྡོད་དུ་འགྲོ་བ་མ་ཟད། ཤུལ་ལྷག་ནད་རྟགས་མི་བསྐྱུར་བ་རེད།

(1) ནད་འབྱུང་བའི་རྒྱུ་རྐྱེན། ཡུན་ཐུང་གླང་ཁྲག་དཀོན་པ་འབྱུང་བའི་རྒྱུ་རྐྱེན་ད་ཙང་མང་། རྒྱུ་རྐྱེན་གཙོ་བོ་ནི་གླང་པའི་འཕར་རྩ་མཁྲེགས་འགྱུར་གྱིས་ཁོངས་ངེས་ཅན་ནས་གླང་པར་ཁྲག་མ་འདང་བས་རེད། དེ་མིན། གླང་པའི་ཁྲག་རྩ་ལ་རྩ་འཁྲུམ་དང་སྙིང་གི་བྱེད་ལས་ཁག་པ། ཁྲག་ཤེད་དམའ་དྲགས་པ་དང་མཐོ་དྲགས་པ། ནད་པས་ཁྲག་ཤེད་གཙོག་སྨན་འཐུང་བ་མ་འཚམས་པ་སོགས་ཀྱིས་ཡུན་ཐུང་ཅན་གྱི་གླང་ཁྲག་དཀོན་པ་བསྐྱེད་སྲིད།

(2) ནད་ཐོག་མངོན་ཚུལ།

❀ ཐོལ་བྱུང་ཚོད་ཁག་ཅན་གྱི་གླང་ཁྲག་དཀོན་པའི་མངོན་ཚུལ་ནི། གླང་ཁྲག་དཀོན་གནས་མི་གཅིག་པས་ན། ནད་པའི་ནད་རྟགས་ཀྱང་མི་འདྲ། མི་ལ་ལར་ཡིད་ཤེས་མི་གསལ་བ་དང་། གཞོགས་གཅིག་གི་ཡན་ལག་ཤུགས་མེད་པ་དང་སྦྲིད་པ། མིག་གཅིག་གིས་དངོས་པོ་མཐོང་ཚད་རབ་རིབ་བམ་ལོང་བ། ནད་པ་ལ་ལར་མགོ་ཡོམ་འཁོར་བ་དང་སྐྱུག་མེར་ལང་བ། སྐྱུག་པ། མིད་དཀའ་བ། ཁ་ལྕེ་སྦྲིད་པ་སོགས་འབྱུང་། ཡར་ལངས་པ་དང་འགྲོ་དུས་གློ་བུར་དང་རྐང་པ་གཉིས་ལ་ཤུགས་མེད་པར་གྱུར་ནས་ཐང་ལ་འགྱེལ་བར་སྣང་། ནད་རྟགས་དང་ལུས་རྟགས་དེ་དག་ཡང་དང་ཡང་དུ་འབྱུང་ལ། ཉུང་ན་ཐེངས་1～2དང་། མང་ན་ཐེངས་ཁ་ཤས་ལྷར་

སྣང་། ཐེངས་རེ་རེའི་ཡུན་ཐུང་དུས་ཚོད་ནི་ སྤྱིར་སྐར་མ་འགའ་ནས་ཆུ་ཚོད་གཅིག་གི་བར་ཙམ་ཡིན།

❀ ཡུན་ཐུང་ཅན་གྱི་གླང་ཁྲག་དཀོན་ནད་དྲག་སྐྱེད་བྱུང་ཚུལ་ལྟོས་བཅས་ཀྱིས་བཟང་མོད། འོན་ཀྱང་ཆེས་ཐོག་མར་བྱུང་དུས་གླང་པ་འགག་འཆི་འབྱུང་སླ་ཞིང་། ཡུན་ཐུང་གླང་ཁྲག་དཀོན་ནད་ཡིན་པ་ཐག་ཆོད་ཚེ། ནད་བྱུང་བའི་རྒྱུ་རྐྱེན་རྩད་གཅོད་བྱས་པར། ཕན་ནུས་ལྡན་པའི་སྨོ་ནས་མ་གཞིའི་ནད་ལ་སྨན་གསོ་བྱེད་དགོས། ནང་སྨོས་སུ་རྐྱན་འཕོགས་ལ་མཚོན་ན། གླང་པའི་འཕར་རྩ་མཁྲིགས་འགྱུར་ནི་ལོ་ན་འཕར་བར་བསྟུན་ནས། རིམ་བཞིན་ཇེ་སྟུག་ལ་འགྲོ་བ་དང་། གླང་པར་ཁྲག་ཆད་པའི་བཟོད་ཚུལ་རིམ་བཞིན་ཞན་དུ་འགྲོ་ཕྱིར། ཡུན་ཐུང་ཅན་གྱི་གླང་ཁྲག་དཀོན་ནད་འབྱུང་བར་དེ་བས་དོ་སྣང་བྱེད་དགོས།

3. གླང་ཁྲག་རྫོལ་བ།

གླང་ཁྲག་རྫོལ་བ་ལ་གླང་ཁྲག་འཕྱུར་ཐོན་ཡང་ཟེར། དེ་ནི་ཕྱི་རྣམས་ཅན་མིན་པའི་གླང་ཁོག་ཁྲག་ཐོན་ཟེར། གླང་ཁྲག་རྫོལ་བ་ནི་བྲེལ་གཉིས་དང་ཚབས་ཆེ་བའི་གླང་པའི་ཁྲག་རྩའི་གེགས་བར་ཞིག་ཡིན་ལ། སྟོན་འགོག་དཀའ་ཞིང་འཆི་ཚད་མཐོ།

ཁྲག་ཤེད་མཐོ་བ་ཅན་དང་འཕར་རྩ་མཁྲིགས་འགྱུར་གྱི་གླང་ཁྲག་རྫོལ་བ་ནི། རྒྱུན་པར་རྐྱན་བགྲེས་རྣམས་ལ་འབྱུང་མང་བ་རེད། མང་ཆེ་བ་རྐྱན་འཕོགས་ཀྱི་རིག་པ་དྭངས་གསལ་ཡིན་དུས། སེམས་འགྱུལ་དྲག་པོ་ཐེབས་པའམ་ཤུགས་བཏོན་དྲག་པ་སོགས་ལས་ཁྲག་ཤེད་གློ་བུར་མཐོ་སོང་བའི་རྒྱུ་རྐྱེན་ཡོད་སྲིད་པ་རེད།

(1) ནད་འབྱུང་བའི་རྒྱུ་རྐྱེན། རྒྱུན་མཐོང་ནད་རྐྱེན་ནི་ཁྲག་ཤེད་མཐོ་བ་དང་འཕར་རྩ་མཁྲིགས་འགྱུར་ལ་ཟེར། དེ་ལས་གཞན་མགོ་ནང་འཕར་རྩའི་འབྲས་སྐྲན་དང་། ཁྲག་རྩ་ཡ་མ་གཟུགས་ཅན། གླང་པའི་འཕར་རྩའི་གཉན་ཚད། ཁྲག་ནད་སོགས་རེད།

(2) ནད་རྟོག་མངོན་ཚུལ།

❀ ནད་པར་གློ་བུར་མགོ་ཡོམ་འཁོར་བ་དང་། མགོ་ན་བ། སྐྱུག་པ་སོགས་ཀྱི་ཚོར་བ་འབྱུང་། དེ་ནས་ངག་མི་གསལ་བ་དང་། ཐང་ལ་འགྱེལ་བ། ཡན་ལག་ཞ་བ་སོགས་འབྱུང་བ་དང་། དེའི་རྗེས་གཅིན་སྐྱག་འཚོར་བ། ཡིད་ཤེས་མི་གསལ་བ། གཉིད་ལ་བྱིངས་བ། བརྒྱལ་བ་སོགས་ཡིད་ཤེས་གེགས་བར་འབྱུང་།

❀ ནད་པ་ལ་ལར་རྒྱུན་ཆགས་ཚ་དྲག་པོ་རྒྱས།

❀ སྔ་དུས་ཀྱི་ནད་པའི་འཁྲིན་རྟབ་གཏིང་ཟབ་ཅིང་དལ་ལ། གལ་སྲིད་ནད་གཞི་མུ་མཐུད་པར་ཇེ་སྟུག་ཏུ་སོང་ན། འཁྲིན་རྟབ་ཚུལ་མཐུན་མིན་པར་སྣང་།

❀ རྩ་འཕར་ཚད་དལ་བ་དང་། མགྱོགས་ཤིང་ཉམས་ཞན་ལ། ཁྲག་ཤེད་ཇེ་མཐོར་འགྲོ།

❀ ནད་གཞི་ཚབས་ཆེ་མཁན་དུས་ཐོག་ཏུ་སྨན་གསོ་མ་བྱས་ཚེ་འཆི་ཚད་ཏ་ཅང་མཐོ།

དྲུག་པ། ན་རྒས་ཅན་གྱི་སྐྲན་ནད་བཅོ་སྐྱོང་།

རྒན་འཁོགས་ལ་ནད་བྱུང་བ་ལས། སྐྲན་ནད་ཀྱིས་གནས་དང་པོ་ཟིན་པས། ཁོང་ཚོའི་བདེ་ཐང་དང་ཚེ་སྲོག་ལ་འཇིགས་སྣང་ཚབས་ཆེན་བཟོ་བཞིན་ཡོད། སྐྲན་ནད་ཕོག་པའི་རྒན་འཁོགས་གཉེར་སྐྱོང་ལས་ཀའི་ནང་དོན་གཙོ་བོ་ནི། བྱེད་ཐབས་སྣ་ཚོགས་ལ་བརྟེན་ནས་ནད་པའི་ནད་རྟགས་ཇེ་ཡང་དུ་གཏོང་བ་དང་། འཚོ་གཞིས་སྤུས་ཚད་བསྐྱེད་པ། འཚོ་གཞིས་དུས་ཡུན་སྲིང་བ་བཅས་ཡིན། དེའི་ཕྱིར། ནད་གཡོག་པས་ངང་རྒྱུད་རིང་བར། ལུས་སེམས་དང་སྙིང་རྗེའི་སྒོ་ནས། ནད་པར་སེམས་གཏིང་ནས་བྱམས་བརྩེ་བཅངས་དགོས། ནད་པ་དང་ཁྱིམ་མིའི་འདོད་བློ་དང་སྦྲེལ་ནས། ནད་གཡོག་འཆར་གཞི་བཟོ་ལ། གོ་ཆོད་པའི་ནད་གཡོག་ཐབས་བཀོད་སྤྱོད་དགོས།

སྐྲན་ནད་ཕོག་པའི་རྒན་འཁོགས་ལ་གཉེར་སྐྱོང་ཡག་པོ་བྱ་བར། ཐོག་མར་ལུས་ཁམས་དང་སེམས་ཁམས་ཀྱི་ཁྱད་ཆོས་ལ་རྒྱུས་ལོན་བྱེད་དགོས།

1. ལུས་ཁམས་ཀྱི་ཁྱད་ཆོས།

རྒན་འཁོགས་ཀྱི་ལུས་ནུས་ཀྱི་རྙིང་བརྗེ་གསར་ཚབ་དམའ་ཞིང་འགོག་སྟོབས་ཉམས་པ་དང་། རྒྱུན་པར་དལ་གཞིས་ཅན་གྱི་ནད་རིགས་དང་སྦྲགས་པས། ལུས་ཁམས་ཀྱི་འཁྲོད་སྟུན་ནུས་པ་ཇེ་ཞན་དུ་འགྲོ་སྲིད། རྒན་འཁོགས་ཀྱི་དབང་པོའི་ཕུང་གྲུབ་ཀྱི་བྱེད་ནུས་ཞན་དུ་འགྲོ་བ་དང་། སྨན་རྫས་མང་ཆེ་བར་ཟོར་བ་སྐྱེན་པས། མི་འཁྲོད་པའི་ལྟོག་མངོན་འབྱུང་སླ།

2. སེམས་ཁམས་ཀྱི་ཁྱད་ཆོས།

(1) ངོགས་པ་མང་བའི་སེམས་ཁམས། རྒན་འཁོགས་རང་ཉིད་ཀྱི་ནད་ལ་ཆ་རྒྱུས་ངེས་ཅན་ཞིག་ཡོད་མོད། འོན་ཀྱང་ཐག་མ་ཆོད་པས། རང་ཉིད་ཀྱི་ནད་གཞིའི་གནས་ཚུལ་ངོ་མ་ཤེས་འདོད་ཀྱང་ཤེས་རྒྱུར་སྐྲག་པ། ཁྱིམ་མི་དང་སྨན་པའི་གཏམ་སྦྱོད་རྣམ་འགྱུར་ལ་ཟོར་བ་ཧ་ཅང་སྐྱེན།

(2) སེམས་ཁྲལ་དང་འཇིགས་སྣང་། རྒན་འཁོགས་ཁག་གཅིག་ལ་སྙིང་དྲག་འཕར་དང་། རྩལ་ཆུ་བཞུར་བ། གཉིད་མི་ཁུག་པ། རང་ཉིད་ཀྱི་ལུས་པོ་དང་བསམ་བློ་སྙིང་གི་སྡུག་བསྔལ་ཆེ་ཚུལ་བརྗོད་པ་སོགས་ཀྱི་ནད་རྟགས་མངོན་སྲིད།

(3) ཡིད་མུག་པ། མངོན་ཚུལ་ནི་ཁ་མི་གྲག་པ་དང་། གཞན་དང་ལབ་གླེང་བྱེད་མི་འདོད་པ། ཉེ་འཁོར་ཁོར་ཡུག་ལ་རྒོལ་སེམས་འཛིན་པ། རང་སྲོག་གཅོད་པའི་བསམ་ཚུལ་འབྱུང་བར་སྣང་། ཡིད་མུག་པའི་སེམས་ཁམས་འགྱུར་ལྡོག་དང་ནད་རྟགས་ཕན་ཚུན་བརྗེ་རེས་དང་ཕན་ཚུན་ལ་ཤུགས་རྐྱེན་ཐེབས་པ་ན། ནད་པའི་ཡི་ག་མངོན་གསལ་གྱིས་ཇེ་ཞན་དང་། ལུས་པོའི་ལྷིང་ཚད་དམའ་རུ་འགྱུར་བ་རེད།

(4) སྨན་རོགས་ཅི་ཐུབ་བྱེད་པ། རྒན་འཁོགས་ཁག་གཅིག་སྤྱི་ཚོགས་ཉམས་མྱོང་ཕུན་སུམ་ཚོགས་ཤིང་སེམས་ཁམས་བཟང་ལ། འཚོ་འདོད་ཀྱི་འདུན་པ་དྲགས་པས། སྨན་གསོ་ལ་སྨན་རོགས་བྱེད་ཐུབ་ལ། འཚོ་བའི་སྒྲུས་ཚད་རྒྱུན་འཁྱོངས་སམ་ལེགས་བཅོས་བྱས་ནས། ནད་རྟགས་ཞི་འཇགས་གཏོང་བ་དང་། འཚོ་གཞིས་ཀྱི་ཡུན་སྲིང་བར་བརྟོན་པ་རེད།

3. གཞི་རྩའི་གཉེར་སྐྱོང་།

(1) རྒྱུན་ལྡན་གྱི་གཉེར་སྐྱོང་། སྐྲན་ནད་ཕོག་པའི་རྒན་འཁོགས་ལ་ནམ་རྒྱུན་དལ་གཞིས་ནད་རིགས་ཁ་ཤས་ཡོད་སྲིད། ནད་བྱུང་རྗེས་ལུས་ཁམས་ཀྱི་རིམས་འགོག་ནུས་པ་སྨར་མོར་རྗེ་ཞན་དུ་འགྲོ་བ་དང་། ན་ཚུལ་ཅུང་ཙམ་འཕེལ་བར་མངོན་ལ། རང་མགོ་ཐོན་པའི་ནུས་པ་རྗེ་ཞན་དུ་འགྲོ། ནད་པར་ན་ཟུག་མི་ཆེ་བའི་རྣང་གཞིའི་སྟེང་། འཚོ་བ་རོལ་བར་རང་མགོ་ཐོན་པར་ཡར་སྐུལ་གང་ཐུབ་བྱེད་དགོས། མལ་སར་ལྷུང་བའི་ནད་པའི་སྐོར་གསང་དབང་ཐང་ལ་སྲུང་སྐྱོབ་བྱེད་དགོས་ལ། མི་གཤིས་ལ་བརྩི་འཛོག་དང་། རང་ཉིད་ཀྱི་སྣང་བརྙན་སྲུང་འཛིན་ལའང་བརྩི་འཛོག་བྱེད་ཅིང་། ནད་པའི་པགས་པ་དང་། ཁ་ནང་། བཤང་གཅི་གཏོང་བ་བཅས་ཐད་ཀྱི་གཉེར་སྐྱོང་ལ་རམ་འདེགས་བྱེད་དགོས་ལ། ནང་སྨོས་མནན་རྨ་འབྱུང་བར་སྔོན་འགོག་དང་བདག་སྐྱོང་ཡག་པོ་བྱེད་དགོས།

(2) སྐྲན་ནད་ལས་ན་ཟུག་ལྡངས་པར་གཉེར་སྐྱོང་། སྐྲན་ནད་ན་ཟུག་ལ་གཉེར་སྐྱོང་བྱེད་པ་ནི། སྐྲན་ནད་དུས་མཇུག་གི་ནད་པའི་དོན་ཆེན་ཞིག་ཡིན་ཞིང་། དེར་སྨན་གྱིས་ཟུག་གསོན་གཉེར་སྐྱོང་དང་སྨན་མིན་པའི་ཟུག་གསོན་གཉེར་སྐྱོང་གཉིས་ཡོད། གཟེར་གསོན་སྨན་སྤྱོད་པའི་སྐོར་ནས། མིག་སྔར་རྒྱལ་ཁབ་ཕྱི་ནང་ཀུན་ནས་དུས་ཐོག་ཏུ་འདང་ངེས་ཤིག་སྟེར་བའི་ལྟ་ཚུལ་འཛིན་གྱིན་ཡོད། སྐྲན་ནད་དུས་མཇུག་ལ་སླེབས་པའི་ནད་པའི་ན་ཟུག་སེལ་ཆེད། སྨན་རྫས་ལ་བསྟེན་དྲགས་པ་ནི་གལ་མི་ཆེ་བ་ཞིག་ལ་བརྩི་བཞིན་ཡོད། རབ་ཡིན་ན་སྨན་ནི་གཏན་ཁེལ་དུས་ཚོད་ལྟར་འཐུང་རྒྱུ། ན་ཟུག་མི་བཟོད་དུས་བསྟེན་ན་ཕན་འབྲས་བཟང་ཞིང་། འཐུང་ཚད་ཀྱང་ཉུང་འཕྲི་གཏོང་ཐུབ།

(3) འཚོ་བཅུད་དགོས་མཁོར་འགན་ལེན་བྱེད་དགོས། ལུགས་མཐུན་གྱི་ཁ་ཟས་ནི་འཚོ་བཅུད་ལ་ཁག་ཐེག་ཡོང་བའི་གནད་འགག་ཡིན་ལ། ཚེ་ཐག་སྲིང་བ་དང་། ལུས་པོའི་རིམས་འགོག་ནུས་པ་བསྐྱེད་པ། སྐྲན་ནད་གསོ་བའི་ཕན་འབྲས་བསྐྱེད་པར་ནུས་པ་གལ་ཆེན་འདོན་བཞིན་ཡོད། རྒན་འཁོགས་ཀྱི་ལུས་ཁམས་ཀྱི་ནུས་པ་ཉམས་པ་དང་ནད་ཀྱི་ཤུགས་རྐྱེན་ཐེབས་

པས་ཟས་ཟ་ཚད་ཤུང་། དེར་བརྟེན། ནད་པར་འཚོ་བཅུད་ཀྱིས་ནད་གསོ་བར་རྒྱབ་སྐྱོར་ཡོང་རྒྱུ་གལ་ཆེ་ཚུལ་གསལ་བཤད་བྱེད་པ་དང་། ནད་པར་རང་འགུལ་གྱིས་ཟས་རིགས་ཟ་བར་སྐུལ་ཞིང་། ཟ་འཕྲུང་ཁོར་ཡུག་བཟང་པོ་ཞིག་བསྐྲུན་དགོས། ཕོ་བ་དང་རྒྱུ་མས་བཟུ་ལེན་བྱེད་མི་ཐུབ་པའི་ནད་པར། ཕྱི་རོས་འཛུགས་རྩ་བརྒྱུད་ནས་འཚོ་བཅུད་གསབ་སྟོན་བྱེད་པ་དང་། འཛུགས་རྩ་ལས་འཚོ་བཅུད་སྐྱོང་བར་དོ་སྣང་བྱས་ནས། སྙིགས་ནད་བྱུང་ནས་ནད་ཇི་སྲིད་འགྲོ་བར་སྔོན་འགོག་བྱེད་དགོས།

སྐྲན་ནད་བྱུང་བའི་ནད་པས་སྤོ་ཚལ་ཁོ་ན་ལས་ཤ་མ་ཟོས་ན་མི་འོས། སྲོག་ཆགས་ཀྱི་སྤྲི་དཀར་ཚད་རན་པོ་ཞིག་སྟོན་དགོས། ཟས་རིགས་སྣ་གཅིག་ཁོ་ན་བཟུ་ལེན་ལ་བརྟེན་ན། འཚོ་བཅུད་ཀྱིས་མི་འདང་བར་འགྱུར་ངེས། འབྲས་སྐྲན་ནད་པ་ཡིན་ཡང་། སྲོག་ཆགས་ཀྱི་སྤྲི་དཀར་ངེས་ཅན་ཞིག་དགོས། གལ་སྲིད་མ་འདང་ན། ནད་བཟོད་ཤུགས་ཉམས་འགྲོ་བ་དང་། སྙིགས་ནད་ཀྱང་དེ་དང་བསྟུན་ནས་མང་དུ་འབྱུང་སྲིད། དེའི་ཕྱིར་ཟ་འཕྲུང་གི་ནང་ལ་ཚད་ངེས་ཅན་གྱི་སྲོག་ཆགས་སྤྲི་དཀར་ཁ་སྟོན་བྱས་ན། ལུས་པོའི་རིམས་འགོག་ནུས་པ་བསྐྱེད་ནས་སྨན་གསོ་ལ་ཕྱར་ལས་བཟང་བར་སྟུན་རོགས་ཡོང་ཐུབ།

4. སེམས་ཁམས་གསོ་སྐྱོང་།

(1) ནད་གཞིའི་སྔ་དུས་ཀྱི་སེམས་ཁམས་འགྱུར་ལྡོག་དང་གསོ་སྐྱོང་། འཇིགས་སྐྲག་ནི་སྐྲན་ནད་བྱུང་མི་ཀུན་ལ་ཡོད་པའི་སེམས་ཁམས་ཀྱི་ལྡོག་མཚོན་ཞིག་རེད། ཚད་ལྡན་ཡིག་ཆ་ལྟར་ན། འབྲས་སྐྲན་ལས་རྒྱུན་མཐོང་འཇིགས་སྣང་ལ་ནད་ཀྱི་མ་འོངས་པ་མི་ཤེས་པའི་འཇིགས་སྣང་དང་། ཐོགས་མེད་ཁེར་རྐྱང་གི་འཇིགས་སྣང་། ན་ཟུག་ལ་འཇིགས་སྣང་། གཉེན་ཉེ་དང་འབྲལ་བའི་འཇིགས་སྣང་སོགས་ཡོད། འཇིགས་སྣང་གིས་རྒྱུན་པར་འདས་ཟིན་པ་དང་མ་འོངས་པ་བསྒྱུར་ནས། རྟོགས་འགྱུ་དང་དྲན་པ་སློང་བས་ན། སྐྱིད་ལུག་གི་སེམས་བྱུང་ཆགས་པ་རེད།

ཐོག་མར་ནད་པ་ནད་ཀྱི་མ་འོངས་པ་མི་ཤེས་པའི་འཇིགས་སྣང་ལས་ཐར་དུ་འཇུག་དགོས།

དུས་ཡུན་རིང་པོའི་ནང་ནད་པར་སྨན་ནད་ཀྱི་གནས་ཚུལ་བདེན་པར་བརྗོད་འོས་མིན་ཐད་ནས་ལྟ་ཚུལ་མི་འདྲ་བ་ཡོད། ཞིབ་འཇུག་ལས་མངོན་པ་ལྟར་ན། 80%ཡན་གྱི་ནད་པས་རང་ཉིད་ཀྱི་ནད་དཔྱད་མཇུག་འབྲས་ཤེས་འདོད་པ་རེད། དེར་བརྟེན། འབྲས་སྨན་གྱི་ནད་དཔྱད་གསལ་པོར་ངོས་བཟུང་རྗེས། སྨན་པས་ནད་ཀྱི་གནས་ཚུལ་དང་གསོ་ཐབས་མཉམ་གཅིག་ཏུ་ནད་པར་བཤད་དགོས། ཁ་ཅིག་གིས་བརྟག་དཔྱད་བྱས་པར། སྨན་ནད་བྱུང་བའི་ནད་པར་མཚོན་ན། ནད་གཞིའི་དུས་རིམ་སོ་སོ་ལས་སྔོ་བསྐྱེན་སྨན་གསོ་བྱེད་སྐབས་ནི་སེམས་ཁྲལ་ཆེས་ཆེ་དུས་ཡིན་པས། ནད་གཡོག་པས་རང་འགུལ་ངང་ནད་པར་བློ་འདྲི་དང་རྒྱབ་སྐྱོར་གྱི་ནུས་པ་འདོན་དགོས།

ནད་པ་མང་ཆེ་བས་སྨན་ནད་བྱུང་བ་ཤེས་སྐབས་ཧ་ལས་པའི་དུས་སྐབས་ཤིག་ཡོད་པ་དེར"ནད་དཔྱོད་དྲན་ཐོར"ཟེར་བཞིན་ཡོད། ཧ་ལས་པར་གྱུར་པའི་གནས་ན་ཡོད་པའི་ནད་པས་འབྲས་སྨན་ཕོག་ཡོད་པའི་ནད་དཔྱད་མཇུག་འབྲས་ཅི་ཐུབ་ཀྱིས་ཁས་མི་ལེན་ཞིང་། ནད་དཔྱད་སྐྱོན་ཞུར་ནོར་འཁྲུལ་ཡོད་པར་དོགས་པ་སྐྱེས་ཆོ། དེ་ནི་ངང་སྲུང་ཅན་གྱི་ལྡོག་མངོན་ཞིག་ཡིན་ལ། རང་ཉིད་ཀྱིས་འབྲས་སྨན་གྱི་རྟུང་རྟེག་ཐེག་ཐུབ་པའི་ཆེད་རེད། དེའི་ཕྱིར། ནད་པར་སྤུ་ཐལ་བར་རང་གི་མིན་དགག་དོར་ནས་དོན་དངོས་ལ་གདོང་གཏོད་དུ་འཇུག་མི་འོས། རྗེས་དཔགས་བློ་རྟོག་ཤོར་བའི་ནད་པར་རྒྱུས་ལོན་དང་གཉེར་སྐྱོང་མང་ཙམ་བྱེད་པ་མ་ཟད། ནད་པར་སྲུང་སྐྱོབ་བྱ་རྒྱུར་དོ་སྣང་བྱེད་དགོས་ལ། ནད་པས་རིམ་བཞིན་རང་ཉིད་ལ་འབྲས་སྨན་ཕོག་པ་ཡིད་ཤེས་བྱུང་དུས། སྡུག་བསྔལ་ཆེན་པོའི་ཁྲོད་ལ་ལྷུང་འགྲོ་བས། སྐབས་དེར་ནད་གཡོག་པའི་སེམས་ཁུར་དང་གཉེར་སྐྱོང་གལ་ཆེ་བ་རེད།

(2) ནད་གསོ་དུས་རིམ་གྱི་སེམས་ཁམས་འགྱུར་ལྡོག་དང་གཉེར་སྐྱོང་། གཤིས་ངན་སྨན་ནད་བྱུང་བའི་ནད་པར་སྨན་གསོ་དུས་རིམ་ནས་འབྲས་སྨན་དཔྱད་པ་དང་གསོ་བའི་བསམ་པའི་གནོན་ཤུགས་ཉེས་རྩིག་ཐེབས་ཡོད། ཕྱི་ཚན་གཤགས་བཅོས་ཀྱི་ཁྱབ་ཁོངས་ཆེ་བས་ལུས་པོའམ་སྨན་ནད་གནས་པའི་དབང་པོའི་རྒྱུན་ལྡན་བྱེད་ནུས་ལ་ཤུགས་རྐྱེན་ཐེབས་སྲིད། དཔེར་ན། ངག་ལྐུག་པ་དང་ཡན་ལག་རང་སྐྱེ། མིས་བཟོས་གཞང་སྒོ་སྦྱོད་མི་མོས་པ། ཐ་ན་ངོ་

གདོང་ལ་རང་སྨེ་གཏོང་བ་སོགས་ཡོད། ནད་པའི་ཡིད་འགྱུར་ལ་གཏིང་ཟབ་པར་རྒྱུས་ལོན་བྱེད་ཅིང་། གཞག་ཐབས་མ་སྦྱད་སྔོན་ལ་སྨན་པར་རོགས་རམ་བྱས་ནས། གཞགས་བཅོས་ལས་ཆེ་སྲོག་སྐྱོབ་ཐུབ་པ་དང་། སྐྲན་ནད་བསྐྱར་ལོག་རྒྱག་རྒྱུ་འགོག་པའི་དགོས་ངེས་རང་བཞིན་ལ་ངང་རྒྱུད་རིང་པོས་འགྲེལ་བཤད་རྒྱག་དགོས། གཞགས་རྗེས་ནད་པའི་ལུས་ཕུང་གི་ནུས་པ་བསྐྱར་སྐྱེད་ལ་རོགས་རམ་བྱེད་དགོས་ལ། དཔེར་ན། ངག་བརྗོད་སྦྱོང་ཇར་ལྕ་བྱ། དྲག་སྐྱེད་བྱུང་བའི་ནད་པ་ཁྲིད་ཡོང་ནས་རང་སྟེང་གི་སྦྱོང་གྲུབ་ལབ་གླེང་བྱེད་དུ་བཅུག་ན། དམིགས་བསལ་གྱི་ཕན་འབྲས་འཐོབ་ཐུབ། འོད་གཏོང་གསོ་ཐབས་དང་རྫས་འགྱུར་གསོ་ཐབས་ཀྱི་ཞོར་སྐྱོན་ཏེ། དཔེར་ན། སྐྲ་མེར་ལང་བ་དང་། མགོ་ཡོམ་འཁོར་བ། ཐང་ཆད་པ་སོགས་ཀྱིས་ནད་པའི་སེམས་ཁྲལ་ཇེ་ཆེ་འགྱུར་སྲིད། ནད་པ་ལ་ལ་ཞིག་འཆི་བ་ལ་ཅི་མི་སྙམ་མོད། འོན་ཀྱང་སྨན་གསོའི་ཞོར་སྐྱོན་བཟོད་བསྲན་མི་ཐུབ་པ་རེད། ནད་པ་ལ་ལས་སྨན་གསོ་ལ་དོན་དངོས་དང་མི་མཐུན་པའི་རེ་བ་འཆང་ཡོད། དེའང་སེམས་ཁྲལ་ཆེ་རུ་འཇུག་པའི་རྒྱུ་རྐྱེན་ཞིག་རེད། དེར་བརྟེན། གསོ་ཐབས་སྣ་ཚོགས་མ་སྦྱད་སྔོན་ལ་ནན་ཏན་གྱིས་འགྲེལ་བཤད་ཡག་པོ་བྱས་ནས། ནད་པར་སྨན་གསོའི་ནུས་པ་དང་གོ་རིམ་མདོར་བསྡུས། འབྱུང་སྲིད་པའི་ཞོར་སྐྱོན་དང་སྔུན་རོགས་བྱེད་དགོས་པའི་དོན་ཚན་བཅས་ལ་རྒྱུས་ལོན་དུ་འཇུག་རྒྱུ་ནི་ངན་གཤིས་སྐྲན་ནད་སེམས་ཁམས་རིགས་འདིད་ལས་སྐྱང་ཚུང་བྱེད་མི་རུང་བའི་དུས་རིམ་ཞིག་རེད།

སྨན་གསོ་མཇུག་རྫོགས་རྗེས། དུས་ཐོག་ཏུ་ལས་གཉེར་ཁ་ཤས་སླར་གསོ་བྱས་ན། ནད་པས་རང་ཉིད་ཀྱི་རིན་ཐང་དང་སྤྱི་ཚོགས་ཁྲིད་ཀྱི་ནུས་པ་ཚོར་ནས། ཡང་བསྐྱར་ངར་སྟོབས་བསྐྱེད་དུ་འཇུག་ཐུབ།

(3)ནད་གཞིའི་དུས་མཇུག་གི་སེམས་ཁམས་འགྱུར་ལྡོག་དང་གཉེར་སྐྱོང་། གཤིས་ངན་སྐྲན་ནད་དུས་མཇུག་ལ་སླེབས་པའི་ནད་པའི་སྐྲག་སྣང་ནི། ལུས་སྟོབས་ཉམས་པ་དང་ན་བ། ཟས་ལ་ཞེན་པ་ལོག་པ་སོགས་མངོན་ཞིང་། ནད་པར་སྡུག་བསྔལ་ཆེན་པོ་བཟོ་སྲིད། ལུས་ཁམས་ཀྱི་ནུས་པ་རིམ་བཞིན་ཉམས་རྒྱུད་དུ་སོང་བ་དང་བསྟུན་ནས། ནད་པས་རང་གི་མ་གཞིའི་

འཚོ་སྤྱོད་དོར་ནས་སྤྲོལ་ངན་ཆགས་པ་རེད། གལ་སྲིད་ནད་གཞི་སྡུག་པོ་མིན་ཚེ། ནད་པར་མལ་ལས་ལངས་ནས་འགུལ་སྐྱོད་བྱེད་པར་སྐུལ་མ་གཏོང་དགོས་ལ། སྡུ་ཐལ་བར་མལ་དུ་ཉལ་ནས་མ་ལང་ན་མི་འགྲིག་པ་རེད། འགུལ་སྐྱོད་བྱས་ན་དབང་པོའི་ནུས་པ་ཞན་འགྱུར་དེ་ཕྱིར་འགྱུངས་བྱེད་ཐུབ་པ་མ་ཟད། ནད་པས་རང་མགོ་ཐོན་པའི་ཐོར་དུ་ཡིད་ཆེས་བསྐྱེད་ཐུབ།

འཐབས་སྐྲན་བྱུང་ནས་དུས་མཐུག་ལ་སླེབས་པའི་ནད་པར་སྦྱི་ཚོགས་དང་ཁ་བྲལ་བའི་ཁེར་རྐྱང་གི་ཚོར་བ་ཞིག་འབྱུང་སྲིད། དེའི་མངོན་ཚུལ་ནི་རང་ཉིད་སྣང་མེད་དུ་འཛོག་པའམ་འདོར་བར་སྐྲག་པ་རེད། ཁེར་རྐྱང་གི་ཚོར་བ་དེ་རིགས་ཉིན་མོར་ད་དུང་བཟོད་ཐུབ་མོད། འོན་ཀྱང་མཚན་མོར་སླེབས་སྐབས་ནད་གཡོག་པས་དོ་སྣང་བྱེད་པར་རེ་འདོད་སྐྱེས་པ་རེད། ནད་པས་དཀའ་ལས་བཟོ་བཞིན་འདུག་སྐམ་ནས་སུན་སྣང་སྐྱེས་པ་དང་སྣང་མེད་དུ་འཛོག་མི་ཐུབ། སྐོར་གཟིགས་མང་ཙམ་བྱས་ནས། རང་འགུལ་དང་ནད་པའི་དགོས་མཁོ་སྐོང་དགོས་ལ། ཡང་ན་ཁྱིམ་མིར་སྲུང་དུ་བཅུག་ནས་ནད་པར་སེམས་གསོ་བྱེད་དགོས། དུས་མཐུག་གི་ནད་པར་བཤོལ་ནུར་དང་གཞན་བརྟེན་དང་ཚུལ་འབྱུང་སྲིད། བྱིས་པ་ནང་བཞིན་གྱི་གཉོར་སྐྱོང་མཁོ་ལ། དེ་བས་མང་བའི་གཉོར་སྐྱོང་ལ་བརྟེན་དགོས།

དུས་མཐུག་གི་ནད་པར་ཅི་ཕྱོགས་ཀྱིས་ནད་ཀྱི་གནས་ཚུལ་གསལ་པོར་རྟོགས་སུ་འཇུག་མི་རུང་མོད། འོན་ཀྱང་ནད་པས་ཚེ་སྲོག་མཐུག་ཛོགས་ལ་ཉེ་བ་ཚོར་ཐུབ། དེའི་ཕྱིར་རྒྱབ་སྐྱོར་གྱི་བྱེད་ཐབས་སྣ་ཚོགས་སྤྱད་ནས་ནད་པའི་སྡུག་བསྔལ་སེལ་བ་དང་། འཆི་བའི་འཇིགས་སྣང་ཞི་འཇགས་སུ་གཏོང་དགོས་པ་མ་ཟད། ནད་པའི་ལ་རྒྱ་སྲུང་འཛིན་བྱེད་དགོས། དུས་མཐུག་གི་ནད་པས་རིན་ཐང་ལྟ་བར་བསམ་བློ་མང་པོ་གཏོང་མི་རུང་། ནད་པའི་རེ་འདུན་ཆུང་ཆུང་ལ་མཐོང་ཆེན་བྱས་ནས། ལུས་ཁམས་དང་སེམས་ཁམས། སྤྱི་ཚོགས་ཀྱི་དགོས་མཁོ་སྐོང་ཅི་ཐུབ་བྱེད་དགོས། དེ་ནི་ནད་པར་ཆེས་བཟང་བའི་སེམས་ཁམས་ཀྱི་རྒྱབ་སྐྱོར་ཡིན། ནད་གཞི་མགྱོགས་པར་ཛེ་སྡུག་ཏུ་སོང་ནས་གསོ་ཐབས་སྣ་ཚོགས་ཀྱིས་གོ་མི་ཆོད་པའི་སྐབས་སུ། ནད་པར་ཁོང་ཁྲོ་ཆེན་པོ་ལངས་པ་དང་རེ་ཐག་ཆད་པའི་བསམ་ཚུལ་འབྱུང་སྲིད་ལ། ཐ་ན་

རང་སྲོག་གཅོད་པའི་བསམ་པའང་ཡོད། དེ་ལ་སེམས་ཁུར་མང་ཙམ་བྱེད་དགོས་ལ། དོ་སྣང་མང་ཙམ་བྱས་ནས་བསམ་ཡུལ་ལས་འདས་པའི་གནས་ཚུལ་འབྱུང་བར་སྔོན་འགོག་བྱེད་དགོས། ནད་པ་ཁ་ཤས་སླིང་འཇགས་ལ་མོས་ཤིང་། སྨན་ཁང་ནས་རང་ཁྱིམ་ལ་ལོག་འདོད་པ་དང་། ཁྱིམ་མི་དང་མཉམ་འཛོམས་བྱུང་རྗེས་མི་ཡུལ་དང་ཁ་འབྲལ་བསམ་པ་རེད།

ས་བཅད་བརྒྱད་པ། རྒན་འཁོགས་ཀྱི་ཚོར་སྣང་མ་ལག་དང་འབྲེལ་བའི་འཚོ་བ་དང་གཉེར་སྐྱོང་ལག་རྩལ།

དང་པོ། རྒན་འཁོགས་ཀྱི་ཚོར་སྣང་མ་ལག་གི་ནུས་པའི་འགྱུར་ལྡོག

དབང་རྩའི་མ་ལག་ལ་འགྱུར་ལྡོག་བྱུང་རྗེས། རྒན་འཁོགས་ཀྱིས་ཕྱི་རོལ་དོན་བྱ་ལ་ལྡོག་མངོན་འབྱུང་ཚད་དལ་བ་ཕུད། ཚོར་དབང་གི་འགྱུར་ལྡོག་གིས་ཀྱང་ཕོ་ཚོའི་ཕྱི་རོལ་དོན་བྱའི་ལྡོག་མངོན་འབྱུང་ཚད་ཉུང་དུ་འགྱུར་བ་རེད། མངོན་ཚུལ་གཙོ་བོ་གཤམ་གསལ་ལྟར།

❀ མཐོང་ཚོར་འགྱུར་བ། མིག་འབྲས་ནང་གི་ཤེལ་ཚུལ་ཕུང་པོའི་ལྷིམ་ཤུགས་མེད་པར་གྱུར་པས། མིག་གི་རྟེན་ཤའི་ནུས་པ་ཉམས་ནས་རྒས་མིག་འབྱུང་ལ། མཐོང་སྣང་རབ་རིབ་ལ་འགྱུར་སྲིད།

❀ སྐྱ་འགྲིབ་དང་ཡིད་ཧོག །མཐོང་ཁོངས་ཆུང་བ། མིག་གི་རྒྱལ་མོའི་འོད་ནུས་ཞན་དུ་འགྲོ་བ་སོགས་ཀྱི་ནད་རྟགས་འབྱུང་སྲི།

❀ ཐོས་ཚོར་ལ་གེགས་འབྱུང་བ། རྣ་བྲུང་གི་ཐོས་ཚོར་ཞན་གྱུར་ནས། ཐློས་ཚད་མཐོ་བའི་སྐད་སྒྲ་ལ་ཚོར་བ་མི་སྐྱེན་པར་འགྱུར་ལ། གཞན་གྱིས་སྐད་ཆ་བཤད་པ་གསལ་པོར་མི་ཐོས། རྒྱུན་པར་དྲིས་ལན་ལོག་འདེབས་དང་། ཡུན་རིང་འགོར་རྗེས། གཞན་དང་འབྲེལ་འདྲིས་བྱེད་མི་འདོད་པར་གྱུར་པ་ན། ཚོར་སྣང་སྟར་ལས་རྟུལ་བར་འགྱུར། གལ་སྲིད་ཚོར་ནུས་རྩ་བ་ནས་ཤོར་

ཡང་། ཉན་བྱེད་སྒྲིག་ཆས་ལ་བརྟེན་མི་འདོད་ཆེ། ཕྱི་རོལ་དོན་བྱ་ལ་ལྟོག་མངོན་ནུས་པ་ཤོར་ནས། སེམས་ཁམས་སྣང་ལས་ཁེར་རྐྱང་ལ་འགྱུར་སྲིད། དེའི་ཕྱིར་ནད་གཡོག་པས་ཐབས་བརྒྱུ་རྟུས་སྐྱོང་གིས་རྒན་འཕོགས་དང་འབྲེལ་འདྲིས་བྱེད་དགོས།

❀ མཐོང་ཚོར་དང་ཐོས་ཚོར་རྒུལ་བ་ལས་གཞན། སྐྱི་པགས་ཀྱི་ཚོར་བ་ཡང་དེ་དང་བསྟུན་ནས་ཞན་འགྲོ་བ་རེད། དེར་བརྟེན། རྒན་འཕོགས་ལ་གཉོར་སྐྱོང་བྱེད་པར་འཁྱག་པ་དང་། ཚ་བ། རེག་བྱའི་གནོད་འཚེ་བཅས་འགོག་དགོས།

❀ རོ་ཚོར་འགྱུར་བ། ལྕེ་དྲིག་ཇེ་མཐུག་དང་རོ་འཛིན་ནུས་པ་ཇེ་ཞན། མཆིལ་མ་ཟགས་ཐོན་ཇེ་ཉུང་དུ་སོང་བས་རོ་ཚོར་ཡང་ཞན་པར་འགྱུར། ཁ་ཟས་གང་འདྲ་ཟོས་ཀྱང་བྲོ་བ་ཅི་ཡང་མི་ཤེས་པ་དང་། དེ་ལས་ལྡོག་པར་མངར་མོ་དང་ཚྭ་བྲོ་ཆེ་བའི་ཟས་རིགས་ཟ་རྒྱུར་དགའ། སྐབས་དེར་མངར་ཆའི་ཚད་དང་ཟས་ཚྭ་བསྡུ་ལེན་བྱེད་པར་ཚོད་འཛིན་འོས་འཚམ་བྱེད་དགོས།

གཉིས་པ། ལུས་དྲོད་ལུས་རྟགས།

ལུས་དྲོད་ནི་བྲང་ཁོག་དང་། གསུས་ཁོག །དབང་རྩའི་དཀྱིལ་གཞུང་བཅས་ཀྱི་དྲོད་ཚད་ལ་ཟེར། དེར་ལུས་ཉིང་དྲོད་ཚད་ཀྱང་ཟེར། མིའི་ལུས་དྲོད་དེ་རྒྱུན་ལྡན་གནས་ཚུལ་འོག་ནས་གཏན་འཇགས་ཅམ་ཡིན། འོན་ཀྱང་རྒྱུ་རྐྱེན་སྣ་ཚོགས་ཀྱི་དབང་གིས་འགྱུར་ལྡོག་འབྱུང་བ་མཟད། ལུས་དྲོད་ཀྱི་འགྱུར་ལྡོག་ལ་ཆོས་ཉིད་ངེས་ཅན་ཞིག་ཡོད།

1. རྩོལ་མཐུན་གྱི་ལུས་དྲོད།

རྩོལ་མཐུན་གྱི་མིའི་ལུས་དྲོད་ནི་ཉིན་རེའི་ཆུ་ཚོད་24ནང་གཏན་འཇགས་མིན་པ་དང་། 0.3~0.6℃བར་གྱི་འཕར་ཆག་ཡོད། བདེ་ཐང་མི་དར་མའི་གནས་ཚད་མི་འདྲ་བའི་རྩོལ་མཐུན་ལུས་དྲོད་གཤམ་ལྟར། ཁ་ནང་37℃དང་། མཆན་འོག་36.7℃(ཁའི་དྲོད་ཚད་ལས་0.3℃གྱིས་

དམའ།) གཞང་དཀར་ནག་37.6℃(ཁའི་དྲོད་ཚད་ལས་0.5℃ཡིས་མཐོ་)བཅས་ཁྱད་པར་ཅུང་ཟད་ཡོད།

2. ལུས་དྲོད་མཐོ་བར་སོང་བ།

37.4~38℃ནི་དམའ་བའི་ལུས་དྲོད་ལངས་པ་དང་། 38~39℃ནི་འབྲིང་བའི་ལུས་དྲོད་ལངས་པ། 39~41℃ནི་མཐོ་བའི་ལུས་དྲོད་ལངས་པ། 41℃ཡན་ཆད་ནི་ཆེས་མཐོའི་ལུས་དྲོད་ལངས་པ་རེད། ལུས་དྲོད་ཇེ་མཐོར་འགྲོ་བ་ནི་གློ་གཅོང་དང་། གློ་སྒྲུག་གི་ཡན་ལག་གློ་ནད། གླང་ཚད། ཨོལ་གོང་གཤེར་རྐྱེན་གྱི་བྱེད་ལས་རྒྱས་པ། ཚ་བ་ཕོག་པ། ཆམ་པ་ཕོག་པ། དེ་མིན་ཕྱི་རྣམས་ཀྱིས་ཐེབས་རེད་སོགས་ལས་མངོན།

3. ལུས་དྲོད་དམའ་བར་སོང་བ།

ལུས་དྲོད་རྒྱུན་ལྡན་གྱི་ཚད་ལས་དམའ་བར་སོང་བའི་སྣང་ཚུལ་ནི། དྲན་པ་འཐོར་བ། ཁྲག་མང་པོ་བཞུར་བ། དལ་གཤིས་ཟད་གྲོན་ཅན་གྱི་ནད་རིགས། ལོ་ན་རྒས་ཤིང་ལུས་ཟུངས་ཞན་པ། ཨོལ་གོང་གཤེར་རྐྱེན་གྱི་བྱེད་ལས་ཞན་པ། འཚོ་བཅུད་ཀྱིས་མི་འདང་བ། དྲོད་ཚད་དམའ་བའི་ཁོར་ཡུག་ནས་ཡུན་རིང་འཁྱག་ཏུ་བཅུག་པ་སོགས་ཀྱི་གནས་ཚུལ་གྱི་དབང་གིས་མཐོང་བ་རེད།

4. ལུས་ཁམས་ཅན་གྱི་ལུས་དྲོད་འགྱུར་བ།

ལུས་དྲོད་ནི་གཏན་འཇགས་འགྱུར་མེད་ཅིག་མིན་མོད། ལོ་ན་དང་ཕོ་མོ། ཉིན་མཚན། འགུལ་སྐྱོད། ཟ་འཐུང་། སེམས་ཁམས་བཅས་ཀྱི་འགྱུར་ལྡོག་དང་བསྟུན་ནས་འགྱུར་བཞིན་ཡོད། འོན་ཀྱང་འགྱུར་ལྡོག་དེ་རིགས་ཚུལ་མཐུན་གྱི་ཁོངས་ན་ཡོད།

(1) ཕོ་མོ། སྤྱིར་བུད་མེད་ཀྱི་ལུས་དྲོད་སྐྱེས་པ་ལས་ཅུང་ཟད་མཐོ། བུད་མེད་ལ་ཟླ་མཚན་འབབ་པའི་དུས་སྐོད་དང་མངལ་སྦྲུམ་པའི་དུས་སྐོད་དུ་ལུས་དྲོད་ཅུང་ཟད་མཐོ་རུ་འགྲོ་བ་དང་། ཁམས་དམར་ཕུད་དུས་ཅུང་ཟད་དམའ་བ། རླབས་འགྱུལ་འདིའི་རིགས་ནི་གཙོ་བོ་སྦྲུམ་བྱེད་

སྐྱེལ་རྩི་ཟུགས་ཐོན་གྱི་འཕོར་ཡུན་དང་འབྲེལ་བ་ཡོད།

(2) ན་ཚོད། ཕྲུ་གུ་དམར་འབྱར་གྱི་ལུས་དྲོད་ལ་ཕྱི་རོལ་དྲོད་ཚད་ཀྱི་ཤུགས་རྐྱེན་ཐེབས་ནས་འགྱུར་ལྡོག་འབྱུང་སླ། བྱིས་པའི་བརྗེ་ཆབ་ཐོན་ཚད་མཐོ་ལ། ལུས་དྲོད་དར་མ་ལས་ཅུང་ཟད་མཐོ། རྒན་འཁོགས་ཀྱི་བརྗེ་ཆབ་ཐོན་ཚད་དམའ་བས་ལུས་དྲོད་ཅུང་ཟད་དམའ།

(3) ཉིན་མཚན། ཕྱིར་ཉིན་རེའི་ཆུ་ཚོད་2:00~6:00ལ་ལུས་དྲོད་ཆེས་དམའ་བ་རེད། ཆུ་ཚོད་16:00-18:00ལ་ལུས་དྲོད་ཆེས་མཐོ་སོང་། འོན་ཀྱང་དེའི་འགྱུར་ཁོངས་ཕལ་ཆེར་0.5~1℃ ཙམ་ལ་ངེས།

(4) འགུལ་སྐྱོད། འགུལ་སྐྱོད་བྱེད་སྐབས་ཟུས་ཤ་གྲིམ་འཁུམ་བྱུང་ན་ལུས་དྲོད་ཅུང་ཟད་མཐོ་རུ་འགྲོ།

(5) ཟ་འཐུང་། ཟ་མ་ཟོས་རྗེས་ལུས་དྲོད་ཅུང་ཟད་མཐོ་རུ་འགྲོ་བ་དང་། ལྟོགས་སྐོམ་དང་ཟས་བཀག་སོགས་གནས་ཚུལ་གྱི་དབང་གིས་ལུས་དྲོད་དམའ་རུ་འགྲོ།

(6) སེམས་ཁམས། སེམས་འགུལ་དྲག་པོ་ཐེབས་པ་དང་། སེམས་འཚབ་ན་ལུས་དྲོད་ཇེ་མཐོར་འགྲོ།

(7) ཕྱི་རོལ་དྲོད་ཚད། ཕྱི་རོལ་དྲོད་ཚད་ཀྱི་འགྱུར་ལྡོག་དབང་གིས་ལུས་དྲོད་ལ་གཡོ་འགུལ་འབྱུང་དུ་འཇུག །

5. རྒན་འཁོགས་ཀྱི་ལུས་དྲོད་དང་ཚུལ།

རྒན་འཁོགས་ཀྱི་རྨང་གཞིའི་བརྗེ་ཆབ་བྱུང་ཚད་དམའ་བ་དང་། ལུས་དྲོད་དར་མ་དང་ན་གཞོན་ལས་ཅུང་ཟད་དམའ་བ་ཡིན།

གསུམ་པ། རྒྱན་འཁོགས་ལ་སེན་མོ་འབྲེག་རོགས་དང་ཁ་སྤུ་བཞར་རོགས།

1. སེན་མོ་འབྲེག་པ།

(1) དམིགས་ཡུལ། སེན་མོ་བྲེགས་ནས་རིང་ཐུང་རན་པོར་གཏོང་དགོས་ལ། རྒྱན་འཁོགས་ཀྱི་སེན་མོའི་དབྱིབས་འགྱུར་བའམ་སེན་རྩེང་ནས་གཉན་ཚད་རྒྱས་པ་འགོག་དགོས།

(2) སྦྱོད་བྱ། སེན་བཏོག་དང་། རྡར་གྲི། པགས་སྐྱུམ། དགོས་མཁོ་ལྟར་ལག་རས་ཆེ་ཙམ། གཞོང་པ། ཆུ་དྲོན་མོ་བཅས་གྲ་སྒྲིག་བྱེད་དགོས།

(3) བཀོལ་སྤྱོད་གོ་རིམ།

❀ སྤྱོད་བྱ་ཆ་ཚང་རྒྱན་འཁོགས་ཀྱི་མལ་ཁྲིའི་གམ་ལ་འཁྱེར་ནས་འགྲེལ་བཤད་ཡག་པོ་རྒྱག་པ་དང་སྨན་རོགས་འཐོབ་ཐབས་བྱས་མུར། རྒྱན་འཁོགས་ཀྱི་ལག་མཐེབ་དང་རྐང་མཐེབ་འདོན་པར་རོགས་རམ་བྱེད་དགོས།

❀ ནད་གཡོག་པས་ལག་པ་གཅིག་གིས་རྒྱན་འཁོགས་ཀྱི་ལག་མཐེབ་བམ་རྐང་མཐེབ་ལ་འཇུ་བ་དང་། ལག་པ་གཞན་ཞིག་གིས་སེན་མོ་རེ་རེ་བཞིན་བྲེགས་ཚར་རྗེས། སེག་རྡར་གྱིས་དལ་མོར་བརྡར་ནས་འཇམ་ཤ་དོད་པོར་གཏོང་དགོས།

ཁྱོད་ལ་རྒྱལ་ཆུང་ཞིག་འབྲིད།

> ① སེན་མོ་བྲེགས་པ་ཐུང་དྲགས་པའམ་རིང་དྲགས་པ་མི་རུང་། རིང་དྲགས་ན་སྙི་པགས་ལ་རྨ་བཟོ་སླ།
>
> ② དགུན་དུས་སེན་མོ་མཁྲེགས་ཤུར་ནས་འབྲེག་དཀའ་དུས་ཆུ་དྲོན་མོའི་ནང་སྦངས་རྗེས་ད་གཟོད་བྲེག་དགོས་ལ། ཆུ་ནང་ལ་སྦངས་སྐབས། ཆུའི་དྲོད་ཚད་ལ་དོ་སྣང་བྱས་ནས་འཚིག་རྨས་ཐེབས་པ་འགོག་དགོས།

③ ཐལ་མདོག་ཅན་གྱི་སེན་མོ་འབྲིག་སྐབས་གོ་རིམ་ལ་མཉམ་འཛོག་བྱེད་དགོས། སྔོན་ལ་ཐལ་མདོག་སེན་མོ་མེད་པའི་སེན་མོ་འབྲིག་པ་དང་། མཇུག་མཐར་ཐལ་མདོག་སེན་མོ་ཡོད་པའི་སེན་མོ་འབྲིག་དགོས། འབྲིག་མཁན་གྱི་ལག་པ་གཙང་མར་བཀྲུས་ནས་སློལ་རྒྱུན་ཐབས་རེད་འགོག་དགོས།

❀ དགོས་མཁོ་ཡོད་དུས་རྐན་འབོགས་ཀྱི་ལག་པ་དང་རྐང་པར་པགས་སྨུམ་བྱུགས་པ།

❀ ཐལ་མདོག་སེན་མོ་དང་མཁྲིགས་ཤ་འབྲིག་སྐྱངས། མལ་སར་ལྡུང་བའི་རྐན་འབོགས་ཀྱི་མལ་ཁྲིའི་མཇུག་ལ་ལག་རས་ཆེ་ཙམ་འདིང་བ་དང་། སྔོན་ལ་རྐན་འབོགས་ཀྱི་རྐང་པ་གཉིས་ཆུ་དྲོན་མོར་སྦངས་ནས་སྐར་མ་10～20འགོར་རྗེས། དེ་ཕྱིས་ནས་སྐེམ་རྗེས་འབྲིག་པ།

❀ བྲིགས་ཟིན་པའི་སེན་མོ་ཤོག་བུའི་ནང་བཏུམ་ནས་འདོར་བ།

❀ སྤྲད་བྱ་ལེགས་སྒྲིག་བྱས་ནས་སྔར་གནས་ལ་འཛོག་པ།

2. ཁ་སྤྲུ་བཞར་བ།

(1) དམིགས་ཡུལ། རྐན་འབོགས་ཀྱི་བཞིན་རས་གཙང་ཞིང་སྐྱིད་སྣང་འབྱུང་ཆེད་ཡིན།

(2) སྤྲད་བྱ། སྣོད་ཆས། ཀ་ཧོ་ར། བཞར་གྲི། འདག་རྫས་གཤེར་ཁུ། ལག་རས། སྐེ་དཀྲི། ངོ་སྨུམ། ཁྲུན་ཁ་པ་75%བཅས་གྲ་སྒྲིག་བྱེད་པ།

(3) བཀོལ་སྤྱོད་གོ་རིམ།

❀ སྤྲད་བྱ་ཆ་ཚང་རྐན་འབོགས་ཀྱི་མལ་ཁྲིའི་མདུན་ཕྱོགས་ལ་འཁྱེར་ནས་གསལ་བཤད་བྱེད་ཅིང་སྐུན་རོགས་འཐོབ་ཐབས་བྱེད་པ།

❀ རྐན་འབོགས་ཅོག་ཙུ་འཇུག་པ་དང་། ཁྲུན་ཁ་པ་75%བཀོལ་ནས་ཁ་སྤྲུ་བཞར་གྲི་ལ་སྦྱིང་བལ་རིལ་བུས་དུག་སེལ་བྱེད་པ།

❀ ཁྲུས་གཞོང་ནང་ལ་དྲོད་ཚད་50℃ཡོངས་པའི་ཆུ་དྲོད་འཛམ་བླུགས་ནས་ལག་རས་ཀ་ཧོ་རའི་ནང་འཛོག་པ།

❀ སྐེ་དགྲི་རྒན་འཕོགས་ཀྱི་མགོ་དང་སྐེ་ལ་དགྲི་བ་དང་། ལག་ཕྱིས་དྲོན་པོ་བཙིར་ནས་སྨ་རའི་སྟེང་སྐར་མ་1～2འཛོག་པའི་ཐུ་ལ་འདག་རྫས་གཤེར་ཁུ་བྱུག་པ།

❀ ཁ་སྤུ་བཞར་སྐབས་ལག་རས་དྲོན་པོ་དེ་ཁ་སྤུ་བཞར་གྱི་འགུལ་བ་དང་བསྟུན་ཞིང་། གོང་ནས་འོག་བར་དང་། དེ་ནས་མཆུ་སྒྲོས་དང་མ་ནེ་བརྒྱུད་ནས་རིམ་བཞིན་གཙང་མར་བཞར་རྒྱུ། ཁ་སྤུ་བཞར་སྐབས་ཤེད་བཀོལ་ཚད་རན་པ་ཡིན་དགོས། དེ་ནི་ལུས་པགས་ལ་རྨས་སྐྱོན་མི་ཐོག་པའི་ཆེད་དུ་ཡིན།

❀ ཁ་སྤུ་གཙང་མར་བཞར་རྗེས། ལག་རས་དྲོན་པོས་ངོ་གཙང་མར་འཕྱིད་པ་དང་། ངོ་སྨུམ་བྱུག་དགོས།

❀ སྤྱད་བྱ་ལེགས་སྒྲིག་བྱས་ནས་སྔར་གནས་ལ་འཛོག་པ།

ཁྱོད་ལ་རྩལ་ཚུང་ཞིག་འབྲིད།

① བཀོལ་སྤྱོད་གོ་རིམ་ཁྲིད། གལ་སྲིད་རྒན་འཕོགས་ལ་ལུ་རྒྱུ་ཡོང་དུས་འབྲིག་མཚམས་འཛོག་དགོས། སློ་ལུ་ཚར་རྗེས་ད་གཟོད་འབྲིག་པ།

② བཀོལ་སྤྱོད་གོ་རིམ་ཁྲིད། གལ་སྲིད་ལུས་པགས་ལ་གནོད་སྐྱོན་ཐེབས་ཚེ། དུས་ཐོག་ཏུ་ཐག་གཅོད་བྱེད་དགོས།

③ ཁ་སྤུ་བཞར་ཚེ་སློག་སྒུལ་ཁ་སྤུ་བཞར་བྱེད་བཀོལ་ཀྱང་ཆོག་པ།

བཞི་པ། རྒན་འཕོགས་ལ་འཁྲུད་རོགས་བྱེད་པ།

1. མལ་ཁྲིའི་སྟེང་ནས་མགོ་བཀྲུ་བ།

(1) དམིགས་ཡུལ། སྐྲ་བཀྲུས་ཏེ་མགོ་པགས་ནས་མི་གཙང་བ་དང་གོག་ཤི་མེད་པར་བཟོས་ན། མགོ་པགས་ཀྱི་ཁྲག་རྒྱུག་པར་ཕན་ཞིང་། རྒན་འཕོགས་ཀྱི་མགོ་པགས་གཙང་ཞིང་

སྐྱིད་སྣང་དོད་པ། སྐྲ་ཡག་པོ་བཅས་བཟོ་ཐུབ།

(2) སྤྱོད་བྱ། ལག་རས་2དང་། འཁྱིག་གདན། ཁྲུས་རས་1 གཞོང་བ། ཆུ་ཕོར། སྲིང་རས་སམ་མིག་ཁེབས། སྲིང་བལ་རིལ་བུ་2 ཤོག་བུའི་ཁུག་མ། སྐྲ་འཁྲུད་འདག་ཁུ། སྐྲ་ཤད། ཆུ་ཟོམ། ཆུ་དེམ་ནང་ལ་ཆུ་དྲོན་མོ་40~50℃ཡོད་ཚོད་ལྷུག་པ། སྐྲ་སྐེམ་འཕྲུལ་ཆས།

(3) བཀོལ་སྤྱོད་གོ་རིམ།

❀ སྤྱོད་བྱ་ཆ་ཚང་གྲ་སྒྲིག་བྱས་ནས་རྒན་འཕོགས་ཀྱི་ཉལ་ཁྲིའི་གམ་ལ་འཁྱེར་ཞིང་། རྒན་འཕོགས་ལ་འགྲེལ་བཤད་ཡག་ཙམ་བརྒྱབ་ནས་སྟུན་རོགས་འཐོབ་པར་བྱེད་པ།

❀ དུས་ཚིགས་ལྟར་སྒོ་དང་སྐེའུ་ཁུང་རྒྱག་པ་དང་། ཁང་པའི་དྲོད་ཚད་24℃ཡས་མས་འཚམ་པ།

❀ མལ་ཁྲིའི་གམ་གྱི་ཅོག་ཙེ་དང་རྐུབ་སྟེགས་ཀྱི་གནས་སྤོས་ནས་དགོས་མཁོར་གཞིགས་ནས་རྒན་འཕོགས་ཀྱིས་བཤང་གཅི་འདོར་བར་རོགས་བྱེད་པ།

❀ རྒན་འཕོགས་ལ་ཕུས་མོ་བསྐུམ་ནས་གན་རྐྱལ་དུ་ཉལ་བ་དང་། མགོ་བོ་མལ་ཁྲིའི་གམ་ལ་བཅར་བར་གཞོགས་འདེགས་བྱེད་པ།

❀ ཐུས་མགོ་ཕྲག་འོག་ལ་བཞག་ནས་སྟེང་ལ་འཁྱིག་བཟོས་རས་གདན་དང་ཁྲུས་རས་འདིང་བ། སྐེ་འོག་ལ་ཀ་ཏོ་ར་བཞག་ནས། རྒན་འཕོགས་ཀྱི་མགོ་བོ་དེའི་སྟེང་གཏད་དུ་འཇུག་པ།

❀ ལྭ་བའི་གོང་བ་བཀྲོལ་ནས་སྐེ་རས་དཀྲི་བ།

❀ རྣ་བ་གཉིས་སྲིང་བལ་རིལ་བུས་བྱུམ་པ་དང་། མིག་གཉིས་རས་ཀྱིས་འགེབས་པ།

❀ ནད་གཡོག་པ་ནུས་ཚོད་ཀྱིས་རྒན་འཕོགས་ཀྱི་ཉེ་སར་བཅར་ནས་ཡར་ལངས་དགོས་པ་དང་། དྲོད་ཚད་འཇལ་རྗེས་ཆུ་དྲོད་འཇམ་གྱིས་སྐྲ་བརླན་པར་བྱེད་པ། སྐྲ་འཁྲུད་འདག་ཁུ་བྱུགས་པ། ལག་པ་གཉིས་ཀྱིས་གོ་རིམ་ལྟར་དལ་གྱིས་འཕྱུར་ནས་སྐྲ་གཙང་མར་བཀྲུ་བ། དེ་ནས་ཆུ་གཙང་མས་གཤལ་བ།

❀ རྣ་ཁུང་བྱུམ་བྱེད་སྲིང་རིལ་དང་མིག་སྒྲིབ་སེང་རས་ལེན་པ།

❈ ཀ་ཏོ་ར་ཕྱིར་བླངས་ནས། སྤུས་མགོ །འཁྲིག་བཟོས་རས་གདན། ཁྲུས་རས་བཅས་མཉམ་པར་རྐན་འཕོགས་ཀྱི་མགོ་འོག་ལ་འཐེན་ནས། རྐན་འཕོགས་ཉལ་རྒྱུར་སྟབས་བདེ་བསྐྲུན་པ།

❈ ལག་རས་ཀྱིས་སྐྲ་བཏུམ་པ་དང་། ངོ་གདོང་འབྲུ་བྱེད་ལག་རས་ཀྱིས་རྐན་འཕོགས་ཀྱི་ངོ་གདོང་དང་རྣ་ཅོག །མཇིང་བ་བཅས་ཕྱིས་ནས། སྐེ་དཀྲིས་ལག་རས་བླངས་རྗེས། ཁྲུས་རས་ཀྱིས་སྐྲ་འཁྱིད་ཅིང་། སྐྲ་སྐེམ་དུ་འཇུག་པ་དང་གྲལ་དག་པར་ཤད་པ།

❈ རྐན་འཕོགས་ལ་སྐྱིད་པའི་ཉལ་སྟངས་མགོ་འདོན་བྱེད་པ།

❈ སྤྱོད་ཆ་དག་ལེགས་སྒྲིག་བྱས་ནས་སྔར་གནས་ལ་འཇོག་པ།

བྱེད་ལ་རྩལ་ཆུང་ཞིག་འཁྲིད།

①སྐྲ་མ་བཀྲུས་སྔོན་ལ་ཁང་པའི་དྲོད་ཚད་ཚོད་འཛིན་དང་དྲོད་སྲུང་ཡོང་བར་དོ་སྣང་བྱེད་པ།

②སྐྲ་བཀྲུ་སྐབས་ལག་པ་འགུལ་སྟངས་བདེ་ལ་ལག་འཇམ་དགོས་ཤིང་། དུས་ཡུན་རིང་དྲགས་མི་འོས།

③ ཆུའི་དྲོད་ཚད་རན་པོ་དགོས་ལ་ཆུ་ཁོལ་མ་ཐད་ཀར་མགོ་པགས་སྟེང་ལྷུག་མི་རུང་། འཚོག་རྨས་ཐེབས་སྲི། སྐྲ་བཀྲུ་སྐབས་བཀྲུ་ཆུ་མིག་ནང་དང་། རྣ་ནང་། ལྷ་བའི་གོང་བ། མལ་གདན་སོགས་ལ་བཞུར་བར་འཛེམ་དགོས།

④ སྐྲ་བཀྲུ་དུས་རྐན་འཕོགས་ཀྱི་ངོ་མདངས་དང་འབྱིན་རྔུབ་སོགས་ཀྱི་གནས་ཚུལ་ལ་བརྟག་དགོས། གལ་སྲིད་ཚུལ་མཐུན་མིན་ཚུལ་བྱུང་ཚེ། མྱུར་བར་སྤྱོད་མཚམས་འཇོག་དགོས།

⑤སྤྱོད་རིམ་ཁྲིད་རྐན་འཕོགས་ཀྱི་གནས་སྟངས་འཕྲོད་པོ་ཡོང་བ་ཁག་ཐེག་བྱེད་པ།

2. མལ་ཁྲིའི་སྟེང་ནས་ཕྱི་འཕྲུད།

(1) དམིགས་ཡུལ། མལ་ཁྲིའི་སྟེང་ཕྱི་འཕྲུད་བྱེད་པ་ནི་སྐྱི་པགས་གཙང་མ་ཡོང་ཆེད་ཡིན།

(2) སྤྱོད་ཆ། ཁྲུས་རས་1 ཀ་ཏོ་ར་2 ལག་རས་3 ཆུ་ཟོ་2 དྲོད་ཚད་50℃ཅན་གྱི་ཆུ་དྲོན་མོ། བརྗེ་ཆའི་ལྷ་བ་ཆ་ཚང་1 ཆུ་ཕོར། འཇིབ་སྨུག །ཁེབས་ཅན་བཤང་གཅིའི་འཕྱུད་སྣོད། སྐྲ་ཤད། ཁེ་གྲི་བཅས།

(3) བཀོལ་སྤྱོད་གོ་རིམ།

❀ སྤྱད་བྱ་དག་རྒན་འཕོགས་ཀྱི་མལ་ཁྲིའི་གམ་ལ་འཁྱེར་བ་དང་། ཆུ་ཕོར་ནང་ཆུ་ཁོལ་བླུགས་ནས་གྲ་སྒྲིག་བྱས་རྗེས། རྒན་འཕོགས་ལ་འགྲེལ་བཤད་བྱས་ནས་སྣུན་རོགས་འཐོབ་ཐབས་བྱེད་པ།

❀ སྒོ་དང་སྒེའུ་ཁུང་བརྒྱབ་ནས་ཁང་པའི་དྲོད་ཚད་22~25℃སྙོམས་སྒྲིག་བྱེད་དགོས་པ་དང་། རྒན་འཕོགས་ཀྱི་དགོས་མཁོ་ལྟར་བཤང་གཅི་འཕྱུད་སྣོད་སྤྲོད་པ།

❀ ཀ་ཏོ་ར་མལ་ཁྲིའི་གམ་གྱི་རྐུབ་སྟེགས་སྟེང་བཞག་ནས། དྲོད་ཚད་50℃ཡས་མས་ཀྱི་ཆུ་དྲོན་མོ་ལྷུག་པ་དང་། འབྲུད་རས་རྒན་འཕོགས་ཀྱི་མགོ་འོག་ལ་བཞག་ནས། ལག་རས་རློན་པ་བྱས་རྗེས་བཙིར་ནས། རིམ་བཞིན་རྒན་འཕོགས་ཀྱི་ངོ་གདོང་དང་རྣ་རྒྱབ། མཇིང་བ་བཅས་འཕྱིད་དགོས་ལ། ཚི་དྲིག་མང་པའི་རྒན་འཕོགས་ལ་གནས་ཚུལ་ལ་གཞིགས་ནས་འདག་རྫས་བཀོལ་བ་དང་། དེ་ནས་འབྲུད་རས་ལེན་པ།

❀ རྒན་འཕོགས་ལ་སྟོད་གོས་ཕུད་རོགས་བྱེད་པ་དང་། ལུས་གཞོག་ཅིག་གི་རྐང་ལག་སྲིང་དུ་བཙུག་ནས། རས་དཔུང་པའི་འོག་ལ་འདིང་བ། ལག་ཕྱི་རློན་པས་འཕྱིད་པ། མཆན་འོག་འཕྱིད་རྒྱུ་བརྗེད་མི་འོས། དེ་ནས་ཡང་བསྐྱར་འབྲུད་རས་བཀོལ་ནས་སྐམ་དུ་འཇུག་པ།

❀ ཐབས་མཚུངས་སྤྱད་ནས་གཞོག་གཞན་པ་བཀྲུ་བ།

❀ ཆུ་ཚན་བརྗེ་རྗེས། འབྲུད་རས་ཀྱིས་བྲང་ཁ་བཀབ་ནས་བྲང་ཁ་འཕྱིད་པ་དང་། རྒན་འཕོགས་ཀྱི་ལུས་པོ་ཟུར་ཉལ་ཡོང་བར་རོགས་རམ་བྱེད་པ། རྒྱབ་འབྲུད་མཁན་ལ་གཏད་པ། འབྲུད་རས་ཀྱི་ཕྱེད་ཀ་རྒན་འཕོགས་ཀྱི་རྒྱབ་དང་འཕོངས་པའི་སྟེང་ལ་བཀབ་ནས། ལག་ཕྱི་རློན་པས་སྐེ་རྒྱབ་དང་ལུས་རྒྱབ། འཕོངས་པ་བཅས་འཕྱིད་པ། ཧུས་པ་འབུར་གནས་ལ་འཕྱུར་མཉེད་འཁྱོངས་པར་དོ་སྣང་བྱེད་པ།

❀ རྒན་འཕོགས་ལ་ལྷ་བ་གྱོན་རོགས་བྱེད་པ།

❀ རྒན་འཕོགས་ལ་དོར་མ་ཕུད་རོགས་དང་། གཞོང་བ་བརྗེ་བ། ཆུ་བརྗེ་བ། ལག་ཕྱི་

བརྟེས་ནས་མཚན་དཔྲག་འཕྲིད་པ།

❀ འབྲུད་རས་ཙུང་ཙམ་འཐེན་པ་དང་། རྐང་པ་བྲུས་གཞོང་གི་འབྲུད་རས་སྟེང་ལ་བཞག་ནས། རྐང་པ་གཉིས་བཀྲུས་ནས་ཕྱིས་རྗེས། རྐང་པའི་བྲུས་གཞོང་དང་འབྲུད་རས་ལེན་དགོས། དགོས་མགོ་ལ་གཞིགས་ནས་སེན་མོ་འཁྲིག་པ་དང་སྨྲ་ཤད་པ།

❀ མལ་ཆས་ལེགས་སྒྲིག་བྱས་ནས་རྒན་འཕོགས་ལ་བདེ་སྣང་ཡོང་བའི་ལུས་སྟབས་ རྙེད་པར་རོགས་བྱེད་པ།

ཁྱོད་ལ་རྒྱལ་ཆུང་ཞིག་འབྲིད།

①རྒན་འཕོགས་ཀྱི་ལུས་ཕུང་དང་སེམས་ཁམས་ཀྱི་གནས་ཚུལ་ལ་གཞིགས་ནས་བཀྲུ་བ་ལས། ཨུ་ཚུགས་བྱེད་མི་རུང་།

②ཆུའི་དྲོད་ཚད་དང་ཁང་པའི་དྲོད་གྲང་ལ་དོ་སྣང་བྱེད་པ། བཀོལ་སྤྱོད་བྱེད་སྐབས་རྒན་འཕོགས་ཀྱི་དྲོད་སྲུང་ལ་དོ་སྣང་བྱས་ནས་འཁྱག་པར་འཛེམ་པ།

③ཕྱི་འབྲུད་བྱེད་སྐབས་ཤུགས་བཀོལ་ཚད་སྙོམས་དགོས་ལ། ལག་འཇམ་པ་དང་བདེ་མྱུར་ཆེ་ན། རྒན་འཕོགས་ལ་ཐང་ཆད་དྲགས་པའི་སྣང་ཚུལ་མི་འབྱུང་བ།

④ འདག་རྫས་འདེམ་སྐབས་ཟུག་གཟེར་བཟོ་བའི་འདག་རྫས་གདམ་མི་རུང་། ཆུ་བརྗེ་བའི་ཐེངས་གྲངས་ནི་རྒན་འཕོགས་ཀྱི་ལུས་པགས་གཙང་མ་ཡིན་མིན་ལ་གཞིགས་ནས་ཐག་གཅོད་དགོས།

⑤ཕྱི་འབྲུད་རྒྱག་སྐབས་སྔོན་ལ་ལག་ཕྱི་རྣོན་པས་ཐེངས་གཉིས་ལ་འཕྲིད་དགོས་པ་དང་། ལག་ཕྱི་བཙོར་རྗེས་ཡང་བསྐྱར་ཐེངས་གཅིག་འཕྲིད་ལ། མཇུག་མཐར་ལག་ཕྱི་ཆེན་པོས་འཕུར་མཉེད་བྱེད་ཤོར་ཕྱིས་ནས་སྐམ་དུ་འཇུག་པ།

⑥ བཀྲུ་བའི་གོ་རིམ་ཁྲིད་རྒན་འཕོགས་ཀྱི་ལུས་ཡོངས་ཀྱི་གནས་ཚུལ་དང་སྐྱི་པགས་ཀྱི་གནས་ཚུལ་ལ་ནན་བརྟག་བྱེད་དགོས། གལ་སྲིད་ལུས་པོར་མ་འཕྲོད་ན། མྱུར་བར་བཀྲུ་མཚམས་འཇོག་དགོས། དཔེར་ན། སྐྱི་པགས་དམར་པོར་གྱུར་པ་སོགས་ཀྱི་གནས་ཚུལ་བྱུང་ཚེ། དུས་ཐོག་ཏུ་སེལ་རོགས་བྱེད་དགོས།

3. རྐན་འབོགས་ལ་ཁྲུས་ཁང་ནས་རོགས་བྱེད་པ།

(1) དམིགས་ཡུལ། ལུས་ཕུང་བཀྲུས་ན་རྐན་འབོགས་ཀྱི་ལུས་པགས་ཀྱི་གཙང་སྦྲ་རྒྱུན་འཁྱོངས་བྱེད་ཐུབ་པ་དང་སྐྱིད་སྣང་སྤྲིན་ནུས།

(2) སྤྱོད་བྱ། བརྡེ་བྱའི་གྱོན་གོས་གཙང་མ་དང་། ལག་རས་ཆུང་ཆུང་གཉིས། ལག་རས་ཆེ་བ་གཅིག །འཁྲུད་བྱེད་རྐུབ་སྟེགས། ལུས་འཁྲུད་འདག་རྫས། སྐྲ་འཁྲུད་འདག་རྫས། སྐྲ་སྐམ་འཕྲུལ་ཆས། ཆུ་ཚན་དྲོན་མོ། དགོས་མཐོ་ལྡར་ཁྲུན་ཁ་པ་50%བཅས།

(3) བཀོལ་སྤྱོད་གོ་རིམ།

❈ སྤྱོད་བྱ་ཆ་ཚང་ཁྲུས་ཁང་ལ་འཁྱེར་ནས་རྐན་འབོགས་ལ་གསལ་བཤད་བྱེད་པ་དང་། ཁོང་གི་སྣུན་རོགས་འཛོབ་ཐབས་བྱེད་པ།

❈ ཁྲུས་ཁང་གི་དྲོད་ཚད་སྙོམས་སྒྲིག་བྱེད་པ་དང་། རྐུབ་སྟེགས་འཁོར་ལོ་ཅན་གྱིས་རྐན་འབོགས་ཁྲུས་ཁང་ནང་གནས་སྤོས་ནས། ཕྱི་ལྭ་འཕུད་རོགས་བྱེད་པ། རྐན་འབོགས་འཁྲུད་སའི་རྐུབ་སྟེགས་ཐོག་གནས་སྤོས་ནས། དགོས་ངེས་བྱུང་ཚེ་སྲུང་སྐྱོབ་ཡོ་བྱད་སྤྱོད་ནས་བདེ་འཇགས་འགན་ལེན་བྱེད་པ།

❈ ཆུའི་དྲོད་ཚད་འོས་འཚམ་ཡིན་མིན་ལ་བལྟས་རྗེས། སྔོན་ལ་རྐན་འབོགས་ལ་སྐྲ་བཀྲུ་རོགས་བྱེད་པ། མིག་བཙུམ་དགོས་ཚུལ་བཤད་དགོས། སྐྲ་འཁྲུད་འདག་རྫས་བྱུགས་རྗེས་གཙང་མར་བཤལ་བ་དང་འཁྱིད་དགོས།

❈ རྐན་འབོགས་ལ་རོགས་བྱས་ནས་ངོ་གདོང་བཀྲུ་བ།

❈ ཆུ་དྲོད་འཇམ་གྱིས་རྐན་འབོགས་ཀྱི་ལུས་པོ་ཡོངས་རྫོགས་ལ་ཆུ་སྟོར་ནས་རློན་པ་བྱེད་ཅིང་། རློན་པ་བྱེད་དུས་ནད་གཡོག་པའི་ལག་པ་ཆུ་དང་ཁ་འབྲལ་མི་རུང་། རྐན་འབོགས་ལ་སློག་རྒྱ་ཐེབས་པར་འགོག་པ། ཆུ་དྲོན་མོ་སྟོར་ནས་རྐན་འབོགས་ཀྱི་ལུས་པགས་ཡོངས་ལ་དྲོད་སྣང་སྐྱིད་པ་དང་། ལུས་འཁྲུད་འདག་རྫས་ལུས་ཡོངས་ལ་བྱུག་དགོས། གཙང་མར་ཕྱི་དོར་བྱས་རྗེས་ཆུ་དྲོན་མོས་གཤལ་བ་དང་། ཕྱིས་ནས་སྐམ་དུ་འཇུག་པ།

❈ ནད་འཕོགས་ལ་གྱོན་གོས་གོན་རོགས་བྱེད་པ།

❈ སྨྲ་སྙེམ་འཕྲུལ་ཆས་ཀྱིས་ནད་འཕོགས་ཀྱི་སྨྲ་སྙེམ་དུ་བཙུག་རྗེས། སྡོད་ཁང་ལ་གནས་སྤོ་བ།

❈ ནད་འཕོགས་ཀྱིས་ཆུ་འཐུང་བར་རོགས་བྱེད་པའི་མུ་ལ་བདེ་ཞིང་སྐྱིད་པར་ཉལ་དུ་འཇུག་པ་དང་། དགོས་མཐོ་ཡོད་ཚེ་ལུས་པགས་ལ་འཕུར་མཉེད་བྱས་ནས་གནོན་རྨ་འགོག་པར་གཉེར་སྐྱོང་ཡག་པོ་བྱེད་པ།

❈ སྨྱུད་བྱ་གཙང་གཤེར་བྱས་ནས་སྔར་གནས་ལ་འཇོག་པ།

ལྔ་པ། ནད་འཕོགས་ལ་གྱོན་གོས་ཕུད་གོན་དང་མལ་ཆས་ལེགས་སྒྲིག་བྱེད་རོགས།

1. གྱོན་གོས་ཕུད་གོན།

(1) མགོ་ནས་གོན་པའི་ལྭ་བ་གྱོན་པ།

❈ ནད་འཕོགས་ཅོག་པའམ་གན་རྐྱལ་དུ་ཉལ་བར་རོགས་བྱས་ནས། སྡོད་གནས་ཀྱི་བདེ་འཇགས་འགན་ལེན་བྱེད་པ།

❈ སྟོན་ལ་ནད་ཕོག་གཞོགས་ཀྱི་ཡན་ལག་ལ་ལྭ་བ་གྱོན་པ་དང་། དེ་ནས་བདེ་ཐང་ཡིན་གཞོགས་ཀྱི་ཡན་ལག་ལ་ལྭ་བ་གྱོན་པ། ནད་འཕོགས་ཀྱིས་སྟོད་གོས་མགོ་འཛུལ་ནས་གོན་པ་དང་ལྭ་འདབས་མར་འཐེན་པར་རོགས་བྱེད་པ། གལ་སྲིད་ནད་འཕོགས་ཀྱི་ལག་པ་ཕུ་ཐུང་ནང་བསྒྲིང་མི་ཐུབ་ཚེ། གྱོན་མཁན་གྱིས་ལག་པ་ཕུ་ཐུང་གི་ཁ་ནས་ནང་ལ་བསྒྲིངས་ཤིང་ནད་འཕོགས་ཀྱི་ལག་པར་འཇུས་ནས་འཐེན་པ། ལག་པ་ཡ་གཞན་དེས་ཕུ་ཐུང་ཡར་འཐེན་པ་དང་། ལྭ་འདབས་མར་འཐེན་པ།

(2) སྒྲོག་གུ་ཅན་གྱི་སྟོད་གོས་གྱོན་པ། ནད་འཕོགས་གན་རྐྱལ་ལ་ཉལ་བའམ་ཡང་ན་

ནད་གཡོག་པར་རྒྱབ་གཏད་ནས་ཉལ་བར་རོགས་བྱེད་ཅིང་། གན་རྐྱལ་ཉལ་སྐབས་རྒྱན་འཁོགས་ཀྱི་ལག་པ་གཉིས་བྲང་གསུམ་ནས་ཕན་ཚུན་བསྐོལ་བ་དང་། གཡོན་ཕྱོགས་ཀྱི་ཕུ་ཐུང་ལུས་འོག་ནས་བསྐྱལ་བར་གཡོན་ལག་གི་མཁྲིག་མའི་མཚམས་ལ་བཞག་ནས། ཕུ་ཐུང་ཡར་བཀུགས་ནས་རྒྱན་འཁོགས་ཀྱི་ལག་གཡོན་པ་ཕུ་ཐུང་གཡོན་པའི་ནང་སྲིང་དུ་འཇུག་པ་དང་། གཡས་ལག་ཀྱང་དེ་དང་མཐུན་པར་ཕུ་ཐུང་གཡས་པའི་ནང་སྲིང་དུ་བཙུག་རྗེས། ནད་གཡོག་པས་ལག་པ་གཉིས་ཀྱིས་གོང་བ་ཡར་བཏེགས་ནས་སྟོད་གོས་སློམས་པར་འཐེན་པ་དང་སྒྲོག་གུ་སྒྲོག་པ།

(3) རྒྱན་འཁོགས་ལ་དོར་མ་གོན་རོགས། ནད་གཡོག་པ་རྒྱན་འཁོགས་ཀྱི་གཡས་ཕྱོགས་ནས་ལངས་པ་དང་། གཡས་ལག་དོར་མའི་སྐབ་ནས་རྐེད་པའི་བར་ལ་བསྒྲིང་བ་དང་། དེ་ནས་གཡོན་ལག་དོར་མའི་སྐབ་ནས་རྐེད་པའི་བར་ལ་བསྒྲིང་བ། ཐོག་མར་དོར་མའི་སྐབ་དེ་རྒྱན་འཁོགས་ཀྱི་ནད་ཐོག་པའི་རྐང་པར་གྱོན་པ་དང་། མ་ལ་བདེ་ཐང་ཡིན་པའི་རྐང་པའི་ཕྱོགས་ནས་དོར་མར་འཇུས་ནས་རྒྱན་འཁོགས་ཀྱི་དཔྱི་མགོའི་མཚམས་ལ་འདེགས་པ་དང་། དོར་མ་ཡར་ལ་འཐེན་ནས་སྐེད་བཅིང་ཡག་པོར་བཅིང་དགོས།

(4) མགོ་འཛུལ་བའི་ལྭ་བ་ཕུད་པ།

❀ རྒྱན་འཁོགས་ཅོག་པའམ་གན་རྐྱལ་དུ་ཉལ་བར་རོགས་བྱས་ནས། གནས་སྟབས་བདེ་མོ་ཡོང་བར་འགན་ལེན་བྱེད་པ།

❀ རྒྱན་འཁོགས་ཀྱི་སྟོད་བྲང་གི་སྒྲོག་གུ་གྲོལ་རོགས་བྱས་ནས། སྔོན་ལ་ཉེ་ལོགས་སམ་ཡང་ན་བདེ་ཐང་གཞོགས་ཡན་ལག་གི་ཕུ་ཐུང་འཕུད་པ། དེ་ནས་ན་བའི་ཡན་ལག་གི་ཕུ་ཐུང་འཕུད་པ།

(5) སྒྲོག་གུ་ཅན་གྱི་སྟོད་གོས་འཕུད་པ།

❀ རྒྱན་འཁོགས་ཅོག་པའམ་གན་རྐྱལ་ལྟར་ཉལ་རོགས་བྱས་ནས་གནས་སྟངས་བདེ་མོ་ཡོང་བར་འགན་ལེན་བྱེད་པ།

❀ ནད་འཕོགས་ཀྱི་སྟོད་ལུའི་སྒྲོག་གུ་གྲོལ་བ། སྔོན་ལ་ཉེ་ཡོགས་སམ་བདེ་ཐང་གཞོགས་ཡན་ལག་གི་ཕུ་ཐུང་འཕུད་པ་དང་། དེ་ནས་ན་བའི་ཡན་ལག་གི་ཕུ་ཐུང་འཕུད་པ།

(6) ནད་འཕོགས་ལ་དོར་མ་ཕུད་རོགས་བྱེད་པ། ཡོལ་རས་འཐེན་པ་དང་། སྙེད་བཅིང་གྲོལ་རོགས་བྱས་ནས། དོར་མའི་གཞོགས་གཉིས་དུས་མཉམ་དང་འཐེན་པ།

ཁྱོད་ལ་རྟལ་ཚུང་ཞིག་འབྲིད།

ཁང་ལག་ཞ་འབུམ་དུ་གྱུར་པའི་ནད་འཕོགས་ཀྱི་གྱོན་གོས་བརྗེ་དུས། སྔོན་ལ་བདེ་ཐང་ཡན་ལག་གི་ལྭ་བ་འཕུད་དགོས། དེ་ནས་ན་བའི་ཡན་ལག་གི་ལྭ་བ་འཕུད་པ།   གྱོན་གོས་གོན་སྐབས་སྔོན་ལ་ན་བའི་ཡན་ལག་ལ་གྱོན་པ་དང་། དེ་ནས་བདེ་ཐང་ཡན་ལག་ལ་གྱོན་པ།

2. མལ་ཐུལ་གྱི་ཤུབས་བརྗེ་བ།

དྲིག་འགོས་མལ་ཐུལ་ཤུབས་ཀྱི་སྣེ་མོའི་མདུད་པ་གྲོལ་བ་དང་། ཤུབས་གཙང་མ་མལ་གདན་སྟེང་ལ་བཏིང་ནས། མལ་ཐུལ་དེ་གཞུང་ཕྱོགས་ལྟར་སུམ་ལྟེབ་བྱས་རྗེས་མལ་ཁྲིའི་འདབས་ལ་འདེད་པ། དེ་ནས་མལ་ཐུལ་གྱི་ཤུབས་གཙང་མ་ཉིད་བཀྲམ་ནས་སྤྱིང་བལ་གྱི་ནང་ཐུལ་ནང་ལ་འཇུག་ཅིང་། སྣེ་གཉིས་སོ་སོ་གནས་འཚམ་པར་འཁྱོད་རྗེས། མར་འཕྱང་དུ་བཙུག་ནས་སྣེ་མོའི་མདུད་པ་རྒྱག་པ། དྲིག་འགོས་མལ་ཐུལ་ནི་ཁུག་མའི་ནང་ལ་བཙུག་རྗེས་མལ་ཆས་ལེགས་པར་སྒྲིག་པ།

3. སྔས་ཤུབས་བརྗེ་བ།

སྔས་ཤུབས་བརྗེས་ཟིན་པའི་སྔས་མགོ་ནད་འཕོགས་ཀྱི་མགོ་འོག་ལ་འཛོག་པ་དང་། ནད་འཕོགས་བདེ་མོར་ཉལ་དུ་བཙུག་ནས། མལ་ཁྲིའི་གམ་ལ་ཅོག་ཙེ་དང་རྐུབ་སྟེགས་སླར་འཛོག་པ། སྔོད་ཁང་གྲལ་འགྲིག་པོ་དང་གྱོན་ཆས་དྲིག་པ་ཅན་གཙང་དག་བྱེད་པ།

བྱེད་ལ་རྒྱལ་ཆུང་ཞིག་འབྲིད།

① མལ་གནད་མ་བཏིང་བའི་སྔོན་ལ་མལ་ཁྲིའི་ཁག་སོ་སོ་དང་དངོས་པོ་གཞན་དག་ལ་སྐྱོན་ཐེབས་ཡོད་མེད་ལ་བརྟག་པ། གལ་སྲིད་སྐྱོན་ཡོད་ན་དེ་མ་ཐག་ཞིག་གསོ་བྱེད་པ།

② རྐྱན་འཕོགས་ཀྱིས་ཟས་ཟ་བའམ་སྨན་གསོ་ནད་གཡོག་བྱེད་སྐབས། མལ་གནད་བརྗེ་མཚམས་འཇོག་དགོས།

③ རྐྱན་འཕོགས་ཀྱི་ལུས་པོའི་ཁ་ལོ་བརྗེས་ནས་བྱུར་ཉལ་ཡོང་བར་རོགས་བྱེད་སྐབས་ཐབས་བཀོད་འགྲིག་དགོས། འདྲུད་པ་དང་འཐེན་པ། འདེད་པ་སོགས་ལ་འཛེམ་པ། ལག་པ་གཉིས་ལུས་འོག་ལ་གནོན་འཚོར་བ་མི་རུང་། རྐྱན་འཕོགས་ཀྱི་བདེ་འཇགས་བརྟན་སྲུང་དང་ཉལ་ས་སྐྱིད་པོ་ཡོང་བར་བྱེད་པ།

④ གཉེར་སྐྱོང་བྱེད་ཞོར་རྐྱན་འཕོགས་དང་ཞི་འདྲིས་གཏམ་གླེང་མང་ཙམ་བྱེད་ཅིང་། ཐུབ་སྲུང་བར་དོ་སྣང་བྱེད་པ།

⑤ གཉེར་སྐྱོང་སྐབས་བདེའི་རྩ་དོན་ཁོང་དུ་ཆུད་དགོས། དེ་ནི་ལུས་པོ་མལ་ཁྲིའི་མཐའ་ལ་བཙར་བ་དང་། ལུས་སྟོད་དྲང་མོར་ཙོག་པ། རྐང་པ་གཉིས་སོ་སོར་བཀྱེད་ནས་བྱུས་མོ་ཅུང་ཙམ་བཀུམ་ན། འདེགས་སྐྱོར་འཐམ་ས་ཇེ་ཆེར་གཏོང་བར་ཕན། དེར་བརྟེན་ནས་ལག་པ་དང་དཔུང་པའི་འགུལ་སྟངས་མཐུན་སྦྱོར་དང་ཕན་ཚུན་གཞོགས་འདེགས་བྱེད་པ། བསྐྱར་བློས་ཀྱི་འགུལ་སྟངས་ཞུང་དུ་བཙུག་ནས་ལུས་ཤུགས་ཟད་ཚད་ཇེ་ཞུང་དུ་གཏོང་དགོས།

⑥ མལ་གནད་དང་མལ་ཆས་དྲིག་འགོས་ཅན་སོགས་ཁྲུག་མའི་ནང་ལ་འཇུག་པ་ལས། མལ་ཆས་གཙང་མ་དང་བསྙི་བའམ་ས་ཐོག་ལ་ཐད་ཀར་འཇོག་མི་འོས།

དྲུག་པ། ལུས་སྡོད་འཇལ་ཐབས་འགག

1. ཁ་ནང་གི་དྲོད་ཚད་འཇལ་བ།

(1) སྤྱོད་བྱ། དུག་སེལ་བྱས་ཟིན་པའི་ལུས་དྲོད་འཇལ་ཆས་དང་། སེང་རས། ཟིན་དེབ།

སྨྱུ་གུ། སྐར་ཆ་སྟོན་ཁབ་ཡོད་པའི་ཆུ་ཚོད་འཁོར་ལོ་བཅས་གྲ་སྒྲིག་བྱེད་པ།

(2) བཀོལ་སྤྱོད་ཐབས་བཀོད།

❈ སྤྱད་བྱ་ཆ་ཚང་གྲ་སྒྲིག་བྱས་ནས། དུག་སེལ་བྱས་ཟིན་པའི་ལུས་དྲོད་འཇལ་ཆས་སོགས་ནད་འཁོགས་ཀྱི་འཁྲིས་ལ་འཁྱེར་བ།

❈ ནད་འཁོགས་ལ་འགྲེལ་བཤད་ཡག་པོ་རྒྱག་པ་དང་། ཁོང་གི་གཞི་རྩའི་གནས་ཚུལ་ལ་རྒྱུས་བླངས་ནས་སྣུན་རོགས་ཡོང་ཐབས་བྱེད་པ།

❈ ནད་འཁོགས་ལ་སྐྱིད་སྣང་དོད་པའི་གནས་སྟངས་འདོན་པ།

❈ ནད་འཁོགས་ལ་ལུས་དྲོད་འཇལ་ཆས་ལྕེ་འོག་ལ་བཞག་རྗེས། ཁ་བཙུམས་ཏེ་སྣ་ནས་འབྱིན་རྔུབ་བྱེད་དགོས་ཚུལ་བཤད་པ་དང་། ལུས་དྲོད་འཇལ་ཆས་ལ་སོ་གདབ་མི་རུང་།

❈ ནད་འཁོགས་ཀྱིས་གོ་བ་ལོན་རྗེས། ཁའི་ལུས་དྲོད་འཇལ་ཆས་ཀྱི་དངུལ་ཆུའི་སྣེ་མོ་ལྕེ་འོག་ལ་གསེག་པར་འཇོག་པ་དང་། སྐར་མ་གསུམ་འགོར་རྗེས་བླངས་ནས་དུག་སེལ་སེང་རས་ཀྱིས་འཕྱིད་པ།

❈ ཡང་དག་པའི་སྒོ་ནས་ལུས་དྲོད་འཇལ་ཆས་ཀྱི་ཏུའུ་གྲངས་ཀློག་ཅིང་ཟིན་ཐོར་འགོད་པ།

2. མཆན་འོག་ནས་དྲོད་ཚད་འཇལ་བ།

(1) སྤྱད་བྱ། དུག་སེལ་བྱས་ཟིན་པའི་ལུས་དྲོད་འཇལ་ཆས་དང་། སེང་རས། ཟིན་དེབ། སྨྱུ་གུ། སྐར་ཆ་སྟོན་ཁབ་ཡོད་པའི་ཆུ་ཚོད་འཁོར་ལོ་བཅས་གྲ་སྒྲིག་བྱེད་པ།

(2) བཀོལ་སྤྱོད་ཐབས་བཀོད།

❈ སྤྱད་བྱ་ཆ་ཚང་གྲ་སྒྲིག་བྱས་ཤིང་། དུག་སེལ་བྱས་ཟིན་པའི་ལུས་དྲོད་འཇལ་ཆས་སོགས་ནད་འཁོགས་ཀྱི་འཁྲིས་ལ་འཁྱེར་བ།

❈ ནད་འཁོགས་ལ་འགྲེལ་བཤད་ཡག་པོ་རྒྱག་པ་དང་། ཁོང་གི་གཞི་རྩའི་གནས་ཚུལ་ལ་རྒྱུས་བླངས་ནས་སྣུན་རོགས་ཡོང་ཐབས་བྱེད་པ།

❀ ཀན་འཕོགས་ལ་སྐྱིད་སྣང་དོད་པའི་གནས་སྟངས་འདོན་པ།

❀ ལྭ་སྒྲོག་བཀྲོལ་ནས་མཆན་ཁུང་གི་རྔུལ་ཆུ་འབྱིད་པ་དང་། ལུས་དྲོད་འཇལ་ཆས་ཀྱི་དངུལ་ཆུའི་ཀ་བའི་སྣེ་མོ་མཆན་འོག་ལ་བཞག་ནས་ལུས་པགས་ལ་སྦྱར་ཞིང་། ཀན་འཕོགས་ཀྱི་དཔུང་པ་སྐྱུམ་པར་རོགས་རམ་བྱེད་ལ། ལག་པས་ལུས་དྲོད་འཇལ་ཆས་བཅིར་ནས་སྐར་མ་བཅུ་འགོར་རྗེས་དུག་སེལ་སེང་རས་ཀྱིས་འབྱིད་པ།

❀ ཚོལ་མཐུན་སྒོ་ནས་ལུས་དྲོད་འཇལ་ཆས་ཀྱི་ཏུའུ་གྲངས་ལ་བལྟས་ནས་ཟིན་ཐོར་འགོད་པ།

ཁྱོད་ལ་རྩལ་ཆུང་ཞིག་འབྲིད།

①ལུས་དྲོད་མ་འཇལ་སྔོན་ལ་འཇལ་ཆས་ལ་ཆག་སྐྱོན་བྱུང་ཡོད་མེད་བརྟག་པ།

②ལུས་དྲོད་མ་འཇལ་སྔོན་ལ་འཇལ་ཆས་ཀྱི་དངུལ་ཆུའི་ཀ་བ་ངེས་པར་35℃མན་ལ་ཕབ་དགོས། ཕབ་དུས་དངོས་པོ་གཞན་པར་རེག་མི་རུང་། ལུས་དྲོད་འཇལ་ཆས་ལ་ཆག་སྐྱོན་འབྱུང་བར་འཛེམ་དགོས།

③བརྒྱལ་བ་དང་། བློ་རིག་ཉམས་པ། ཁ་ནང་ལ་ནད་བྱུང་བ། མཉམ་ལས་མི་སྒྲུན་པ། འཁྱིན་རྩབ་དཀའ་བ་བཅས་ལ་ཁ་ནང་གི་ལུས་དྲོད་འཇལ་ཆས་སྤྱོད་མི་འོས། ཀན་འཕོགས་ཀྱིས་གྲང་དྲོ་ཟས་རིགས་ཟོས་པ་དང་། ཐ་མག་འཐེན་མཁན་ལ་སྐར་མ་30འགོར་རྗེས་ད་གཟོད་འཇལ་དགོས།

④ལུས་ཤ་རིད་དྲགས་པའི་ཀན་འཕོགས་ཀྱི་མཆན་འོག་ལ་ལུས་དྲོད་འཇལ་ཆས་བརྟན་མི་རུང་བས། སྤྱིར་མཆན་འོག་གི་དྲོད་ཚད་བཤེར་འཇལ་བཀོལ་མི་རུང་། ཀན་འཕོགས་ཀྱིས་ཁྲུས་བྱེད་པའམ་ཁྲུས་བྱས་རྗེས། ཙུང་ཙམ་བསྡད་ནས་བཤེར་འཇལ་བྱེད་པ།

⑤གཞང་ནད་དང་ཁོག་པ་བཤལ་བའི་ཀན་འཕོགས་ལ་གཞང་ཁའི་ལུས་དྲོད་འཇལ་ཐབས་སྤྱོད་མི་རུང་། ཀན་འཕོགས་ཀྱིས་ཙོག་ནས་ཁྲུས་བྱས་ཚེ། སྐར་མ་30འགོར་རྗེས་བཤང་སྒོ་ནས་ལུས་དྲོད་འཇལ་ཐབས་བཀོལ་ནས་བཤེར་འཇལ་བྱེད་པ།

⑤གཞང་ནད་དང་ཁོག་པ་བཤལ་བའི་ཀན་འཕོགས་ལ་གཞང་ཁའི་ལུས་དྲོད་འཇལ་ཐབས་སྤྱོད་མི་རུང་། ཀན་འཕོགས་ཀྱིས་ཙོག་ནས་ཁྲུས་བྱས་ཚེ། སྐར་མ་30འགོར་རྗེས་བཤང་སྒོ་ནས་ལུས་དྲོད་འཇལ་

ཐབས་བཀོལ་ནས་བཞེར་འཛལ་བྱེད་པ།

⑥ གལ་སྲིད་ཡིད་འཛོག་མ་བྱས་པར་ལུས་རྫོད་འཛལ་ཆས་ལ་སོ་བཏབ་ནས་དངུལ་ཆུ་མེད་ཚེ། སྤྲི་དཀར་དང་ཡང་ན་འོ་མ་མང་ཙམ་འཐུང་དུ་འཇུག་དགོས་ལ། སྤྲི་དཀར་དང་དངུལ་ཆུ་ཟུང་འབྲེལ་བྱེད་དུ་བཅུག་ནས། དངུལ་ཆུ་སྟུད་ལེན་བྱེད་པའི་དུས་ཚོད་ཇེ་དལ་དུ་གྱུར་ཏེ་ལུས་ཕྱི་ལ་འཕུད་དུ་འཇུག་པ། ད་དུང་ཀེའུ་ཚལ་སོགས་ཚི་སྣ་སྦོམ་པོ་མང་པོ་ཅན་འཐུང་དུ་བཅུག་ནས་རྒྱུ་མའི་འགྲི་འགུལ་མང་དུ་གཏོང་བ་དང་། དངུལ་ཆུ་ཕྱིར་འཕུད་པ་མགྱོགས་སུ་གཏོང་དགོས།

⑦ ལུས་རྫོད་འཛལ་ཆས་ཆུ་ཚན་ནང་ལ་བཞག་ནས་བསྒྲུ་བའམ་ཆླངས་བཙོ་ཐབས་ཀྱིས་དུག་སེལ་བྱེད་མི་རུང་། དེ་ནི་ལུས་རྫོད་འཛལ་ཆས་གས་ཐོར་འབྱུང་བར་འཛེམ་པའི་ཆེད་དུ་ཡིན།

3. གཞང་ཁ་ནས་རྫོད་ཚད་འཛལ་བ།

(1) སྤྱོད་བྱ། དུག་སེལ་བྱས་ཟིན་པའི་ལུས་རྫོད་འཛལ་ཆས་དང་། སེང་རས། ཟིན་དེབ། སྨྱུ་གུ། སྐར་ཆ་སྟོན་ཁབ་ཡོད་པའི་ཆུ་ཚོད་འཁོར་ལོ་བཅས་གྲ་སྒྲིག་བྱེད་པ།

(2) བཀོལ་སྤྱོད་ཐབས་བཀོད།

❉ དུག་སེལ་བྱས་ཟིན་པའི་བཤང་ལམ་རྫོད་ཚད་འཛལ་ཆས་སོགས་རྒྱན་འཁོགས་ཀྱི་འཁྲིས་ལ་འཁྱེར་བ།

❉ རྒྱན་འཁོགས་ལ་འགྲེལ་བཤད་ཡག་པོ་རྒྱག་པ་དང་། གཞི་རྩའི་གནས་ཚུལ་ལ་རྒྱུས་ལྡངས་ནས་སྔུན་རོགས་ཡོང་ཐབས་བྱེད་པ།

❉ རྒྱན་འཁོགས་ལ་ཕྱུས་མོ་བསྐྱུམས་ནས་ཟུར་ཉལ་དང་། ཡང་ན་ཁ་སྦུབ་ཏུ་ཉལ་བར་རོགས་བྱེད་དགོས།

❉ དོར་མའི་སྣེད་ཆབ་ཕྱོལ་ནས་གཞང་ཁ་མདོན་དུ་འཇུག་པ་དང་། བཤང་ལམ་ནས་རྫོད་ཚད་འཛལ་ཆས་ཀྱི་དངུལ་ཆུའི་རིལ་བུ་དལ་ཙིང་ཡང་མོར་གཞང་ཁའི་ལི་སྨི་3～4མཚམས་ལ་འཛུགས་དགོས་ཤིང་། སྐར་མ་3ཀྱི་རྗེས་ནས་དུག་སེལ་སེང་རས་ཀྱིས་འཕྱིད་པ།

❀ རྒྱན་འཕོགས་ལ་གྱོན་པ་གོན་དུ་བཅུག་ནས། སྐྱིད་སྣང་དོད་པའི་གནས་སྟངས་མཚོ་འདོན་བྱེད་པ།

❀ རྩོལ་མཐུན་སྒོ་ནས་ལུས་དྲོད་འཛལ་ཆས་ཀྱི་ཏུའུ་གྲངས་བརྟག་ཅིང་ཟིན་ཐོར་འགོད་པ།

བདུན་པ། ཆུ་དྲོད་ཁུག་མ་དང་དར་འཁྱག་ཁུག་མ་བཀོལ་བ།

1. ཆུ་དྲོད་ཁུག་མ།

(1) དམིགས་ཡུལ། རྒྱན་འཕོགས་ཀྱི་ཁྲག་གི་འཁོར་སྐྱོད་ཙུང་ཟད་ཞན་པས། ཁོར་ཡུག་གི་དྲོད་ཚད་ཀྱི་འགྱུར་ལྡོག་དབང་གིས་ལུས་དྲོད་ལྡོས་བཅས་ཀྱིས་སྲུང་འཛིན་བྱེད་མི་ཐུབ་ན། ཆུ་དྲོད་ཁུག་མས་དྲོད་སྲུང་གི་ནུས་པ་འདོན་ཐུབ་ལ། རྒྱན་འཕོགས་ལ་དྲོད་སྐྱིད་ཀྱི་ཚོར་བ་སྤྲིན་པ་དང་ན་ཟུག་སེལ་བ། གཉན་ཚད་སེལ་བ་སོགས་ཀྱི་ནུས་པ་ཡོད།

(2) སྤྱད་ཆ། ཆུ་དྲོད་ཁུག་མ། ཆུ་དྲོད་ཁུག་མའི་ཤུབས། ཆུ་སྲོ་སྣོད་ཆས། དྲོད་ཚད་དཔྱད་ཆས་སོགས་གྲ་སྒྲིག་བྱེད་པ།

(3) བཀོལ་སྤྱོད་གོ་རིམ།

ཆུ་དྲོད་ཁུག་མར་སྐྱོན་ཡོད་མེད་དང་། ཆུ་དྲོད་ཁུག་མ་དང་ཁ་གཙུ་འོས་འཚམ་ཡིན་མིན་ལ་བཤེར་དགོས། ཆུའི་དྲོད་ཚད་སྙོམས་སྒྲིག་བྱེད་དགོས་ལ། དྲོད་ཚད་50℃ལས་བརྒལ་མི་རུང་། ཆུ་ཚན་ཁུག་མའི་ནང་ལྷུག་ཚད་1/2~2/3ཙམ་འཚམ་པ། ཁུག་མ་སྙོམས་པོར་བཞག་ནས། ཁུག་མའི་ཁ་ཡར་ལ་བཀྱགས་ཙམ་དང་ག་ལེར་ཁུག་མ་སར་བཞག་ནས། ཆུ་ཚན་ཁུག་མའི་ཁ་ལ་སླེབས་དུས། ཆུ་དྲོད་ཁུག་མའི་ཁ་དམ་པོར་གཙུ་དགོས་པ་དང་། དེ་ནས་ཁུག་མའི་ཁ་ཐུར་ལ་གཏད་ནས་ཆུ་འཛག་མིན་ལ་བཤེར་དགོས། ཆུ་དྲོད་ཁུག་མ་ཤུབས་ལ་བཅུག་ནས་རྒྱན་འཕོགས་ལ་མཁོ་བའི་གནས་དེར་འཇོག་པ། ཁུག་མའི་ཁ་ལུས་པོའི་ཕྱི་ཟུར་ལ་གཏད་ཅིང་ཆུ་ཤོར་ནས་ཚིག་རྨས་ཐེབས་པར་སྔོན་འགོག་བྱེད་དགོས།

ཁྱོད་ལ་རྒྱལ་ཆུང་ཞིག་འབྲིད།

①ཆུ་དྲོད་ཁུག་མ་བཀོལ་བའི་དུས་ཚོད་ནི་ སྤྱིར་ན་སྐར་མ་30ཡས་མས་ཡིན་ལ། དགོས་ངེས་བྱུང་ན་ སུ་མཐུད་པར་བཀོལ་བ། དུས་ཡུན་རིང་པོར་བཀོལ་ཆེ། ཆུའི་དྲོད་ཚད་རྒྱུན་སྲུང་བྱེད་དགོས་ལ། ཆུ་ཚོད་ 2ཡས་མས་ལ་ཆུ་ཚན་ཐེངས་གཅིག་བརྗེ་དགོས། དུས་སྐབས་དང་བཀོལ་སྤྱོད་ཀྱི་ཕན་ཡོན་དང་ལྟོག་མངོན་ ལ་བརྟག་དགོས། དཔེར་ན། སྐྱི་པགས་དམར་པོར་གྱུར་པ་དང་། ཆུ་བུར་བརྒྱབ་ཆེ་ངེས་པར་མྱུར་མོར་སྤྱོད་ མཚམས་འཇོག་དགོས། ཆུ་དྲོད་ཁུག་མ་བཀོལ་ཚར་རྗེས། ཁུག་མའི་ནང་གི་ཆུ་ལྷག་དང་དབུགས་འཕྱུད་ དགོས། ཀླུང་རྒྱུག་སར་བཀལ་ནས་བསིལ་སྐམ་བྱེད་པ་དང་། ནང་ལ་དབུགས་ཁུང་ཙམ་བཏང་རྗེས་ཁ་ གཙུ་དམ་པོར་གཙུས་ནས་ཡང་བསྐྱར་སྤྱོད་པར་གྲ་སྒྲིག་བྱེད་པ།

②ལུས་སྟོབས་ཞན་པ་དང་རྐང་ལག་སྒྲིད་པའི་ནད་འཕོགས་ལ་ཆུ་དྲོད་ཁུག་མ་སྤྱོད་སྐབས། དྲོད་ཚད་ 50℃ཙམ་ལ་གནས་ན་འཚམ་པར་མ་ཟད། ལག་ཕྱི་ཆེན་པོ་ཞིག་གིས་དཀྲི་མང་ཙམ་བརྒྱབ་ནས་བཏུམ་པ་ དང་། ཡང་ན་རིམ་པ་གཉིས་ཅན་གྱི་ཏུམ་གདན་བར་ལ་བཞག་ནས། ཆུ་དྲོད་ཁུག་མ་ཐད་ཀར་ནད་འཕོགས་ཀྱི་ ལུས་པགས་ལ་སྦྱར་མི་ཐུབ་པ་བྱེད་པ།

③གསུམ་ཕོག་ན་དུས་ནད་ལ་ངོས་འཛིན་གསལ་པོ་མ་བྱུང་སྔོན། ཆུ་དྲོད་ཁུག་མས་ཚ་དུགས་རྒྱག་ མི་ཉུང་། དེ་ནི་སྨན་གསོ་ལ་འགོར་འགྱངས་མི་བྱེད་ཆེད་དུ་ཡིན།

④ཆུ་དྲོད་ཁུག་མ་བཀོལ་ན། དུས་སྐབས་དང་ནད་འཕོགས་ཀྱི་ལུས་པགས་ཀྱི་ཁ་དོག་ལ་བརྟག་ནས། སྐྱི་པགས་དམར་པོར་གྱུར་ན་མྱུར་བར་སྤྱོད་མཚམས་འཇོག་པ། ཆ་ཤས་ལ་རྨན་རྡེ་ལིན་བྱུགས་ནས་སྐྱི་པགས་ བདག་སྐྱོང་བྱེད་དགོས།

2. དར་འབྲུག་ཁུག་མ།

(1) དམིགས་ཡུལ། ནད་འཕོགས་ཀྱི་ལུས་དྲོད་སྐྱམས་སྒྲིག་དཀྱིལ་གཞུང་ནུས་པ་ཞན་ ཞིང་། ཕོར་ཡུག་འགྱུར་ལྡོག་ལ་ལྡོག་མངོན་ནུས་པ་ཞན་སོང་བས་ལུས་དྲོད་ཇེ་མཐོར་འགྲོ་

སྣ། དར་འབྲུག་ཁྲུག་མ་བཀོལ་རྗེས། རྐན་འཕོགས་ཀྱི་ལུས་དྲོད་ཇེ་མཐོར་སོང་བ་གནས་སྐབས་ཙམ་ལ་ཞི་འཇགས་ཡོང་བ་དང་། དེ་ནས་སྨན་རྫས་བསྐྱེན་ནས་སྨན་གསོ་ཐབས་ཀྱིས་གཞོམས་འདེགས་བྱས་ཆོ། ནད་གཞི་དྲག་སྐྱེད་ཡོང་ཐུབ་པར་སྲུགས། ཐྲང་དུགས་ཀྱིས་དབང་རྩའི་ཚོར་སྐྱེན་དམའ་རུ་བཙུག་ནས་ན་ཟུག་ཆུང་དུ་གཏོང་ཐུབ། དར་འབྲུག་ཁྲུག་མ་དེ་རྣ་བ་དང་། སྙིང་ཁའི་མདུན། གསུས་པ། གསང་སྒྲ་སོགས་ལ་འཇོག་མི་རུང་།

(2)སྤྱོད་བྱ། དར་འབྲུག་ཁྲུག་མ་དང་། ཁྲུག་མའི་ཤུབས། དར་འབྲུག །གཞོང་བ། ཐེའུ་ཆུང་། རས་གྲོང་ཁྲུག་མ། ལུས་དྲོད་དཔྱད་ཆས། སྨྱུ་གུ། ཤོག་བུ་སོགས་གྲ་སྒྲིག་བྱེད་པ།

(3)བཀོལ་སྤྱོད་གོ་རིམ།

དར་འབྲུག་ཁྲུག་མར་སྐྱོན་ཡོད་མེད་ལ་བཤེར་དགོས། འབྲུགས་རོམ་དེ་རས་གྲོང་ཁྲུག་མར་བཙུག་པར་ཐེའུ་ཆུང་སྤྱད་ནས་རྡུག་བཅག་བྱས་རྗེས་གཞོང་བའི་ནང་འཇོག་པ། ཆུ་འཇམ་གྱིས་འབྲུགས་རོམ་གྱི་གྲུ་ཟུར་སེལ་བ་དང་། དར་འབྲུག་ཁྲུག་མར་ཧ་ལམ་ཆུ་1/2ཙམ་ བླུགས་ནས། ནང་གི་མཁའ་དབུགས་ཕུད་ཅིང་ཁྲུག་མའི་ཁ་དམ་པོར་འཆིར་དགོས། མགོ་མཇུག་ལྡོག་པར་བཟུང་ནས་ཆུ་འཛག་མིན་ལ་བཤེར་རྗེས་རས་ཐུམ་ནང་འཇུག་པ།

སྤྱོད་བྱ་དག་རྐན་འཕོགས་ཀྱི་ཉལ་ཁྲིའི་གམ་ལ་འཁྱེར་ནས། གསལ་བཤད་ཡག་པོ་བྱེད་པ་དང་། དར་འབྲུག་ཁྲུག་མ་དེ་དགོས་མཁོ་ཡོད་སར་བཞག་ནས། ཆུ་ཚོད་ཕྱེད་ཀའི་རྗེས་ཙམ་ལུས་དྲོད་འཇལ་དགོས། ལུས་དྲོད་39℃མན་ལ་ཆག་སྐབས། དར་འབྲུག་ཁྲུག་མ་ལེན་དགོས་ལ། དུས་སྟུན་དང་བཀོལ་སྤྱོད་ཕན་ནུས་དང་ལྡོག་མདོན་ལ་བརྟག་དགོས། དཔེར་ན། པགས་མདོག་སྐྱུག་པོར་འགྱུར་བ། གདོང་མདོག་སྐྱ་བོར་འགྱུར་བ། གྲང་འདར་རྒྱག་པ་སོགས་ཀྱི་སྣང་ཚུལ་བྱུང་ན། མྱུར་བར་སྤྱོད་མཚམས་འཇོག་དགོས། དར་འབྲུག་ཁྲུག་མ་བཀོལ་ཚར་རྗེས། ཁྲུག་མའི་ནང་གི་རླུང་དབུགས་འཕྱུད་པ་དང་། རླུང་རྒྱུག་སར་བཀལ་ནས་བསིལ་སྐམ་བྱས་མུར། ནང་ལ་དབུགས་ཅུང་ཙམ་བཏང་རྗེས་ཁ་གཙུ་དམ་པོར་གཙུས་ནས་ཡང་བསྐྱར་སྤྱོད་རྒྱུར་གྲ་སྒྲིག་བྱེད་པ།

བློད་ལ་རྩལ་ཆུང་ཞིག་འཁྲིད།

> དར་འབྲུག་ཁྲུག་མ་བཀོལ་དུས་སྔོན་པའི་གདམས་པ་ལྟར་ལག་བསྟར་བྱེད་དགོས་ལ། བེད་སྤྱོད་མ་བྱས་སྔོན་རྒན་འཕོགས་ལ་འགྲེལ་བཤད་དང་གསལ་བཤད་ཡག་པོ་བྱེད་དགོས་པ་དང་། དེར་བརྟེན་ནས་རྒན་འཕོགས་ཀྱི་ལུས་ཡོངས་ཀྱི་གནས་ཚུལ་ལ་བརྟག་དགོས། དར་འབྲུག་ཁྲུག་མ་བཀོལ་དུས་གནས་གཞན་དག་གི་རྫོད་སྣུང་ལ་ཡིད་འཛོག་བྱེད་དགོས་། དཔེར་ན། རྐང་མཐིལ་སོགས་གྲང་འཁྱགས་མི་ཡོང་བ་བྱེད་དགོས། ཡིད་ཤེས་ལ་གེགས་བར་མཆིས་པའི་རྒན་འཕོགས་དང་། ཚོར་སྣང་ལ་གེགས་བར་མཆིས་པའི་རྒན་འཕོགས་ལ་ཅི་ཐུབ་མི་སྤྱོད་པ་གཅིས། དར་འབྲུག་ཁྲུག་མ་བཀོལ་བའི་དུས་ཡུན་རིང་དྲགས་མི་རུང་ལ། སྤྱིར་སྐར་མ་20ཙམ་ཡིན། དུས་སྟུན་སྐོས་རྒན་འཕོགས་ཀྱི་ལུས་ཡོངས་ཀྱི་གནས་ཚུལ་ལ་བརྟག་ཅིང་། ངོ་མདོག་སྐྱ་བོར་འགྱུར་བ་དང་སྨུག་པོར་འགྱུར་བ། གྲང་འདར་རྒྱག་པ་སོགས་བྱུང་ན། དེ་མ་ཐག་མཚམས་འཛོག་དགོས་ལ་སྨན་པར་ཞུ་དགོས།

བརྒྱད་པ། ན་རྒས་ཅན་གྱི་པགས་ནད།

པགས་ནད་མང་ཙམ་ཞིག་འབྱུང་བ་ནི་ལོ་ཚོད་དང་འབྲེལ་བ་ངེས་ཅན་ཞིག་ཡོད། ལོ་ན་ཇེ་མཐོར་སོང་བ་དང་བསྟུན། སྐྱི་པགས་ཀྱི་ལུས་ཁམས་གྲུབ་ཚུལ་ལ་རིམ་བཞིན་བརྗོལ་འགྱུར་ཅན་གྱི་འགྱུར་ལྡོག་འབྱུང་བ་དང་། ལུས་ཁམས་ཀྱི་འགོག་ནུས་ཀྱང་རིམ་བཞིན་ཞན་འགྲོ་བས་པགས་ནད་མི་ཉུང་བ་ཞིག་རྒན་འཕོགས་ལ་འབྱུང་སྲིད།

1. རྒྱུན་མཐོང་ན་རྒས་ཅན་གྱི་"ལྤགས་ནད།"

རྒན་འཕོགས་ཀྱི་"ལྤགས་ནད་"ལ་ངོས་འཛིན་ཡང་དག་བྱེད་དགོས། གཤམ་གསལ་རིགས་ཁ་ཤས་ནི་སེམས་ཁྲལ་བྱ་མི་དགོས་པའི་རྒན་འཕོགས་ཀྱི་"ལྤགས་ནད་"རེད།

(1) རྒན་འཕོགས་ཀྱི་སྐྱི་ནག །དེ་ནི་རྒྱུན་མཐོང་རྒན་འཕོགས་ཀྱི་"ལྤགས་ནད་"ཅིག་རེད། ལུས་པགས་སྟེང་སེར་སྨུག་མདོག་གི་ཐིག་ལེ་ཆེ་ཆུང་སྣ་ཚོགས་མཐོང་ཐུབ། དཔེར་ན། ངོ་གདོང་

དང་། ལག་རྒྱབ། དཔྱང་པ། སྐེ་མཚམས་ལྟ་བུའི་མདོར་སར་འབྱུང་བ་རེད། སྤྱིར་ན་འབྱུར་མི་ཡོང་བ་དང་ན་ཟུག་མེད་ལ། ཟ་འཕྲུག་མི་ལྡངས་པས། དམིགས་བསལ་གྱིས་སྨན་གསོ་བྱེད་མི་དགོས།

(2) ན་རྒྱས་ཅན་གྱི་དཀར་འབྲུམ། དེ་ནི་ལུས་སྟེང་ལ་ཐོར་བའི་འབྲས་ཇོག་གམ་སྦྲན་མ་འཕྲེད་ཆག་ཚོད་དང་འདྲ་བའི་དཀར་འབྲུམ་ཆུང་ཆུང་དག་འབྱུང་ལ། ན་ཟུག་མེད་ལ་ཟ་འཕྲུག་མི་ལྡངས། ལོ་ན་འཕར་བར་བསྟུན་ནས་ཇེ་མང་དུ་འགྲོ་མོད། འོན་ཀྱང་ཇེ་ཆེར་མི་འགྱུར། ཤ་བཀྲའི་གླུང་ནད་ཡིན་པར་འདོད་མི་དགོས་ལ་སྨན་གསོ་དགོས་དོན་མེད།

(3) རྒན་འཕོགས་ཀྱི་མཛེར་ནད། ལོ་50ཡན་གྱི་དར་མའམ་རྒན་འཕོགས་ཀྱི་ངོ་གདོང་དང་ལག་རྒྱབ་ནས་འབྱུང་མང་བ། ཐོན་ལ་ཁམ་མདོག་གམ་ཁམ་ནག་གི་ཐིག་ལེར་སྣང་། ཁ་ཤས་ཀྱི་ཕྱི་ངོས་རུང་ཟད་ཆེ་ཊ་གྱུར་ནས་ནུ་མགོ་དང་འདྲ། ལོ་ཚོད་ཇེ་ཆེར་སོང་བ་དང་བསྟུན། པགས་འབྲུམ་ཇེ་མང་དུ་འགྲོ་བ་དང་ཁྲ་བཀྲའང་ཇེ་ཆེར་འགྲོ་སྲིད། ནད་འདི་ལ་ངན་འགྱུར་གནས་ཚུལ་ཏ་ཅང་ཉུང་བས་ཆ་ཤས་གསོ་བ་ཙམ་གྱིས་ཆོག །

(4) ན་རྒྱས་ཅན་གྱི་སྐྲག་འབྲུམ། རྒན་འཕོགས་དང་ལྷག་པར་ལོ་ན་མཐོ་བའི་རྒན་འཕོགས་ལ་མཆོན་ན། ཕྱི་རྩ་ཆུང་ཙམ་མམ་ཕྱི་རྩ་མེད་ཀྱང་། སྐྱི་པགས་སྟེང་ནས་སྦོ་སྐྲག་མདོག་གི་རྩ་འབྲུམ་ཆེ་ཆུང་སྣ་ཚོགས་འབྱུང་ལ། མནན་ཡང་མདོག་མི་འགྱུར། དེ་ནི་ཁྲག་རྩ་སོབ་གཉིས་ཅན་ལ་འགྱུར་བ་ལས་བྱུང་བ་ཡིན་པས། འཚོ་བཅུད་རྫས་Cདང་ལུའུ་ཏིང་སོགས་སྨན་རྫས་བསྟེན་ཆོག །

(5) ན་རྒྱས་ཅན་གྱི་ཁྲག་རྩའི་སྐྲན། ལུས་པགས་སྟེང་ནས་ཁབ་མགོ་ཙམ་དང་འབྲས་ཇོག་ཙམ་གྱི་དམར་ཐིག་འབྱུར་ཞིང་། ན་ཟུག་མེད་ལ་ཟ་འཕྲུག་མི་ལྡངས་ཀྱང་། ལོ་ཚོད་དང་བསྟུན་ནས་ཇེ་ཆེར་འགྲོ་སྲིད། དམར་ཐིག་ཇེ་མང་དང་རེག་ན་ཁྲག་བཙོལ་མོད་སྐྲག་མི་དགོས། སྤྱིར་ན་སྨན་གསོའང་བྱེད་མི་དགོས།

2. ན་རྒྱུས་ཅན་གྱི་པགས་ནད་གསོ་བཅོས།

❋ སྤྱིར་ལུས་པོ་བདེ་ཐང་ཡིན་པ་དང་ལུས་ཡོངས་ན་ནད་རྟགས་མེད་པ། རང་དབང་གི་སྒོ་ནས་འགུལ་སྐྱོད་ཐུབ་པ། འཚོ་བར་རང་མགོ་ཐོན་ཐུབ་པའི་ནད་པས་འོས་འཚམ་གྱིས་རོལ་རྩེད་དང་ལུས་སྦྱོང་བྱེད་སྒོ་སྤེལ་ཆོག་ཅིང་། འབྲེལ་ཡོད་ནད་རིགས་ཀྱི་གཉེར་སྐྱོང་རྒྱུན་ཤེས་སློབ་དགོས།

❋ སྤྱིར་བཏང་གི་པགས་ནད་ཅན་གྱིས་རྒྱུན་ལྡན་གྱི་ཟ་འཐུང་བསྟེན་ཆོག་མོད། འོན་ཀྱང་པགས་ནད་ཇེ་ཆེ་ཇེ་ལྷིར་གཏོང་བའི་ཟ་འཐུང་ལ་འཛེམ་དགོས། དཔེར་ན། འགྱུར་སྣུན་ཅན་གྱི་པགས་ནད་བྱུང་མཁན་གྱིས་ཉ་རིགས་དང་སྒོ་ང་སོགས་ཟ་མི་རུང་། དབང་རྩའི་རང་བཞིན་གྱི་པགས་ཚད་དང་འབྲས་སྐྲན་ཟ་འཕྲུག་ལངས་པ་ཅན་སོགས་ཀྱིས་ཇ་གར་པོ་དང་ཆང་གི་རིགས་འཐུང་མི་རུང་། ཁ་ཚ་ཟུག་གཟེར་སློང་བ་ཅན་གྱི་ཟས་སྤྱོད་མི་རུང་། འོད་ཀྱི་ཚོར་སྣང་རང་བཞིན་གྱི་པགས་ནད་ཅན་ནི་ཉི་མར་ལྷེ་མི་རུང་ལ། པད་ཁ་དང་ཞིང་ཁའི་དུང་འབུ་སོགས་ཟ་བར་འཛེམ་དགོས།

❋ ཟ་འཕྲུག་ལངས་པའི་ནད་པར་མཚོན་ན། ནད་པའི་ལུས་པགས་འཕྲུག་མི་རུང་ཞིང་འདག་རྫས་བཀོལ་ནས་ཚ་བཀྲུ་མི་རུང་བའི་ཁ་ཏ་སློབ་གསོ་གཏོང་དགོས་ཤིང་། ནད་པར་གཟའ་འཁོར་རེར་སེན་མོ་ཐེངས་གཉིས་ལ་འབྲེག་ཏུ་འཇུག་དགོས།

❋ སྐྲ་པགས་ལ་གནོད་སྐྱོན་ཐེབས་པའི་རྐྱེན་འཕོགས་ལ་སྨན་བརྗེ་དུས་སྲིན་མེད་བཀོལ་སྤྱོད་བྱ་རྒྱུ་ཡིད་ལ་འཇགས་དགོས་ཤིང་། ཁང་པའི་དྲོད་ཚད་རན་པོ་དང་དྲོད་སྲུང་བྱས་ནས། ཞར་བྱུང་ནད་རིགས་འགོག་དགོས་པ་དང་། སྨན་ཚད་དང་གར་ཚད་ཤེས་དགོས། ལུས་ཡོངས་ལ་བརྟན་དུགས་དང་བརྟན་དུགས་དུས་ཡུན་རིང་དྲགས་ནས་སྨན་དུག་ཐོག་པར་འགོག་དགོས།

❋ འོད་ཚོར་ཅན་གྱི་པགས་ཚད་དང་མ་ལག་ཅན་གྱི་སྲུང་རྫ་དམར་ཁྲ་བྱུང་བའི་རྐྱེན་འཕོགས་དེ་ཉལ་ཁྲི་སྒེའུ་ཁུང་གམ་ལ་བཀོད་སྒྲིག་བྱེད་མི་རུང་བ་དང་། ཉི་འོད་ཐད་འཕྲོ་ཡོང་བར་འཛེམ་དགོས། དེ་ལྟར་མ་བྱས་ན་ནད་ཇེ་སྡུག་ཏུ་འགྲོ་སླ།

3. སྟོན་དུས་ན་རྒས་པགས་ནད་ཅན་ལ་ཟ་འཕྲུག་ལངས་པར་གཏོར་སྐྱོང་།

རྒྱུན་མཐོང་པགས་ནད་ལས་གཞན། ད་དུང་རྒན་འཁོགས་མང་པོ་ཞིག་ལ་སྟོན་ཁར་ལུས་ཡོངས་ནས་ཟ་འཕྲུག་ལངས་པའི་ནད་རྟགས་འབྱུང་བ་དང་། སྨན་བྱུག་པ་དང་སྨན་འཐུང་ནའང་རྩ་བ་ནས་སེལ་མི་ཐུབ། འདི་འདྲའི་ཚུལ་ལྟར་བྱུང་བའི་པགས་ནད་ལ་ཁ་གཏད་ནས། ཟ་འཕྲུག་དང་གྲོན་པ། ལུས་ཕུང་བཀྲུ་བ་སོགས་ཀྱི་ཕྱོགས་ནས་འགོག་བཅོས་བྱེད་དགོས།

རྒན་འཁོགས་ཀྱི་ལུས་པགས་ནས་རླན་ཚད་ཉར་ནུས་རིམ་བཞིན་ཆག་པ་དང་། ཞྭགས་ཚིལ་ལས་ཟགས་ཐོན་ཉུང་དུ་འགྲོ་བ། སྐྱི་མོ་སྐམ་ཞིང་ཟ་འཕྲུག་ལངས་པ་མ་ཟད། རྒན་འཁོགས་མང་ཅམ་ཞིག་གིས་རྒྱུན་པར་སྐྱི་པགས་ལ་གཏོར་སྐྱོང་དཀོན་ལ། གཉིད་མི་འདང་བ་དང་ངལ་དུབ་ཆེ་བ་སོགས་ཀྱིས་ཁྲག་རྒྱུན་རྒྱུག་ཚུལ་ཞན་དུ་འགྲོ་བ་དང་། སྐྱི་པགས་ཀྱི་སྲུང་ནུས་དམའ་རུ་འགྲོ་སྲིད། དེ་མིན། ཟུག་གཟེར་ཅན་གྱི་འདག་རྫས་བཀོལ་བའམ། ཡང་ན་ཉིན་རྒྱུན་ཁྲུས་བྱས་ན་སྐྱི་པགས་ལ་ཟ་འཕྲུག་ལངས་སྲིད་པ་རེད།

གནས་ཚུལ་དེ་འདྲ་མི་འབྱུང་བར་བྱེད་དགོས་ཚེ། ནམ་རྒྱུན་ཟས་གོས་བཀྲུ་གསུམ་ནས་འགོ་བཙམ་དགོས། ཟ་འཐུང་གི་ཐད་ནས་བལྟས་ན། གནམ་གཤིས་ཧ་འཁྱག་ཏུ་སོང་བ་དང་བསྟུན་ནས། འོས་འཚམ་གྱི་སྔོ་ནས་ནོར་དང་ལུག ཁྱི་སོགས་ཀྱི་ཤ་དང་། པད་འབྲས་དང་འཕང་འབྲུམ་སོགས་ཀྱིས་ལུས་པོ་གསོ་མོད། འོན་ཀྱང་རབ་ཡིན་ན་ཞག་ཉུང་ཁ་ཟས་གདམ་ན་བཟང་། དུས་ཚོད་གཏན་འཁེལ་ལྟར་ཆུ་འཐུང་བའི་གོམས་གཤིས་ཆགས་སུ་འཇུག་དགོས། ཆུ་མང་པོ་འཐུང་ན་ཆབ་བསང་ལ་འགྲོ་བ་དང་མཚན་མོར་སྐབས་མི་བདེ་བར་འཛེམ་པའི་རྒན་འཁོགས་རྣམས་ཀྱིས་རང་དང་འཚམ་པའི་ཆུ་འཐུང་བའི་ཚད་གཞི་གཏན་འཁེལ་བྱེད་དགོས་ཏེ། དཔེར་ན། ཉིན་མོར་ཆུ་མང་པོ་འཐུང་བ་དང་། མཚན་མོར་ཉུང་ཅམ་འཐུང་བ་ལྟ་བུ། དེ་མིན་ད་དུང་འཚོ་བཅུད་རྫས་Aདང་འཚོ་བཅུད་རྫས་Eཁ་གསབ་བྱས་ན། ལུས་པགས་སྐམ་འགྱུར་དང་རྒས་འགྱུར་འགོག་ཐུབ།

གྱོན་ཆས་ཀྱི་ཐད་ནས། ཚང་མས“དཔྱིད་མི་འཁྱག་ལ་སྟོན་མི་དྲོ་བ”ཟེར་མོད། འོན་ཀྱང་རྒན་འཁོགས་ཀྱི་ངོས་ནས་བརྗོད་ན། གལ་སྲིད་འཁྱག་དྲགས་ན་ལུས་པགས་གས་པ་ཅམ་ཞིག

མིན་པར། ད་དུང་ནད་རིགས་གཞན་དག་ཀྱང་འབྱུང་སྲིད་པས། རྟོད་སྲུང་བར་དོ་སྣང་ཡོང་དགོས། གཞན་ཡང་། ལུས་ལ་སྨན་པའི་ལྟ་བ་དེ་རབ་ཡིན་ན་སྲིང་བལ་གྱི་ཐོན་རྫས་སྐྱོན་ན་བཟང་།

དགུ་པ། ནད་འགོགས་ཀྱི་མིག་གི་བདེ་སྲུང་།

རྒྱུན་ལྡན་འཚོ་བའི་ཁྲོད་ཀྱི་སྤྱོད་སྟངས་ཆུང་ཆུང་དག་གིས་ནད་འགོགས་རྣམས་ཀྱི་མིག་ཇི་གསལ་ཡོང་ཐུབ་པར་མ་ཟད། ད་དུང་མིག་གི་ནད་འགྱུར་ཞུང་དུ་འཇུག་ཐུབ།

1. ཆུ་གྲང་མོས་མིག་བཀྲུ་བ།

ཉིན་རྒྱུན་གྱི་ཞོགས་པར་ངོ་བཀྲུ་སྐབས། མིག་གཉིས་ཆུ་ནང་ལ་སྐར་མ་1~2འགོར་བར་སྦྲངས་བ་དང་། དེ་ནས་ངོ་དང་མིག་མཐའ་བཀྲུས་ནས་འཕྱིད་པ། བཀྲུས་ཚར་རྗེས་ལག་པ་གཉིས་ཀྱིས་དལ་མོར་ཐེངས་20~40ལ་མིག་འཕུར་མཉེད་བྱེད་པ།

2. མིག་ལ་ཚ་དུགས་རྒྱག་པ།

དགོང་མོར་མ་ཉལ་སྔོན་ལ། དྲོད་ཚད་40~50℃ཅན་གྱི་ལག་ཕྱི་དཔྲལ་པ་དང་མིག་གཉིས་ཀྱི་སྟེང་ལ་སྐྱན་ནས། སྐར་མ་3~5ཙམ་ལ་ཚ་དུགས་རྒྱག་དགོས།

3. རྒྱུན་པར་མིག་རྟེབ་པ།

མིག་རྩྭ་བ་དང་བཙུམ་པའི་ཐབས་ལ་བརྟེན་ན་མིག་གི་ཤ་གྲིམ་སྐྱེད་ཐུབ། མིག་བཙུམས་ཡུན་ཙུང་ཟད་རིང་དགོས་ལ། དེར་སྦྲགས་ནས་ལག་པ་གཉིས་ཀྱིས་མིག་ལྤིབས་ལ་བྱིལ་བྱིལ་བྱེད་ཅིང་། མིག་འབྲས་ཀྱི་བརྟན་ཚད་ཇེ་མཐོར་གཏོང་བ།

4. ལུགས་མཐུན་གྱི་ཟ་འཐུང་།

འཚོ་བཅུད་དང་ སྲི་དཀར་འདུས་པའི་ཟས་རིགས་མང་ཙམ་ཟ་བ་སྟེ། དཔེར་ན། ཤ་སྐམ་

དང་། ཉ། སྒོ་ང་། འོ་མ། ཤིང་ཏོག་གསར་པ། སྔོ་ཚལ། སྲན་ནག །ཏིལ་ནག་ལྟ་བུ།

5. མིག་ལ་འཕྱུར་མཉེད་བྱེད་པ།

གོང་མཇུབ་གཉིས་གུག་ནས་མིག་གི་ནང་ཟུར་ནས་མིག་གི་ཕྱི་ཟུར་ལ་འཕྱུར་འཕྱུར་བྱེད་པ་དང་། དེ་ནས་མིག་གི་ཕྱི་ཟུར་ནས་ནང་ཟུར་ལ་འཕྱུར་འཕྱུར་བྱེད་པ། ཤེད་ཤུགས་བཀོལ་ཚད་འོས་འཚམ་ཡིན་དགོས། འཁྲིད་འཕྱུར་ཐེངས་100~150དང་། ཉིན་རེའི་ཞོགས་པ་དང་དགོང་མོར་ཐེངས་རེ་ཕྱུར་ན། རྒས་མིག་འབྲུམ་འབྱུང་བ་ཕྱིར་འགྱངས་བྱེད་ཐུབ་པ་མ་ཟད། སྐྱ་འགྲིབ་སོགས་དལ་གཞིས་མིག་ནད་ཀྱང་གསོ་ཐུབ།

བཅུ་པ། རྒྱུན་མཐོང་མིག་ནད།

1. མིག་རྒས་པའི་ནད།

(1) ནད་བྱུང་བའི་རྒྱུ་རྐྱེན། མི་རྒས་རྗེས་ཆུ་ཤེལ་ཕུང་པོ་མཁྲེགས་འགྱུར་དང་། འོད་ཀྱི་ཚོར་བ་སྐྱོམས་སྒྲིག་མི་འདང་བས། འོད་ཀྱི་སྒྲིམ་གནད་མཐོང་བྱེད་དྲ་སྐྱིའི་སྟེང་གཟུ་མོར་མི་འབབ་པར། མཐོང་བྱེད་དྲ་སྐྱིའི་རྒྱབ་ངོས་ལ་འབབ་པ་རེད། བར་ཐག་ཉེ་བའི་གཟུགས་རིས་སམ་ཡི་གེ་ལ་བལྟས་ན། གསལ་ལ་མི་གསལ་བའི་སྣང་ཚུལ་འབྱུང་སྲིད། སྤྱིར་ན་ལོ་40ཡས་མས་སྐབས་ལ་ཚད་མི་འདྲ་བའི་རྒས་མིག་འབྱུང་འགོ་རྩོམ་པ་རེད།

(2) གཉེར་སྐྱོང་བྱེད་ཐབས། རྒན་འཁོགས་ལ་འཚོ་བཅུད་སྐྱོམས་སྒྲིག་བྱེད་པ་ནི་རྒས་མིག་གི་ནད་རྟགས་འགོག་ལ་དང་ཆུང་འཕྲི་ཡོང་ཐབས་བཟང་ཤོས་ཡིན། ཟ་འཐུང་གི་ཕྱོགས་ནས། མིག་བཀོལ་ཚད་མང་བའི་རྒན་འཁོགས་ཀྱིས་རྒྱུན་པར་འཚོ་བཅུད་རྫས་Aདང་འཚོ་བཅུད་རྫས་Bའདུས་པའི་ཟས་རིགས་མང་ཙམ་སྤྱོད་པ་དང་། འོས་འཚམ་གྱིས་མིག་གི་འཛིན་སྟོབས་བསྐྱེད་པའི་ཁ་ཟས་མང་ཙམ་ཟོས་ན་ཕན། དཔེར་ན། སྲན་མ་ནག་པོ། ཏིལ་ནག་པོ།

ཤ་སྐམ། ཉ། སྒོ་ང་། འོ་མ། མཆིན་པ་བཅས་དང་། དེ་བཞིན་པོ་ཚལ་དང་། ལ་སེར། ནན་ཀྱ། སྔར་ཀ །ཤིང་འབྲས་འབྱུག་མིག །ཤིང་ཏོག་ལི་ཀྲི་ལྷ་བུ།

2. མིག་ཆུ་བཞུར་སླ་བ།

(1) ནད་འབྱུང་བའི་རྒྱུ་རྐྱེན། ཀྲན་འཁོགས་ཀྱི་མིག་པགས་ལྟོད་ཅིང་རྟེན་ཤ་བགོམ་རྒུད་ཅན་གྱི་འགྱུར་ལྡོག་འབྱུང་། རང་བཞིན་གྱི་འགྱུར་ལྡོག་འདི་དག་གིས། ཕྱོགས་གཅིག་ནས་མིག་ཆུའི་ཁུང་ཆུང་བའི་གནས་དེ་རྒྱུན་ལྡན་མིན་པར་གྱུར་པ་དང་། ཕྱོགས་གཞན་ཞིག་ནས་"འཕུད་ཁུང་མ་འགྲིག་པ"དང་"འཕུད་ཤུགས་མེད་པ"ནི་ཀྲན་འཁོགས་ཀྱིས་མིག་ཆུ་འཚོར་བའི་རྒྱུ་རྐྱེན་གཙོ་བོ་རེད། གཞན་ཡང་། མིག་ལྤིབས་ཀྱི་ནང་སྐྱི་ལྟོད་སོང་བས་མིག་ཆུ་རྒྱུན་ལྡན་ལྟར་ཁྲབ་མི་འགྱུར་བ་དང་། བཞུར་མི་ཐུབ་པར་ཐད་ཀར་མིག་ཕྱི་ལ་བཞུར་ཤོར་བ་ཡིན་ལ། འདི་ཡང་ཀྲན་འཁོགས་དག་ལ་མིག་ཆུ་འཚོར་བའི་རྒྱུ་རྐྱེན་གཙོ་བོ་ཞིག་རེད།

(2) གཉོར་སྐྱོང་བྱེད་ཐབས། ཀྲན་འཁོགས་ཀྱི་རྒྱུན་ལྡན་འཚོ་བའི་ཁྲོད་མི་བདེ་བའི་ཚོར་སྣང་གང་ཅུང་བྱུང་བར་དོ་སྣང་བྱེད་པ། གལ་སྲིད་ཀྲན་འཁོགས་ལ་མིག་ཆུ་ཁྲིམ་ཁྲིམ་བཞུར་བའམ། རྒྱུན་པར་མིག་འཕྱིད་པ་དང་། ཡང་ན་མངོན་གསལ་གྱིས་མིག་ཆུ་བཞུར་བའི་གནས་ཚུལ་མཐོང་ཚེ། ངེས་པར་སྔ་ཙམ་ནས་སྨན་ཁང་ནས་བརྟག་དཔྱད་བྱེད་དགོས་ལ། ཚད་ལྡན་སྨན་གསོ་བརྒྱུད་ནས་མི་བདེ་བའི་ཚོར་སྣང་སེལ་དགོས།

3. མིག་སྐམ་པའི་ནད།

(1) ནད་འབྱུང་བའི་རྒྱུ་རྐྱེན། མིག་སྐམ་ནད་ནི་ཀྲན་འཁོགས་ལས་རྒྱུན་པར་མཐོང་བའི་མིག་ནད་ཅིག་རེད། མིག་ཆུའི་ཐུས་ཚད་དང་མང་ཚད། མིག་ཆུའི་སྐྱུལ་རྐྱེན་བཅས་ཚུལ་མཐུན་མིན་པ་ལས་བྱུང་བ་གཙོ། མིག་སྐམ་ནད་འདི་འབྱུང་བའི་རྒྱུ་རྐྱེན་ད་ཅང་མང་། ཀྲན་འཁོགས་ལས་རྒྱུན་པར་མཐོང་བ་ནི་མིག་ལྤིབས་གཉེར་རྨེན་གྱི་ནུས་པ་ཁག་པ་དང་། ཡུན་རིང་པོར་བར་ཐག་ཉེ་བར་ལས་ཀ་སྒྲུབ་པ། གཅིན་མངར་ནད་བྱུང་ཡོད་པ། རླུང་རྒྱན་རིགས་འདྲའི་ནད་

སོགས་ལུས་ཡོངས་ཀྱི་ནད་ལས་མངོན།

(2) གཉེར་སྐྱོང་བྱེད་ཐབས། རྐན་འབོགས་ལ་མིག་སྐམ་པ་དང་། ཟ་འཕྲུག་ལངས་པ། ནང་ན་དངོས་པོ་ཡོད་འདྲ་ཚོར་བ། མིག་ཚ་བའི་ཚོར་བ། ངལ་དུབ་སྐྱེ་སླ་བ་སོགས་ཀྱི་ནད་རྟགས་ཡོད་མེད་ལ་དོ་སྣང་བྱེད་དགོས། གལ་སྲིད་ཡོད་ཚེ་སྣང་ཆུང་མི་བྱེད་པར། དུས་ཐོག་ལྷར་སྨན་པར་བསྟེན་ནས་ཚད་ལྡན་སྨན་གསོ་གཏོང་དགོས། རྒྱུན་ལྡན་འཚོ་བའི་ཁྲོད། ཟླན་སྟོན་ཆས་སྤྱད་ནས་ཁོར་ཡུག་གི་རླན་ཚད་ཇེ་མཐོར་གཏོང་དགོས་ལ། རྐན་འབོགས་ལ་རླུང་ཐེབས་པ་ཉུང་དུ་འཇུག་པ་དང་། རླུང་སྟེབ་འཕྲུལ་ཆས་ཀྱིས་ཉུང་ཙམ་རྒྱག་ཏུ་འཇུག་པ། གློ་རྒྱ་སྒྲིམ་པའི་ལས་གཉེར་ཉུང་དུ་འཇུག་པ་སོགས་ཀྱི་བྱེད་ཐབས་སྤྱད་ནས། མིག་སྐམ་པའི་ནད་རྟགས་ཞི་སྙོད་འགྲོ་བར་སྔུན་རོགས་བྱེད་དགོས།

4. སྦོ་འཁྲིབ་ནད།

(1) ནད་འབྱུང་བའི་རྒྱུ་རྐྱེན། སྦོ་འཁྲིབ་མིག་ནད་ནི་མཐོང་བྱེད་དབང་རྩའི་གནོད་སྐྱོན་དང་། མཐོང་ཁྱབ་ཆད་སྐྱོན་གཉིས་སྟུགས་པའི་ཁྱད་ཆོས་ཅན་གྱི་མིག་ནད་ཅིག་ཡིན། ནད་འབྱུང་བའི་རྒྱུ་རྐྱེན་གནད་ལ་འཁེལ་བ་ཞིག་ད་དུང་གསལ་པོ་མི་ཤེས། རྐན་འབོགས་རང་གི་མིག་འབྲས་འཚེར་ཡོངས་ལ་ཚུལ་མིན་དང་ཁམས་མི་སྙོམས་པ་ནི་འབྱུང་རྐྱེན་ཞིག་དང་། ད་དུང་རྐན་འབོགས་དག་གིས་རྒྱུན་པར་མིག་བཀོལ་དྲགས་པ་སྟེ། དཔེར་ན། དུས་ཡུན་རིང་པོར་ཚགས་པར་ལ་བལྟས་ནའང་སྦོ་འཁྲིབ་འབྱུང་སྲིད། སྦོ་འཁྲིབ་མིག་ནད་སང་དྲག་ཡོང་བའི་གསོ་ཐབས་མེད་ཀྱང་ཚོད་འཛིན་བྱེད་ཐུབ། ཐོག་མར་སྦོ་འཁྲིབ་ལ་མངོན་ཚུལ་གང་དག་ཡོད་པ་ཤེས་དགོས། བྲེལ་གཤིས་ལྷེབས་ཟུར་ཟུམ་རིགས་ཀྱི་སྦོ་འཁྲིབ་མིག་ནད་ནི། མིག་སྐྲངས་ནས་ན་བ་དང་། མགོ་ན་བ། མིག་ལམ་རབ་རིབ་ཏུ་འགྱུར་བ། ཞེ་མེར་ལངས་པ། སྐྱུག་པ། སྐྲོག་འོད་ཀྱི་མཐའ་ན་ཚོན་ཁྲའི་ཨ་ལོང་སྣང་བ། ཐ་ན་མཐོང་སྟོབས་སྒྲོ་བུར་ཆག་པ་སོགས་ཀྱི་ནད་རྟགས་མངོན་པར་གསལ། དལ་གཤིས་ལྷེབས་ཟུར་ཟུམ་རིགས་ཀྱི་སྦོ་འཁྲིབ་མིག་ནད་དང་ལྷེབས་

ཟུར་འབྱེད་རིགས་ཀྱི་སྦོ་འཁྲིབ་མིག་ནད་འབྱུང་བ་ཏ་ཙང་ཆེག་སྐུར་ཞིག་ཡིན་ཞིང་། ན་ཚུལ་ཚད་ངེས་ཅན་ཞིག་ལ་སླེབས་རྗེས། མིག་ལམ་རབ་རིབ་འགྱུར་བ་དང་། མིག་ན་བ་སོགས་མི་བདེ་བའི་ནད་རྟགས་འབྱུང་སྲིད།

(2) གཉོར་སྐྱོང་བྱེད་ཐབས། རྒན་འཁོགས་ཀྱི་ལུས་པོ་བདེ་ཐང་མིན་པར་སྨན་ཁང་ནས་སྨན་གསོ་བྱེད་སྐབས། སྨན་པས་ནད་པར་ནད་རིགས་ཅི་ཡོད་དྲིས་ནས་སྨན་གྱི་བདེ་འཇགས་ཁག་ཐེག་བྱེད་དགོས། ཡིན་ནའང་། རྒན་འཁོགས་ཀྱི་རྒྱུན་མཐོང་སྦོ་འཁྲིབ་དེ་སྨན་པར་ཞུ་ཚུལ་ཏ་ཙང་ཉུང་། སྦོ་འཁྲིབ་ནི་ལྷོས་བཅས་ཀྱིས་ཚབས་ཆེ་བའི་མིག་ནད་ཅིག་ཡིན་པས། སྨན་གསོ་དང་ནད་གཡོག་མ་འགྲིག་ན་མིག་ལོང་ཡང་སྲིད། ནང་སྒོས་སུ་སྦོ་འཁྲིབ་ཐོག་པའི་རྒན་འཁོགས་ལ་མཚོན་ན། ལུས་པོ་བདེ་ཐང་མིན་པས་སྨན་འཐུང་བ་དང་གནམ་ཁབ་རྒྱག་སྐབས། དཔེར་ན། སྨན་ཚ་མང་པོ་ཐེབས་ན། མིག་གི་གནོན་ཤུགས་ཇེ་ཆེར་སོང་ནས་སྦོ་འཁྲིབ་ཇེ་ཞིར་འགྲོ་སྲིད། དེར་བརྟེན། ངེས་པར་རྒན་འཁོགས་ལ་རོགས་བྱས་ནས། རང་ཉིད་ལ་སྦོ་འཁྲིབ་མིག་ནད་ཐུབ་ཡོད་པ་སྨན་པར་གསལ་བཤད་བྱས་ནས། སྨན་པས་སྨན་སྦྱོད་ཚུལ་གང་འཚམ་ལྟར་སྙོམས་སྒྲིག་བྱེད་པར་སྐབས་བདེ་བསྐྲུན་དགོས།

5. སྐྱ་འཁྲིབ་ནད།

(1) ནད་ཐུབ་བའི་རྒྱུ་རྐྱེན། སྐྱ་འཁྲིབ་ནད་ནི་བདར་དབྱིབས་གཟུགས་ཉོག་རྫོབ་ཀྱིས་མིག་ཤེད་ཉམས་སུ་བཅུག་པའི་རྒྱུན་མཐོང་གི་མིག་ནད་རིགས་ཤིག་ཡིན། སྐྱ་འཁྲིབ་ཀྱིས་ལོང་བར་འགྱུར་སྲིད་མོད། འོན་ཀྱང་གཤགས་བཅོས་བྱས་ནས་གསོ་བཅོས་བྱས་ན་ཡང་བསྐྱར་མཐོང་ཐུབ། རྒན་འཁོགས་ཀྱི་སྐྱ་འཁྲིབ་མང་ཆེ་བ་ནི་ལོ་ཚོད་དང་འབྲེལ་བ་ཡོད། གཙོ་བོ་ལོ་ཚོད་ཀྱིས་བསླངས་པའི་བདར་གཟུགས་བརྗེ་ཚབ་རྒྱུན་ལྡན་མིན་པ་ལས་འབྱུང་བ་ཡིན། སྐྱ་འཁྲིབ་ཀྱིས་བསླངས་པའི་མིག་ཤེད་ཇེ་ཞན་དུ་སོང་བ་ནི་ན་ཟུག་མེད་པ་དང་རིམ་བཞིན་འཕེལ་བ་ཞིག་ཡིན། ལྷག་པར་དུ་རྒྱང་སྒྲིབ་མིག་དང་ཉེ་སྒྲིབ་མིག་ཡོད་པའི་རྒན་འཁོགས་ལ། སྔོན་ཆད་

ཀྱོན་པའི་འོས་འཚམ་གྱི་མིག་ཤེལ་སྒྲོ་བུར་དུ་མི་གསལ་བར་འགྱུར། འདི་ཡང་སྐྱ་འགྲིབ་འཕེལ་རྒྱས་ཀྱི་མངོན་ཚུལ་ཡིན།

(2) བདག་སྐྱོང་བྱེད་ཐབས། འཚོ་བའི་ཁྲོད་དུ་རྒན་འཁོགས་ཀྱི་མིག་ཤེད་ཀྱི་འགྱུར་ལྡོག་ལ་ཡིད་འཇོག་བྱེད་དགོས། གལ་ཏེ་རྒན་འཁོགས་ཀྱི་མིག་ལམ་སྒྲོ་བུར་རབ་རིབ་ཏུ་གྱུར་ན། སྨན་ཁང་དུ་སོང་ནས་ནད་གཞི་ལ་བརྟག་དཔྱད་བྱེད་དགོས། སྔ་དུས་ཀྱི་སྐྱ་འགྲིབ་ནི་རྒན་འཁོགས་ལ་སྐྱ་འགྲིབ་སྨན་བཀོལ་བར་སྐུལ་ནས་སྨན་བཅོས་བྱས་ཏེ་སྐྱ་འགྲིབ་ཀྱི་འཕེལ་རྒྱས་ཕྱིར་འགྱངས་བྱས་ཆོག །གཤགས་བཅོས་བྱས་ནས་སྨན་བཅོས་བྱ་དགོས་པའི་རྒན་འཁོགས་ལ་སེམས་ཁམས་ཀྱི་འཇིགས་སྣང་སེལ་བར་རོགས་རམ་བྱས་ནས་དུས་ཐོག་ཏུ་གཤགས་བཅོས་བྱེད་དགོས་ལ། མཐོང་ཆོར་གྱི་ཕྱུས་ཚད་ཇེ་ལེགས་སུ་བཏང་ནས་འཚོ་བའི་ཕྱུས་ཚད་མཐོ་རུ་གཏོང་དགོས།

6. སེར་འབྲུམ་རང་བཞིན་གྱི་ནད་འགྱུར།

(1) ནད་བྱུང་བའི་རྒྱུ་རྐྱེན། ལོ་ན་དང་འབྲེལ་བའི་སེར་འབྲུམ་ནི་དར་རྒྱས་ཆེ་བའི་ས་ཁུལ་དུ་རྒྱུན་དུ་མཐོང་བའི་ཡོང་བར་གྱུར་པའི་མིག་ནད་ཅིག་ཡིན། སྤྱི་ཚོགས་རྒན་འཁོགས་ཅན་དུ་གྱུར་པ་དང་བསྟུན་ནས་བྱུང་ཚད་རིམ་བཞིན་ཇེ་མཐོར་འགྲོ་བཞིན་ཡོད། ནད་རྐྱེན་གསལ་པོ་ཞིག་མི་ཤེས་ལ། སེར་འབྲུམ་གྱི་དུས་ཡུན་རིང་པོའི་དལ་བའི་རང་བཞིན་གྱི་འོད་ལ་རྒྱས་སྐྱོན་ཐེབས་པ་དང་། རྒྱུད་འདེད། སྙིང་ཚབ་གསར་ལེན། འཚོ་བཅུད་སོགས་ཀྱི་རྒྱུ་རྐྱེན་ལ་འབྲེལ་བ་ཡོད།

(2) བདག་སྐྱོང་བྱེད་ཐབས། དུས་རྒྱུན་གྱི་འཚོ་བའི་ཁྲོད་དུ། གལ་ཏེ་རྒན་འཁོགས་ཀྱི་མཐོང་ཆོར་ལ་གཟུགས་འགྱུར་བྱུང་སྟེ། མཐོང་ལམ་དུ་མུན་ནག་གི་གནས་སམ་མིག་ཤེད་ཉམས་པ་སོགས་ཀྱི་གནས་ཚུལ་ཡོད་ཚེ། མིག་གཉིད་གི་ནད་འགྱུར་བྱུང་སྲིད་པར་བསམ་བློ་གཏོང་དགོས་ལ། རྒན་འཁོགས་ལ་ངེས་པར་དུ་ཚད་ལྡན་གྱི་སྨན་ཁང་དུ་སོང་ནས་བརྟག་དཔྱད་གསལ་པོ་བྱེད་དགོས་པའི་གྲོས་གཞི་འདོན་དགོས། མིག་སྔར་སེར་འབྲུམ་རང་བཞིན་གྱི་ནད་

འགྱུར་ལ་ཕན་ནུས་ལྡན་པའི་གསོ་བཅོས་བྱེད་ཐབས་མེད་ནའང་། དུས་བཅད་ལྟར་ཞིབ་བཤེར་བྱས་ཏེ། ནད་ཡུན་མི་འདྲ་བར་དམིགས་ནས་སྨན་རྫས་དང་། སྦྱལ་འོད། གཤགས་བཅོས་སོགས་བཅོས་ཐབས་མི་འདྲ་བ་སྤྱད་ཆོག

བཅུ་གཅིག་པ། རྒ་ཤེས་ཉམས་པའི་རྒྱན་འཁོགས་ལ་བདག་སྐྱོང་བྱེད་པ།

ན་རྒས་རང་བཞིན་གྱི་ཐོས་ཚོར་འགག་རྐྱེན་མང་ཆེ་བ་ནི་ལོ་ན་འཕར་བ་ལས་བྱུང་བའི་སྐྱེ་ལུགས་ཉམས་པའི་སྣང་ཚུལ་ཡིན་ལ། ཕྱི་རྐྱེན་གཞན་དག་གིས་ཐོས་འཛིན་དབང་པོ་མྱུར་དུ་རྒས་སུ་བཅུག་པའི་སྣང་ཚུལ་ཡང་ཡོད། ན་རྒས་རང་བཞིན་གྱི་རྣ་བའི་འགག་རྐྱེན་བྱུང་བའི་ལོ་ཚོད་ནི་ཕལ་ཆེར་ལོ་50ནས་འགོ་རྩོམ་པ་དང་། དཔྱད་གཞིའི་རྒྱུ་ཆ་ལས་ལོ་50ནས་65བར་གྱི་ལོ་ཚོད་རིམ་པའི་ཁྲོད། མི་1/4ལ་ཐོས་ཤུགས་ཀྱི་འགག་རྐྱེན་ཕྲན་བུ་བྱུང་འགོ་བཙམས་པ་དང་། དང་ཐོག་གི་ཉན་ཤུགས་ཀྱི་འགག་རྐྱེན་ནི་ཅུང་ཡང་བའི་ཚད་ལ་གཏོགས་པས་དེ་འདྲའི་མངོན་གསལ་ཞིག་མིན། དེ་བས་ཚང་མས་དོ་སྣང་བྱེད་མི་སྲིད་མོད། འོན་ཀྱང་དགུང་ལོ་65ལས་བརྒལ་ཚེ། ཕལ་ཆེར་མི་1/3གི་ཐོས་ཤུགས་ཇེ་ཉམས་ཡིན་པ་རེད། དཔེར་ན། བརྙན་འཕྲིན་གྱི་སྒྲ་གསལ་པོར་ཐོས་མི་ཐུབ་པ་དང་། ལྷག་པར་དུ་གྲངས་ཀ་14དང་20གཉིས་ཁྱུན་དུ་དབྱེ་བ་འབྱེད་མི་ཐུབ། སྐབས་དེར་ད་གཟོད་ཐོས་ཤུགས་ཉམས་འགོ་བཙམས་པའི་ཚོར་བ་སྐྱེས་ལ། ལོ་85ཡན་གྱི་མི་རྣམས་ལ་ཐོས་ཤུགས་ཐོགས་ཀྱི་གནད་དོན་འབྱུང་སྲིད།

1. ཐོས་ཚོར་ལ་འགོག་རྐྱེན་ཐེབས་པའི་རྒྱུ་རྐྱེན།

རྒན་འཁོགས་ཀྱི་ཐོས་ཚོར་ལ་འགོག་རྐྱེན་ཐེབས་པའི་རྒྱུ་རྐྱེན་ལ་ནང་གནས་ཀྱི་རྒྱུ་རྐྱེན་ཡོད་ལ་ཕྱི་རོལ་ཡུལ་གྱི་རྒྱུ་རྐྱེན་ཡང་ཡོད།

(1) ནང་གནས་རྒྱུ་རྐྱེན། ལོ་ན་རྒས་པའི་མི་མང་ཆེ་བར་བྱུང་བ་ནི་དཔེ་མཚོན་ཅན་གྱི་ན་རྒས་རང་བཞིན་གྱི་བསྐྱར་ཉན་ཡིན། བསྐྱར་ཉན་ནི་ཉན་ནུས་ཉམས་པ་དང་། ཉན་སྒྲ་མི་གསལ་བ། སྒྲ་བསྐྱར་ཟློས་བྱེད་པ་བཅས་ལ་གོ་ཞིང་། སྤྱིར་བཏང་དུ་སྒྲ་ཚོར་རང་བཞིན་གྱི་ཐོས་ཚོར་འགལ་རྐྱེན་ལ་གཏོགས། གཞན་ཡང་སྐད་ཆའི་དབྱེ་འབྱེད་ནུས་པ་ཆུང་ཞན་པ་དང་། སྒྲ་ཐོས་ཀྱང་ནང་དོན་གསལ་པོ་ཞིག་རྟོགས་མི་ཐུབ། འདི་ནི་ཐོས་འཛིན་དབང་རྩ་དང་འབྲེལ་བ་ཡོད་པ་མ་ཟད། ཀླད་པའི་དཀྱིལ་གཞུང་དབྱེ་འབྱེད་ནུས་པ་དང་ཡང་འབྲེལ་བ་ཡོད།

རྒས་འགྱུར་ནི་རང་བྱུང་གི་འཕེལ་ཕྱོགས་ཡིན་མོད། འོན་ཀྱང་གཟུགས་གཞི་མི་འདྲ་བའི་རྐྱེན་གྱིས། མི་ཁ་ཤས་ཀྱི་ཞན་འགྱུར་མྱུར་ཚད་ཆུང་དལ་བ་དང་། ལོ་90ལ་སླེབས་ནའང་ད་དུང་རྣ་བ་གསལ་པོ་ཡིན། མི་ལ་ལ་ཞིག་ལོ་50སོན་རྗེས་གསལ་པོ་མི་གོ་བ་རེད། དེ་བས་ན་རྒས་རང་བཞིན་གྱི་ཐོས་ཚོར་འགལ་རྐྱེན་ནི་ནང་གནས་ཀྱི་རྒྱུ་རྐྱེན་དང་འབྲེལ་བ་ཡོད།

(2) ཕྱི་རོལ་ཡུལ་གྱི་རྒྱུ་རྐྱེན།

རོལ་རྩེད། ལས་རིགས། ཁོར་ཡུག་བཅས་ཀྱི་འཛེར་སྒྲའི་ཤུགས་རྐྱེན། མི་ལ་ལས་དུས་ཡུན་རིང་པོར་འཛེར་སྒྲའི་ཁོར་ཡུག་ཏུ་བྱ་བ་སྒྲུབ་བཞིན་ཡོད། དཔེར་ན། གླུ་གར་ཁང་དང་། ཡུན་རིང་པོར་ཕྲང་ས་འཁོར་བསྐོར་བ། འཛེར་སྒྲ་ཆེ་བའི་འཁོར་ཁང་དུ་ལས་ཀ་གཉེར་བ་སོགས་དུས་ཡུན་རིང་པོའི་ནང་ཐོས་ཤུགས་ལ་འགོག་རྐྱེན་བཟོ་གིན་ཡོད།

རྣ་བའི་ནད་ཀྱི་ཤུགས་རྐྱེན། རྣ་བའི་ཁྲག་རྩ་ཏ་ཅང་ཆུང་བ་སྟེ། དཔེར་ན། འབྲས་ཐུག་ལྷ་བུའི་འཕར་རྩ་སྲ་འགྱུར་སོགས་ཁྲག་རྩའི་ནད་ཀྱིས་ཀྱང་རྣ་བར་གནོད་པ་བཟོ་སྲིད་ལ། གཅིན་པ་མངར་འགྱུར་གྱི་ནད་ཀྱིས་རྒྱུན་དུ་ཁྲག་རྩའི་ནད་འགྱུར་སློང་སྲིད། དེའི་རྐྱེན་གྱིས་ཐོས་ཤུགས་ལ་འགོག་རྐྱེན་བཟོ་བ་དང་རྣ་སྐྱུག་མང་དྲགས་ན་རྣ་བར་གཉན་ཚད་རྒྱས་པ་དང་རྣམ་སྨིན་ཕོག་སྲི།

2. ཐོས་ཚོར་ལ་འགོག་རྐྱེན་ཐེབས་པའི་སེམས་ཁམས་ཀྱི་འགྱུར་ལྡོག

ཐོས་ཚོར་ལ་འགོག་རྐྱེན་ཐེབས་པའི་རྒན་འཁོགས་ལ་རྒྱུན་དུ་སེམས་ཁམས་ཀྱི་གནད་

དོན་འབྱུང་བཞིན་ཡོད། དཔེར་ན། གཉེན་ཉེ་དང་རྒྱུད་དུ་བཀྱེད་པ། སྤྱི་ཚོགས་ཀྱི་འབྲེལ་བ་དང་ལེན་མི་བྱེད་པ། སྨྲ་བ་ཉུང་ལ་དོགས་པ་མང་བ། ཡིད་སྨུག་གནོན་ཤུགས་ཆེ་བ། སྟོང་བསམ་དང་ཁོང་ཁྲོ་ལངས་སླ་བ་སོགས་ཡིན། རྒྱུན་པར་ཕ་རོལ་པོའི་སྐད་ཆ་གསལ་པོ་མ་གོ་བའི་རྐྱེན་གྱིས་ཚུར་སྣང་ཅི་ཡང་མེད་པའི་གནས་ཚུལ་ཐེངས་འགར་བྱུང་རྗེས། ཕ་རོལ་པོར་ཡང་བསྐྱར་ཁ་བརྗ་བྱེད་འདོད་མེད་པར་འགྱུར་ཡང་སྲིད། གལ་ཏེ་རང་གཤིས་ཁོག་འཛིན་ཅན་ཞིག་ཡིན་ཚེ། དེར་རྐྱེན་བྱས་ནས་ཁེར་སྡོད་སྨྲ་ཉུང་ཞིག་ཏུ་གྱུར་ཏེ། སྤྱི་ཚོགས་དང་འབྲེལ་འདྲིས་བྱེད་པར་རྒྱུད་བཀྱེད་པ་དང་དང་ལེན་མི་བྱེད་པའི་གནས་ཚུལ་འབྱུང་བ་དང་། ཐ་ན་མི་ཁ་ཤས་ལ་ད་དུང་གནོད་འཚེ་ཕོག་པའི་སྟོང་འདང་ནད་འབྱུང་སྲིད་དེ། གཞན་གྱིས་རང་ཉིད་ལ་ངན་བཤད་པའམ་ཡང་ན་ཕྱོགས་ཏུ་རང་ཉིད་ལ་གནོད་འཚེ་གཏོང་བར་རྩིས་འགོད་བྱེད་ཀྱིན་ཡོད་པར་འདོད། གཞན་ཡང་ཐོས་ཚོར་མི་ལེགས་པས་སེམས་ཁྲལ་བཟོ་སྲིད། རྒྱུ་མཚན་ནི་མི་གཞན་དང་འབྲེལ་འདྲིས་ལེགས་པོ་བྱེད་མི་ཐུབ་པས། རང་ཉིད་ལ་ཡིད་ཆེས་མེད་པར་གྱུར་ན་སེམས་ཁྲལ་འབྱུང་སྲིད། དེའི་ཕྱིར་ཐོས་ཤུགས་ལ་འགལ་རྐྱེན་བྱུང་དུས་དུར་བརྩོན་གྱིས་སེམས་ཁམས་སྲུང་སྐྱོང་བྱེད་དགོས།

3. ཐོས་ཚོར་ལ་འགོག་རྐྱེན་ཐེབས་པའི་རྒན་འཁོགས་ལ་རྒྱུན་གཏན་ནད་གཡོག་བྱེད་སྟངས།

(1) ཐོས་ཚོར་ལ་འགོག་རྐྱེན་ཐེབས་པའི་རྒན་འཁོགས་དང་འབྲེལ་འདྲིས་མང་པོ་བྱེད་དགོས། ཐོས་ཚོར་ལ་འགོག་རྐྱེན་ཐེབས་པའི་རྒན་འཁོགས་ཀྱི་མདུན་དུ་གླེང་མོལ་བྱེད་སྐབས་ལྷག་པར་དུ་དོ་སྣང་བྱེད་དགོས། སྐད་ཅོར་ཆེན་པོ་རྒྱག་མི་རུང་ལ། ངོ་ཐུག་གདོང་འཕྲད་ཀྱིས་ཁ་བརྗ་བྱེད་དགོས་པ་དང་། སྐད་ཆ་སྨྲས་པ་གསལ་པོ་ཡིན་དགོས། གསལ་པོ་ཞིག་མི་གོ་ནའང་། གཞན་གྱིས་སྐད་ཆ་བཤད་དུས་མཆུ་སྒྲོས་ཀྱི་འགྱུལ་སྟངས་དང་ཡན་ལག་གི་སྐད་ཆས་རམ་འདེགས་ལ་བརྟེན་ནས་གོ་བ་ལེན་ཐུབ། དེར་མ་ཟད་སྐད་ཆ་བཤད་པའི་མྱུར་ཚད་ཇེ་དལ་དུ་གཏོང་དགོས་ལ། ཡི་གེ་གཅིག་རེ་གཅིག་རེ་བྱས་ནས་བཤད་ན་སྒྲ་ཚད་འོས་འཚམ་

ཡིན། སྐད་མཐོན་པོས་སྐད་ཆ་བཤད་པ་ནི་ཕན་མི་ཐོགས་པའི་ཁ་བརྡ་ཞིག་ཡིན་ལ། ཅི་ཐུབ་ཀྱིས་སྙིང་འཇགས་ཀྱི་གནས་ཤིག་འདེམ་དགོས། མཐའ་སྐོར་ཐེང་ཐེང་ཆེ་ན། ཐོས་འཛིན་མཁན་གྱི་དོ་སྣང་བྱེད་ཚད་ལ་ཤུགས་རྐྱེན་ཐེབས་སྲིད།

(2) ཐོས་ཚོར་ལ་འགོག་རྐྱེན་ཐེབས་པའི་ནད་འཁོགས་ལ་སྤྱི་ཚོགས་ཀྱི་འབྲེལ་འདྲིས་རྒྱ་ཇེ་ཆེར་གཏོང་བར་སྐུལ་མ་གཏོང་དགོས། ཐུན་མོང་གི་བྱེད་སྒོར་མང་ཙམ་ཞུགས་པ་དང་། དགའ་ཞེན་དང་དགའ་ཕྱོགས་གསོ་སྐྱོང་། བུ་དང་བུ་མོ་དང་གཉེན་ཉེ་ལ་ཡིད་ཆེས་བྱས་ནས། རིམ་བཞིན་ཉན་ཆས་ཀྱི་རམ་འདེགས་ལ་བརྟེན་ནས་རང་ཉིད་ཀྱི་འཚོ་བའི་བར་སྟོང་གསར་སྤེལ་བྱས་ན། རང་ཉིད་ལ་ཕན་ཐོགས་ཡོད་པ་ལས་གནོད་པ་མེད། རྒྱུ་མཚན་ནི་གལ་ཏེ་ཏུར་ཐག་གིས་ཉན་ཤུགས་སླར་གསོ་དང་བསྐྱར་འཛུགས་མ་བྱས་ན། ཉན་ཤུགས་ཇེ་སྡུག་ཏུ་འགྲོ་སླ་བ་མ་ཟད། ནད་འཁོགས་ཀྱི་བློ་རིག་ཉམས་པའི་ནད་འབྱུང་ཚད་ཇེ་མགྱོགས་སུ་གཏོང་སྲིད།

(3) ནད་འཁོགས་ལ་རྣ་ཅོག་གང་འདོད་དུ་སློག་མི་རུང་བའི་དྲན་སྐུལ་བྱེད་དགོས། རྣ་སྐྱག་ལ་སྲུང་སྐྱོབ་ཀྱི་ནུས་པ་ལྡན་པས། རྣ་བར་རེད་པ་འབྱུང་དཀའ། གལ་ཏེ་རེད་པ་བྱུང་ན་སྨ་མོ་ནས་སྨན་པར་སྟོན་དགོས། དུས་རྒྱུན་དུ་ལུས་ཡོངས་རང་བཞིན་གྱི་ནད་རིགས་འགོག་བཅོས་བྱེད་པར་དོ་སྣང་བྱེད་དགོས་ལ། གལ་ཏེ་ཁྲག་ཤེད་མཐོ་བ་དང་གཅིན་པ་མངར་འགྱུར་གྱི་ནད་ཡོད་ན་དུས་ལྟར་སྨན་འཐུང་དགོས། གལ་ཏེ་ཁྲག་ཤེད་མཐོ་བ་དང་གཅིན་པ་མངར་འགྱུར་གྱི་ནད་ཚོད་འཛིན་བྱས་པ་བཟང་ངོ། ཉན་ནུས་ཉམས་པའི་གནས་ཚུལ་མངོན་གསལ་དོད་པོས་ཞི་ལྷོད་དུ་འགྲོ་ཐུབ།

(4) བརྟན་བརླིང་གི་སེམས་ཁམས་སྲུང་འཛིན་བྱེད་དགོས། སེམས་འགྱུལ་མི་ཐེབས་པར་སྔོན་འགོག་བྱེད་པ་དང་། སེམས་འགྱུལ་ཐེབས་ཚེ་ལུས་ཡོངས་ཀྱི་ཁྲག་ཤེད་ཇེ་མཐོར་སོང་ནས་ཉན་ནུས་ལ་གནོད་པར་མ་ཟད། སྙིང་གི་ཁྲག་རྩ་ལ་ཡང་གནོད་པ་ཐེབས་སླ། རྒྱུན་ལྡན་གྱི་བཟའ་བཏུང་རྒྱུན་ལྡན་ཡིན་དགོས་ལ། འོས་འཚམ་གྱི་འགུལ་སྐྱོད་ལ་རམ་འདེགས་བྱས་

ཏེ། ལུས་པོའི་གནས་ཚུལ་ལེགས་པོ་ཡོང་བར་བྱེད་དགོས།

(5) ཐ་མག་གཅོད་པ་དང་ཆང་ཚོད་འཛིན་བྱེད་དགོས། ཆང་ཉུང་ངུ་ཞིག་གིས་ཁྲག་རྒྱུན་འཁོར་རྒྱུག་ལ་སྐུལ་འདེད་གཏོང་ཐུབ་མོད། འོན་ཀྱང་མང་དྲགས་ན་ཁྲག་རྩ་འཁྲུམ་པར་བྱེད་སྲིད། དེ་དང་འདྲ་བར་ཐ་མག་གིས་ཀྱང་ཁྲག་རྩ་འཁྲུམ་པ་དང་ཁྲག་གི་འཁོར་སྐྱོད་ལ་ཤུགས་རྐྱེན་ཐེབས་ཏེ། ཉན་ནུས་ལ་ཤུགས་རྐྱེན་ཐེབས་པས་ཐ་མག་གཅོད་དགོས།

ས་བཅད་དགུ་པ། རྒན་འཁོགས་ཀྱི་དབང་རྩ་མ་ལག་དང་འབྲེལ་བའི་འཚོ་བ་དང་གཉེར་སྐྱོང་ལག་རྩལ།

དང་པོ། རྒན་འཁོགས་ཀྱི་སེམས་ཁམས་གསོ་སྐྱོང་།

1. རྒན་འཁོགས་ཀྱི་ཤེས་ཚོར་དང་དྲན་འཛིན། བློ་རིག་ཕྲིམ་ཚད་བཅས་ཇེ་ཞན་དུ་གྱུར་པས་བསམ་ཡུལ་ལས་འདས་པའི་གནོད་འཚེ་འབྱུང་སླ།

རྒན་འཁོགས་ཀྱི་ཤེས་ཚོར་དང་དྲན་འཛིན། བློ་རིག་ཕྲིམ་ཚད་བཅས་ཞན་པས། ཟུག་སྐྱོང་གི་ཚོར་སྣང་རྟུལ་པོར་གྱུར་ནས་ཉེན་ཁར་འཕྲད་ཆེ། ལོག་མངོན་མྱུར་མོར་འབྱུང་མི་ཐུབ་ལ། བསམ་ཡུལ་ལས་འདས་པའི་གནོད་འཚེ་འབྱུང་སླ་བས། གཉེར་སྐྱོང་བྱེད་སྐབས་འགོག་ཐབས་བྱེད་དགོས། དཔེར་ན། རྒན་འཁོགས་རྗེ་སྐས་ལ་ཡར་འཛེག་མར་འབབ་བྱེད་སྐབས། བར་སྟོང་ལ་གདལ་ཞིང་། སྒོ་ཐེམ་བརྒལ་སྐབས་རྐང་པ་འཁྱོག་དཀའ་བས་འཁྱིལ་འགྲོ་བ་ལྟ་བུ། རྒན་འཁོགས་ལ་ཕྱི་ལ་འགྲོ་རོགས་བྱེད་སྐབས་སྐྱོར་འདེགས་བྱ་རྒྱུར་དོ་སྣང་བྱེད་དགོས། ལྷག་པར་སྤྱང་ལམ་འཕྲེད་བརྒལ་བྱེད་སྐབས་རླངས་འཁོར་འགྲོ་འོང་ལ་ཡིད་གཟབ་བྱེད་དགོས།

2. རྒན་འཁོགས་ཀྱི་རང་བརྩི་དགོས་མཁོ་སྐྱོང་ཚད་ཆེ་བར་འགྲོ་བ།

རང་བརྩི་ནི་སྐྱེ་བོ་སོ་སོའི་རྒྱང་གཞིའི་སེམས་ཁམས་ཀྱི་དགོས་མཁོ་ཡིན། རྒན་འཁོགས་ཀྱིས་དེ་སྔ་སྤྱི་ཚོགས་ལ་རྒྱུ་ནོར་བསྒྲུན་པ་དང་ཁྱིམ་ཚང་གི་འགན་འཁྲི་ལྕི་མོ་ཁུར་ནས། བུ་ཕྲུག་གསོ་སྐྱོང་བྱ་ཆེད་བྱས་རྗེས་གཡལ་ཆེན་བཞག་ཐོང་བ་རེད། ན་ཚོད་རྒས་དུས་སྤྱི་ཚོགས་དང་ཁྱིམ་ཚང་གི་འགན་འཁྲི་འཁུར་ནུས་ཇེ་ཞན་དུ་སོང་བ་དང་། དབང་པོ་སོ་སོའི་ནུས་པ་ཇེ་ཞན་དུ་སོང་བ། ཡང་ན་རྒྱུན་པར་ནད་ཀྱིས་མནར་ནས་རང་ལྟོགས་ཡོང་བར་དཀའ་ངལ་ཡོད་པ། མི་གཞན་དང་སྤྱི་ཚོགས་ཀྱི་རོགས་རམ་དང་གཟིགས་སྐྱོང་མཁོ་བ་བཅས་ཀྱི་དབང་གིས“བློ་ཕམ”གྱི་ཚོར་སྣང་འབྱུང་བ་རེད། འོན་ཀྱང་རྒན་འཁོགས་ཀྱི་མི་ཚེའི་བརྒྱུད་རིམ་དང་། གྲུབ་འབྲས། ཁྱིམ་ཚང་། སྤྱི་ཚོགས་བཅས་ཀྱི་གནས་བབ་དང་མངོན་སུམ་རྣམ་པའི་ཧེ་བག་བཅས་ཀྱི་རྐྱེན་གྱིས། རྒན་འཁོགས་ཀྱི་རང་བརྩི་བསམ་པ་ཇེ་དྲག་འབྱུང་ལ། མི་གཞན་པ་དང་སྤྱི་ཚོགས་ཀྱི་གདེང་འཛོག་ལ་དོ་སྣང་ཆེ་ཙམ་བྱེད་ཀྱི་ཡོད།

རྒན་གསོ་ནད་གཡོག་པས་ཞབས་ཞུའི་བྱ་སྤྱོད་ཁྲིད་ནས་རྒན་འཁོགས་ལ་བརྩི་འཛོག་བྱ་བར་དེ་བས་དོ་སྣང་བྱེད་དགོས། དཔེར་ན། གུས་ཞབས་ཀྱི་འབོད་སྟངས་དང་། རྒན་འཁོགས་ལ་གཞོགས་འདེགས་བྱེད་དགོས་པའི་ཐད་ནས་སྡོན་ལ་བསམ་འཆར་འདྲི་བ། འཐད་པ་མ་བྱུང་ན་བཙན་ཤེད་སྤྱོད་མི་རུང་། ལབ་གླེང་རྣམ་འགྱུར་ཞི་དུལ་ཡིན་དགོས།

3. རྒན་འཁོགས་ཀྱི་ཁེར་རྐྱང་གི་གནས་བབ་ལ་དེ་བས་མང་བའི་སེམས་ཁུར་དང་གཟིགས་སྐྱོང་མཁོ་བ།

རྒྱུ་རྐྱེན་སྣ་ཚོགས་ཀྱི་དབང་གིས་རྒན་འཁོགས་དང་སྤྱི་ཚོགས་ཀྱི་འབྲེལ་འདྲིས་ཇེ་ཉུང་དུ་སོང་བ་དང་། ཆ་འཕྲིན་ཡོང་ཁུངས་ཇེ་ཉུང་། ཡང་ན་ཁེར་སྡོད་དང་བཟའ་ཟླ་འདས་པ། ནད་ཕོག་པ། མཐོང་ཐོས་ཉམས་པས། རྒན་འཁོགས་དང་ཕྱི་རོལ་བར་འབྲེལ་མཚམས་ཆད་པའི་ཚོར་བ་སྐྱེས་ཤིང་། ཡུན་རིང་འགོར་ན། རྒན་འཁོགས་ཁེར་རྐྱང་གི་གནས་སུ་ལྷུང་སྲིད།

རྒན་འཁོགས་ལ་ཐུགས་ཁུར་དང་བརྩེ་སེམས་མཚོན་པ་དང་། སྤྱི་ཚོགས་དང་འབྲེལ་འདྲིས་བྱས་ནས་ཆ་འཕྲིན་དང་མཛའ་གཙུགས་མཚོན་པ་རེད།

རྒན་འཁོགས་མང་ཆེ་བ་དང་ལྷག་པར་ནད་ཐོག་པའམ་རང་མགོ་མི་ཐོན་པའི་དཀའ་ངལ་ཡོད་པའི་རྒན་འཁོགས་ལ་གཞན་གྱིས་རོགས་རམ་དང་ཐུགས་ཁུར་གནང་བའི་སྐྱིད་སྣང་ཚོར་འདོད་ཡོད། རྒན་འཁོགས་ཁེར་རྐྱང་ངང་སྡོད་སྐབས། ཡིད་སྐྱོ་བ་དང་སེམས་ཤུགས་ཉམས་པ། ཐ་ན་སྐྱོ་སྣང་ཆེ་ཞིང་མིག་ཆུ་ཤོར་བཞིན་ཡོད། དེའི་རྒྱུ་མཚན་ནི་རྒན་འཁོགས་ཀྱི་བརྩེ་སེམས་དང་ཁོངས་གཏོགས་ཚོར་བའི་དགོས་མཁོ་དེ། ལོ་ན་ཇེ་མཐོར་སོང་བར་བསྟུན་ནས་ཇེ་ཞན་དུ་མི་འགྲོ་བ་རེད། དེ་བས། རྒན་གསོ་ནད་གཡོག་པས་རྒན་འཁོགས་རྣམས་སྤྱི་ཚོགས་ཀྱི་ཐུན་མོང་བྱེད་སྒོ་ནང་ཞུགས་པར་རོགས་རམ་བྱེད་དགོས། རྒན་འཁོགས་དང་གློང་མོལ་མང་ཙམ་བྱེད་པ་དང་ཕན་ཚུན་གྲོགས་པོ་བསྒྲིགས་ནས་སྙིང་སྟོབས་དང་སེམས་ཁམས་ཀྱི་དགོས་མཁོ་བསྐང་དགོས།

4. རྒན་འཁོགས་དང་འབྲེལ་འདྲིས་བྱེད་པར་ངེས་པར་ཐབས་ལ་མཁས་དགོས།

འབྲེལ་འདྲིས་ནི་སེམས་ཁམས་གསོ་སྐྱོང་གི་ཐབས་གལ་ཆེན་ཞིག་ཡིན། རྒན་འཁོགས་དང་འབྲེལ་འདྲིས་བྱེད་པ་ཟེར་བ་ནི། རྒན་གསོ་ནད་གཡོག་པས་སྐད་ངག་དང་། བཟོ་ལྟ། རྣམ་འགྱུར་སོགས་ལ་བརྟེན་ནས། རྒན་འཁོགས་དང་བསམ་འཆར་བརྗེ་རེས་དང་། བརྩེ་དུང་དང་རྣམ་འགྱུར་མཚོན་པའི་བརྒྱུད་རིམ་ལ་ཟེར་ཞིང་། དེ་ནི་ཕྱོགས་གཉིས་ཀས་ཕན་ཚུན་རྒྱུས་ལོན་དང་ཕན་ཚུན་རྒྱབ་སྐྱོར་ཡོང་ཆེད་ཡིན།

རྒན་འཁོགས་ཀྱི་གནམ་གློང་གི་འབྱུང་རྐྱེན་འབྱེད་པའི་ནུས་པ་ཇེ་ཞན་དུ་སོང་ཞིང་། ཉན་བྱེད་དབང་ནུས་ཉམས་པའམ་ཚབས་ཆེ་དུས་རྣ་བའང་འོན་སྲིད། དེ་བས་རྒན་འཁོགས་དང་འབྲེལ་འདྲིས་བྱེད་སྐབས། གཤམ་གསལ་ཕྱོགས་འགའ་ལ་དོ་སྣང་བྱེད་དགོས།

❀ འབྲེལ་འདྲིས་ཀྱི་རྣམ་འགྱུར་ཟོལ་མེད་དང་མཛའ་གཤིས་ལྡན་དགོས། གུས་ཞབས་

དགོས་པ་མ་ཟད། རྒན་འཁོགས་ཀྱི་གོམས་གཤིས་དང་དགའ་ཕྱོགས་ལྟར་བསྐྱངས་ནས། རྒན་འཁོགས་ལ་ལྷག་བསམ་རྣམ་དག་དང་དོ་ཁུར། བརྩི་འཛོག་བཅས་ཟོལ་མེད་དང་ཚོར་དུ་འཇུག་དགོས།

❁ རྒན་འཁོགས་ཀྱི་སྐད་ཆ་ཅི་བྱུང་ལ་བློ་རྩེ་གཅིག་སྒྲིམ་དང་ངང་རྒྱུད་རིང་པོའི་སྒོ་ནས་ཉན་དགོས། ཉན་དུས་ཡར་ལྟ་ཚུར་ལྟ་དང་བག་གཡེང་བྱེད་མི་རུང་། ཉན་པའི་གོ་རིམ་ཁྲོད་རྒན་འཁོགས་ཀྱི་བརྗོད་སྟངས་དང་གདོང་གི་རྣམ་འགྱུར། བརྗོད་པ་བཅས་ལ་ལྟ་ཞིབ་བྱས་ནས། རྒན་འཁོགས་ཀྱི་སྙིང་ཚོར་དེ་སེམས་ཀྱི་གཏིང་ནས་ཚོར་ཤེས་ཐུབ་པ་བྱེད་དགོས། ཉན་པ་ནི་སེམས་ཁམས་གསོ་སྐྱོང་གི་ཐབས་གལ་ཆེན་ཞིག་ཡིན་པས། རྒན་གསོ་ནད་གཡོག་པས་ཉན་ཐབས་ལ་བརྟེན་ནས་རྒན་འཁོགས་ལ་རྒྱུས་ལོན་དང་སེམས་གསོ་བྱ་དགོས།

❁ རྒན་འཁོགས་དང་སྐད་ཆ་བཤད་སྐབས་ཚིག་ཉུང་དོན་བསྡུས་ཡིན་དགོས་ལ། ཁ་གསལ་བ་དང་ངག་འཇམ་པ། རྗོད་སྟངས་དག་པ་བཅས་ཡིན་དགོས། ངག་གདངས་ཞི་དུལ་ཡིན་དགོས་པ་ལས་མཐོ་མི་རུང་། རྒན་འཁོགས་ཀྱི་ཐོས་དབང་ཞན་ཕྱིར། ཤུགས་ཆེན་པོས་སྐད་ཅོར་བརྒྱབ་པ་ན། རྒན་འཁོགས་ཀྱི་རང་བརྩི་བསམ་པར་གནོད་འཚེ་ཐོག་པ་རེད། གལ་སྲིད་རྒན་འཁོགས་ཀྱིས་ཁྱོད་ཀྱི་སྐད་ཆ་གསལ་པོ་མ་གོ་ན། སྐབས་འགར་ལག་བརྡ་དང་བཟོ་ལྟ། དངོས་པོ་སྟོན་པ་བཅས་ལ་བརྟེན་ནས། རྒན་འཁོགས་ཀྱིས་གོ་བ་ལེན་པར་རོགས་རམ་བྱེད་དགོས། རྒན་འཁོགས་ལ་སྐད་ཆ་བཤད་པའི་མྱུར་ཚད་མགྱོགས་མི་ཉན་པ་དང་། གསལ་པོར་གོ་ཐུབ་ལ་གོ་བ་ལེན་ཐུབ་པ་བྱེད་དགོས།

❁ ཁ་བརྡ་བྱེད་སྐབས་རྒན་འཁོགས་ལ་གདོང་གཏོད་དགོས། ཕན་ཚུན་བར་ཕ་རོལ་པོའི་གདོང་གི་རྣམ་འགྱུར་མཐོང་ཐུབ་པ་བྱས་ནས་འབྲེལ་འདྲིས་ཀྱི་ཕན་འབྲས་ཆེ་རུ་ཡོང་ཐབས་བྱེད་དགོས།

❁ རྒན་འཁོགས་ལ་འདྲི་རྩད་བྱེད་སྐབས། བརྗོད་དོན་སྟབས་བདེ་དང་ཁ་གསལ་དང་བཤད་དགོས་ལ། འདྲི་ཐེངས་རེར་དྲི་བ་གཅིག་བཏོན་ནས་ལན་འདེབས་བདེ་བར་བྱེད་

དགོས། དེར་སྦྲགས་ནས་དུས་ཆོད་འདང་ངེས་ཤིག་སྤྱད་ནས་རང་ཉིད་ཀྱི་སྐད་ཆར་རྒྱུས་ལོན་པ་དང་གོ་ཤ་སྟག་ཡོང་བར་སྟབས་བདེ་བསྐྲུན་དགོས།

❀ རྒན་འཁོགས་དང་ཁ་བརྡ་བྱེད་སྐབས། རྒན་གསོ་ནད་གཡོག་པས་རྒན་འཁོགས་ཀྱིས་བཤད་དོན་ལ་གོ་བ་ཡང་དག་ལོན་ཡོད་མེད་དཔྱད་དགོས། གལ་སྲིད་རྒན་འཁོགས་ཀྱི་བཤད་དོན་གསལ་པོ་མ་གོ་ན། ཡང་བསྐྱར་ཐེངས་གཅིག་བཤད་དུ་འཇུག་པའམ། ཡང་ན་རང་གིས་གོ་བ་ལོན་པ་བསྐྱར་བཤད་བྱས་ནས། རྒན་འཁོགས་ལ་ངོས་འཛིན་དུ་འཇུག་དགོས།

❀ རྒན་འཁོགས་ཀྱི་སེམས་ཁམས་མི་སྐྱིད་པ་དང་སྐྲག་སྣང་འཇིགས་སྣང་སྐྱེ་དུས། ནད་གཡོག་པས་རྒན་འཁོགས་ལ་རོགས་པ་བྱེད་དགོས་པ་མ་ཟད། ད་དུང་ཐུག་རེག་འོས་འཚམ་བྱེད་དགོས་ཏེ། དཔེར་ན། རྒན་འཁོགས་ཀྱི་ལག་པར་འཇུ་བ་དང་ཕྲག་པ་ནས་སྐྱོར་བའི་བྱེད་སྟངས་ལ་བརྟེན་ནས། རྒན་འཁོགས་ལ་སྐྱིད་སྣང་ཚོར་དུ་འཇུག་པ་དང་གཅེས་སྐྱོང་བྱེད་དགོས་སོད། འོན་ཀྱང་རྒན་འཁོགས་ཀྱི་མགོ་ལ་བྱིལ་བྱིལ་ལྟ་བུ་བྱེད་མི་རུང་། དེ་འདྲ་བྱས་ཚེ་རྒན་འཁོགས་ཀྱི་ལ་རྒྱ་ལ་ཕོག་ཐུག་གཏོང་སྲིད། ཐུག་རེག་བྱེད་པ་ནི་སེམས་ཁུར་མཚོན་པའི་འབྲེལ་འདྲིས་ཀྱི་རྣམ་པ་བཟང་ཤོས་ཤིག་ཡིན། འོན་ཀྱང་རྒན་འཁོགས་ཀྱི་སྤྱི་ཚོགས་རིག་གནས་ཀྱི་རྒྱབ་ལྗོངས་ཤེས་དགོས། གང་ལགས་ཤེ་ན། སྤྱི་ཚོགས་རིག་གནས་ཀྱི་རྒྱབ་ལྗོངས་མི་འདྲ་བས་“ཐུག་རེག”བྱེད་སྟངས་ལ་གོ་བ་ལེན་ཚུལ་མི་འདྲ་བས་རེད།

❀ དུས་ལྟར་མགོ་བོ་འདུད་འདུད་དང་འཛུམ་ལདངས་པའམ་ངག་འཇམ་པོར་བརྟེན་ནས། རྒན་འཁོགས་ལ་ཁྱོད་ཀྱི་རྣམ་འགྱུར་ཚོར་དུ་འཇུག་དགོས། དེ་དང་ཆབས་ཅིག་འོས་འཚམ་གྱིས་རྒན་འཁོགས་ཀྱི་བྱམས་བརྩེ་མཚོན་པའི་ཐུག་རེག་དང་ལེན་བྱེད་རྒྱུ་སློབ་དགོས་ཏེ། དཔེར་ན། རྒན་འཁོགས་ཀྱིས་སྐབས་རེར་ནད་གཡོག་པའི་སྒྲ་དང་། ལག་པ། འགྲམ་པ་བཅས་ལ་རེག་ནས་བཀའ་དྲིན་ཞུ་འདོད་མཚོན་སྲིད།

❀ རྒན་འཁོགས་ལ་ཁ་བརྡ་བྱེད་སྐབས། མི་དར་མ་དང་མཚུངས་པའི་འདྲ་མཉམ་གྱི་རྣམ་འགྱུར་འཛིན་དགོས། ན་ཆུང་དང་འབྲེལ་འདྲིས་བྱེད་སྟངས་སྤྱད་མི་རུང་། རྒན་འཁོགས་

ཀྱི་རང་བཟོ་བསམ་པར་གནོད་འཚེ་གཏོང་མི་འོས།

❁ ནད་འགོགས་ཀྱིས་མཐོང་ས་ནས་རང་གི་གཉེན་ཉེའམ་ལས་བྱེད་མི་སྣས་སྣོག་ལབ་བྱེད་མི་རུང་། ནད་འགོགས་ལ་གོ་ལོག་ཐེབས་ནས་འགལ་བ་འབྱུང་བར་འཛེམ་དགོས།

❁ གལ་སྲིད་ནད་འགོགས་ཀྱིས་བསམ་འཆར་བཏོན་པ་ཡང་དག་མིན་པར་དོགས་ཚེ། འཕྲལ་མར་དགག་ལན་མི་སློག་པ་དང་ཡོ་བསྲང་བྱེད་མི་རུང་ལ། རྗོད་པའང་རྒྱུག་ས་རུང་། ནད་འགོགས་མི་དགའ་བའམ་དཀའ་ཁག་ཐེབས་པར་འཛེམ་དགོས། ནད་འགོགས་དང་འབྲེལ་འདྲིས་བྱེད་པའི་རིང་། སྐབས་ལ་ལར་ནད་འགོགས་རྣམས་ཀྱིས་ཀྱང་འོས་འཚམ་མིན་པའི་བྱ་སྤྱོད་འདྲ་མིན་མངོན་སྲིད་པས། སྐབས་དེར་ཐ་ཚིག་སྒྲོག་པ་དང་བཀའ་བསྒོ་བྱེད་ཐབས་སྤྱད་ནས་སྐྱོན་འཛུགས་བྱེད་མི་རུང་། དེ་ལྟར་བྱས་ན་ནད་འགོགས་ལ་སུན་སྣང་སྐྱེས་སུ་འཇུག་པ་དང་། འགོག་རྐྱོལ་བྱེད་པ། མཉམ་ལས་མི་བྱེད་པ་སོགས་འབྱུང་སྲིད།

❁ འབྲེལ་འདྲིས་བྱེད་པའི་རིང་། ནད་འགོགས་ཀྱིས་རེ་ཞིག་མི་དྲན་པའི་སྐད་ཆ་ལ་ཕྲད་ཚེ་ནད་གསོ་ནད་གཡོག་པས་འོས་འཚམ་གྱིས་དྲན་སྐུལ་བྱེད་ཆོག །

མདོར་ན། ནད་གསོ་གཉེར་སྐྱོང་ནི་རྩིག་འཛིང་དང་ཞིབ་ཚགས། ལག་རྩལ་ཐབས་མཁས་བཅས་ཀྱི་ལས་བྱ་ཞིག་ཡིན་པས། ནད་གསོ་ནད་གཡོག་པས་ངང་རྒྱུད་རིང་པོས་ལས་ཀ་ཞིབ་ཏུ་སྒྲུབ་ཚེ། ད་གཟོད་ནད་འགོགས་ལ་གཉེར་སྐྱོང་ཡག་པོ་ཐོབ་ནས། ནད་འགོགས་ཀྱི་སྤྲོ་སྐྱིད་ཀྱི་སེམས་ཁམས་རྒྱུན་འཁྱོངས་ཐུབ་ལ། ཁོང་ཚོའི་འཚོ་བ་ཕུན་ཚོགས་སྐྱིད་སྣང་གིས་ཁེངས་པར་འབད་དགོས། ནད་གསོ་ནད་གཡོག་པས་ད་དུང་ནད་འགོགས་ཀྱི་དགའ་ཕྱོགས་དང་རིག་གནས་ཤེས་བྱའི་རྨང་གཞི། འཚོ་བའི་ཆ་རྐྱེན་བཅས་ཟུང་འབྲེལ་སྐོར་ཕན་ཡོད་དང་སྤྲོ་སྣང་ལྡན་པའི་བྱ་ཐབས་སྤྱད་ནས། འཚོ་བའི་སྤྲོ་སྣང་བསྐྱེད་གང་ཐུབ་བྱེད་དགོས། མི་དང་མིའི་བར་གྱི་འགྲོ་འོང་རྒྱ་སྐྱེད་བཏང་ནས་ནད་འགོགས་ཀྱི་བདེ་ཐང་དང་བག་ཕེབས་ཡོང་བར་འབད་རྒྱུ་ནི་ཧ་ཅང་གལ་འགངས་ཆེ་བ་ཞིག་རེད།

གཉིས་པ། ཨའར་ཚི་ཧའེ་མོའི་ནད།

ཨར་ཚི་ཧའེ་མོའི་ནད་ནི་རྒན་འཁོགས་ཀྱི་ཀློ་རིག་དང་ཀླད་པའི་བྱེད་ལས་ཉམས་པ་དང་། རིག་པ་ཉམས་ནས་བྱ་སྤྱོད་དང་མི་གཤིས་ལ་འགྱུར་བ་བྱུང་བ་བཅས་སྤྱ་བའི་རྣ་འདུས་ནད་རིགས་ཤིག་རེད། ཨའར་ཚི་ཧའེ་མོའི་ནད་ཕོག་པའི་རྒན་འཁོགས་ལ་ཤེས་ཚོར་དང་དྲན་འཛིན། འཚོ་བའི་ཁོར་ཡུག་ལ་གདེང་འཛོག་བྱེད་པའི་ནུས་པ་ཉམས་ཡོད་ལ། འཚོ་བ་རོལ་བའི་ནུས་པའང་ཉམས་པས། རྒན་འཁོགས་ཀྱི་འཚོ་བའི་སྤུས་ཚད་ལ་ཤུགས་རྐྱེན་ཚབས་ཆེན་བཟོ་བ་རེད།

1. ནད་འབྱུང་བའི་རྒྱུ་རྐྱེན།

(1) ཨའར་ཚི་ཧའེ་མོའི་ནད། ནད་འདིའི་འབྱུང་རྐྱེན་ད་དུང་གསལ་པོ་ཞིག་ཤེས་རྟོགས་བྱུང་མེད། མིག་སྔར་གསོ་རིག་ལས་རིགས་ཀྱིས་ངོས་བཟུང་བ་ལྟར་ན། ནད་དེ་རྒྱུད་འདེད་རྒྱུ་རྐྱེན་དང་ཁོར་ཡུག་གི་རྒྱུ་རྐྱེན་ལ་འབྲེལ་བ་ཡོད་པར་འདོད།

(2) ཀླད་པའི་ཁྲག་རྩ་ཅན་གྱི་ཀློ་རིག་ཉམས་པ། ཀླད་པའི་འཕར་རྩ་མཁྲེགས་འགྱུར་དབང་གིས་ཀླད་པའི་ཕུང་གྲུབ་ལ་ཁྲག་དང་གསོ་རླུང་མི་འདང་བ། ཀླད་པའི་ཕྲ་ཕུང་ལ་འགྱུར་ལྡོག་ཅན་གྱི་ཤི་འདུལ་གྱིས་བསྐྱེད་པ་རེད། རྒྱུན་མཐོང་ན་རྩོལ་ལ་ཁྲག་ཤེད་མཐོ་བའི་ནད་རྟགས་དང་། གློ་བུར་ཅན་གྱི་ཀླད་པའི་ཁྲག་རྩའི་ནད་རྟགས་སྣང་།

(3) སྦྲགས་ཚུལ་ཅན་གྱི་ཀློ་རིག་ཉམས་པ། ཨའར་ཚི་ཧའེ་མོའི་ནད་དང་ཀླད་པའི་ཁྲག་རྩའི་ནད་ཀྱིས་སྦྲགས་བསྣུན་ཀློ་རིག་ཉམས་པ་ལ་གོ་བ་རེད།

(4) གཞན་ཡང་། སྨན་རྫས་ཀྱིས་དུག་ཕོག་པ་དང་། དབྱིང་གཅིག་སྣ་རྫས་ཀྱིས་དུག་ཕོག་པ། རེད་པ། ཕྱི་རྨས། ཕ་ཅིན་སེན་ནད་སོགས་ལས་ཨའར་ཚི་ཧའེ་མོའི་ནད་འབྱུང་སྲིད།

2. ནད་རྟོག་མངོན་ཚུལ།

(1) བློ་རིག་ཉུང་ཙམ་ཉམས་པ། བྱ་བྱེད་དང་སྤྱི་ཚོགས་ཀྱི་འགྲོ་འོང་ནུས་པར་གེགས་བར་ཐེབས་པ་དང་། འཚོ་བའི་ཐད་རང་མགོ་ཐོན་གྱིན་ཡོད་པ།

(2) བློ་རིག་འབྲིང་ཙམ་ཉམས་པ།

① ཚོར་ཤེས་ངོས་འཛིན་གྱི་གེགས་བར། ཤེས་ཚོར་དང་ངོས་འཛིན་བཅས་ཀྱི་ནུས་པར་དཀའ་ངལ་བྱུང་བ་སྟེ། དཔེར་ན། མཐའ་འཁོར་གྱི་ཡུལ་འཁོད་དང་ཁ་ཕྱོགས། དུས་ཚོད། མི་སྣ་བཅས་ལ་ངོས་འཛིན་པར་དཀའ་ངལ་འབྱུང་བ་ལྟ་བུ།

བརྒྱུད་རིམ་ལྡན་པའི་སྒོ་ནས་དོན་བྱ་ལ་བསམ་གཞིགས་མི་ཐུབ་ཤིང་། མཐའ་འཁོར་ནས་བྱུང་བའི་གནས་ཚུལ་ལ་དེར་བསྟུན་གྱིས་ཁོ་ཐག་གཅོད་མི་ཐུབ་པ། དཔེར་ན། བརྙན་འཕྲིན་ལ་ལྟ་ཐུབ་ཅིང་། མི་སྣའི་འགུལ་སྐྱོད་དང་འཆར་བཞིན་ཡོད་པ་མཐོང་མོད། འོན་ཀྱང་གཏམ་རྒྱུད་ཀྱི་ནང་དོན་ལ་གོ་བ་ལེན་མི་ཐུབ་པ། ཁོང་ལ་དྲི་བ་བཏོན་ཚེ། རྒྱུན་པར་ཅི་ཞིག་དྲིས་པར་གོ་བ་ལེན་མི་ཐུབ་པ།

ནད་པ་ལ་ལས་དུས་རྒྱུན་གྱི་འཚོ་བའི་མཁོ་ཆས་བཀོལ་སྤྱོད་བྱེད་མི་ཤེས། དཔེ་ཆར་ལྟ་བ་དང་ཚགས་པར་ཀློག་ནུས་མོད། འོན་ཀྱང་ཡི་གེ་རེ་རེའི་གོ་དོན་མི་རྟོགས་པ་རེད།

② དྲན་འཛིན་གྱི་གེགས་བར། རྒྱུན་པར་ཉེ་དུས་ཀྱི་བྱུང་བར་དྲན་འཛིན་འགག་རྐྱེན་ཉུང་མངོན་གསལ་ཐེབས་པ་དང་། སྔོན་ཆད་ཀྱི་བྱུང་བ་ལ་དྲན་འཛིན་ཡོང་ཚུལ་ལྟོས་བཅས་ཀྱིས་བཟང་། སྤྱིར་དྲན་འཛིན་གྱི་འགག་རྐྱེན་ཏ་ཅང་མངོན་གསལ་ཡིན། ལྷག་པར་དུ་ཉེ་དུས་ཀྱི་དྲན་འཛིན་ལ་གེགས་བར་བཟོ་བ་སྟེ། དཔེར་ན། བཤད་མ་ཐག་པའི་བྱ་བ་སྐར་མ་ཁ་ཤས་ནང་བརྗེད་འགྲོ་བ། ཉེ་དུས་དྲན་འཛིན་གྱི་གེགས་བར་ནི། ཆེས་སྔ་དུས་ཀྱི་མངོན་ཚུལ་ཡིན་པས་སྣང་མེད་དུ་འདོག་སླ། ནད་འཕེལ་བར་བསྟུན་ནས། ཡུན་རིང་བའི་དྲན་འཛིན་ལའང་འགག་རྐྱེན་འབྱུང་སྲིད། ནད་པས་དོན་དངོས་མིན་པའི་སྐད་ཆའི་ཐོག་ནས་དྲན་འཛིན་ལ་གེགས་བར་བྱུང་བའི་སྟོང་ཆ་ཁ་གསབ་བྱེད་པས་རྫུན་བཤད་ལྟར་སྣང་། གལ་སྲིད་རང་གི་

སྡོད་གནས་གང་ཡིན་མི་ཤེས་པ་དང་། སྒོ་ལ་བུད་རྗེས་ཕྱིར་ཇི་ལྟར་ལོག་དགོས་པ་མི་ཤེས་པར་ལུས་པ། རང་ཉིད་གང་ན་ཡོད་པ་མི་ཤེས་པར། ཉིན་དེ་ནི་ནམ་ཞིག་ཡིན་པ་དང་ག་དུས་ཡིན་པ། ག་ཉིན་ཡིན་པ་བཅས་མི་ཤེས་པ། སྔོན་ཆད་རྒྱུས་མངའ་ཆེ་བའི་མི་ད་ལྟ་ངོ་མི་ཤེས་པ། ཐ་ན་རང་གི་ཁྱིམ་མི་ཡང་ངོ་མི་ཤེས་པ་ལྟ་བུ།

③ བརྩེ་དུང་གི་གེགས་བར། མི་གཤིས་འགྱུར་བ་ནི་རང་ཉིད་ཀྱི་གོམས་གཤིས་འགྱུར་བ་དང་། དོན་བྱ་ལ་སྤྲོ་བ་མེད་པ། རང་ཉིད་ལ་སེམས་ཁུར་བྱེད་དྲགས་པ། རང་ཉིད་གཙོ་བོར་འཛིན་པ། བཟོ་ལྟ་ཤོར་བ། སེམས་འགྱུལ་ཐེབས་སླ་བ། དོགས་པ་ཟ་སླ་བ། ཕྲག་དོག་ཆེ་བ། ཨུ་ཚུགས་ཆེ་བ། སྐྱེར་སེམས་ཆེ་བ་སོགས་སྣང་ལ། འཕྲུལ་སྣང་དང་སྣོང་བསམ་སོགས་འབྱུང་སྲིད།

④ སྐད་ཆའི་གེགས་བར། སྐད་ཆའི་མཚོན་ནུས་ཤོར་བ་དང་། ལབ་སླེང་ཉུང་བ། གོ་རིམ་མེད་པ། བསམ་བློ་དང་བརྩེ་དུང་མཚོན་པའི་ནུས་པ་ཤོར་བ་ལྟ་བུ། དོན་གསལ་པོར་མི་ཤེས་པ། ཡང་ཡང་བསྐྱར་ཟློས་ལྟར་བཤད་པ།

⑤ རྩིས་རྒྱག་ནུས་པའི་གེགས་བར། དཔེར་ན། དངོས་པོ་ཉོ་སྐབས་ནད་པས་དངུལ་ག་ཚོད་སྤྲོད་དགོས་པ་འདམ། ཡང་ན་དངུལ་ག་ཚོད་ལྷག་ཡོད་པ་ཤེས་ཀྱིན་མེད་པ།

⑥ གཞན་ཡང་། འཚོ་བར་རང་མགོ་མི་ཐོན་ཞིང་། ཁ་ངོ་བཀྲུ་བ་དང་ལྭ་བ་གྱོན་པ། བཤང་གཅི་ཚོད་འཛིན་སོགས་བྱེད་མི་ཤེས་པ།

(3) བློ་རིག་ཉམས་པ་ཚབས་ཆེ་བ། བློ་རིག་དང་སྐད་བརྡ། མི་གཤིས་བཅས་ལ་གེགས་བར་ཐེབས་ནས་འཚོ་བར་རང་མགོ་མི་ཐོན་པ། དཔེར་ན། ངོ་ཚ་མི་ཤེས་པར་གཅེར་བུར་འབུད་པ་དང་། ལག་པས་གང་བྱུང་དུ་འཛིན་པ་དང་བཤང་གཅི་ཟ་བ། ཉིན་གང་བོར་ཧོན་ཐོར་བ། རྣམ་འགྱུར་ཉམས་པ། བྱ་བྱེད་ཀུན་ལ་སྤྲོ་བ་མེད་པ། ནད་གཞི་ཚབས་ཆེ་དུས་ནད་པས་འགྲོ་སྐྱོད་ལའང་རང་མགོ་ཐོན་དཀའ་བ། ཨུ་ཚུགས་དང་ཚུལ་གྱི་དུ་དགོད་སོགས་འབྱུང་སྲིད།

གསུམ་པ། ཕ་ཅིན་སེན་ནད།

ཕ་ཅིན་སེན་ནད་ལ་འདར་འགྱུལ་ལུས་སྦྲིད་ཀྱང་ཟེར། དེ་ནི་རྒན་འཁོགས་ཀྱི་རྒྱུན་པར་མཐོང་བའི་དབང་རྩའི་མ་ལག་གི་གཤིས་འགྱུར་ནད་རིགས་ཤིག་ཡིན།

ནད་རྟོག་མངོན་ཚུལ།

(1) འགུལ་མེད་འདར་སིག་རྒྱག་པ། ཁྱད་ཆོས་གཙོ་བོ་ནི་འདར་སིག་བྱེད་ཅིང་། ལུས་ཡོངས་དང་མགོ་བོ། ལྕེ། རྐང་ལག་སོགས་ཀྱི་གནས་ལ་མཚམས་ཚོགས་ཡོད་པའི་སྒོ་ནས་འདར་འགུལ་བྱེད་པ། ནད་ལྷི་མོ་མིན་དུས་ལག་པ་འདར་ལ། ལག་ཟུང་དེ་སྨན་རིལ་འཕུར་འཕུར་བྱེད་པ་དང་འདྲ་བར་འདར་བ་དང་། སེམས་འཚབ་དུས་འདར་སིག་རྒྱག་ཚུལ་ཚབས་ཛེ་ཆེར་འགྱུར་སྲིད། འོན་ཀྱང་གཉིད་ལ་ཡུར་དུས་འདར་སིག་རྒྱག་མཚམས་ཆད་པ།

(2) ལུས་ཤ་རེངས་པོར་འགྱུར་བ་དང་གོམ་སྟབས་འཁྱམ་པ། ལུས་ཡོངས་ཀྱི་ཤ་གནད་རེངས་པོར་གྱུར་ནས་འགུལ་སྐྱོད་དཀའ་བ། འགུལ་སྐྱོད་ཞུང་དུ་འགྲོ་བ་བཅས་ཀྱི་དབང་གིས། གོམ་པ་སྤོ་སྐབས་གོམ་པ་དང་པོ་སྤོ་རྒྱུ་ཧ་ཅང་ཁག་པོ་ཡིན་སྲིད། འོན་ཀྱང་གོམ་པ་སྤོས་མ་ཐག་ནས་འགྲོས་ཚད་ཧ་ཅང་མགྱོགས་ཤིང་། ལུས་པོ་མདུན་གསེག་དང་། རྐེད་པ་སྒུར་སྒུར་བྱེད་པ། གོམ་ཆུང་དང་སྐྱོད་པ། མྱུར་བར་གོམ་པ་སྤོ་མཚམས་འཇོག་དཀའ་བ་མ་ཟད། ལུས་པོའི་ཁ་ཕྱོ་བསྒྱུར་བར་དཀའ་ཁག་ཆེ་བས། འཚབ་འཚུབ་ཀྱི་རྣམ་པ་མངོན་པ།

(3) ངོ་གདོང་གི་རྣམ་འགྱུར་གདོང་འབག་ལྟར་སྒྲོང་བ། གདོང་གི་རྣམ་འགྱུར་སྒྲོང་ཞིང་མིག་གཉིས་ཀྱིས་ལྟ་ཚུལ་དྲང་བ། རྒྱུན་པར་ཁ་ཆུ་བཞུར་བ་སོགས་མངོན་པ།

(4) གཞན་ཡང་། ནད་གཞི་ཚབས་ཆེ་དུས་མལ་སར་ལྷུང་བ་དང་ཟས་མེད་དཀའ་ལ། སྙོ་ཚད་བྱུང་བ་དང་ལུས་ཤུགས་ཉམས་ནས་འཆི་བ།

བཞི་པ། ཤེས་རྟོགས་ལ་གེགས་བར་ཐེབས་པའི་ནད་འགོགས་ལ་གཉོར་སྐྱོང་།

ཤེས་རྟོགས་གེགས་བར་ཟེར་བ་ནི། ཤེས་རྟོགས་ལ་སྐྱོན་ཡོད་པ་འམ་ཡང་ན་རྒྱུན་ལྡན་མིན་པའི་རྐྱེན་གྱིས་སེམས་ཁམས་ལ་གེགས་བར་ཐེབས་པ་ལ་ཟེར། དེ་ལ་གཤམ་གསལ་རིགས་གསུམ་ཡོད།

ཤེས་ཚོར་གྱི་གེགས་བར། དཔེར་ན། ཚོར་ཐལ་བ་དང་ཚོར་བ་རྟུལ་པོ། ཚོར་བ་མི་སྙིན་པ། ཚོར་བའི་གོ་དོན་འགྱུར་བ། ནད་ལུགས་ཅན་གྱི་འཁྲུལ་སྣང་འབྱུང་བ། ཤེས་ཚོར་གྱི་རྐྱེན་སྣ་འདུས་ལྟ་བུ།

ཡིད་འཛིན་གྱི་གེགས་བར། དཔེར་ན། གལ་མི་ཆེ་བ་ཡིད་འཛིན་ཆེ་དྲགས་པ་དང་། གཞན་དག་ཡིད་འཛིན་ཉམས་པ། ཡིད་འཛིན་འཆུག་པ་བཅས་ཡིན།

བསམ་གཞིགས་ཀྱི་གེགས་བར། དཔེར་ན། སྤྱི་མཚན་དང་རགས་བསྡུས་བརྒྱུད་རིམ་གྱི་གེགས་བར་དང་། གཅིག་བརྟེན་གཅིག་དྲན་གྱི་བརྒྱུད་རིམ་གྱི་གེགས་བར། གཏན་ཚིགས་དང་མཐུན་པའི་བསམ་གཞིག་བྱེད་མི་ཐུབ་པའི་གེགས་བར་སོགས་ལྟ་བུ།

1. ཤེས་རྟོགས་གེགས་བར་གྱི་འཕེལ་རིམ།

འཕེལ་རིམ་ལྟར་ན། ཤེས་རྟོགས་ཀྱི་གེགས་བར་ལ་ཕལ་ཆེར་སྔ་དུས་དང་། དུས་དཀྱིལ། དུས་སྨད་བཅས་དུས་རིམ་གསུམ་ཡོད།

(1) སྔ་དུས་ཀྱི་ནད་རྟགས། དེའི་མངོན་ཚུལ་གཙོ་བོ་ནི་འགྱུལ་སྐྱོད་ཇུང་དུ་འགྲོ་བ་དང་། ངལ་དུབ་སླ་བོ་བ། མགོ་ཡུ་འཕོར་བ། སྙིང་འདར་བ། ཡི་ག་ཉམས་པ། སྤྲོ་སྣང་འགྱུལ་མོས་ཞན་པ། སེམས་ཁམས་མི་བརྟན་པ། ཚོར་བ་ཉམས་པ། ཡིད་སྨུག་པ། བརྗེད་སླ་བ་བཅས་རེད། མངོན་

ཚུལ་འདི་དག་རྒྱུན་པར་དབྱེ་འབྱེད་བྱེད་དཀའ་ཞིང་། ནམ་རྒྱུན་དབང་རྩའི་ནད་དམ་རྣམ་འགྱུར་ཚུལ་ལ་ངོས་འཛིན་པས་འཆུག་འགྲོ་སྲིད།

(2) དུས་དཀྱིལ་གྱི་ནད་རྟགས། དུས་དཀྱིལ་གྱི་དཔེ་མཚོན་ཅན་གྱི་བློ་རིག་ཉམས་པའི་ནད་རྟགས་འབྱུང་བ་ལ་ཞོལ་འཕོད་གེགས་བར་འགག་འདུས།

❀ ཁ་ཕྱོགས་ངེས་གཏན་གྱི་གེགས་བར། ནད་གཞི་འཕེལ་བར་བསྟུན་ནས་ཡུལ་དུས་དང་མི་སྣ་ངོས་འཛིན་གྱི་ནུས་པ་ཞན་དུ་འགྱུར། དཔེར་ན། ཁྱིམ་མི་ངོས་འཛིན་མི་ཐུབ་པ་དང་། ཁྱིམ་ནས་ཉལ་ཁང་ངམ་སྒྲིད་ཁང་སོགས་མི་རྙེད་པ་ལྟ་བུ།

❀ ཡིད་འཛིན་ནུས་པའི་གེགས་བར། སྐད་ཅིག་ཙམ་གྱི་ཡིད་འཛིན་དང་ཉེ་དོན་ཡིད་འཛིན་གེགས་བར་གྱིས་སྔ་ཁྲིད་བྱས་ནས། ཡུན་རིང་འདས་དོན་གྱི་ཡིད་འཛིན་ཞན་དུ་འགྱུར།

❀ བློ་རིག་གི་གེགས་བར། ནད་པའི་རྩིས་རྒྱག་ནུས་པ་དང་གོ་རྟོགས་ནུས་པ། དབྱེ་འབྱེད་ནུས་པ། འཚོ་བའི་རང་མགོ་ཐོན་པའི་ནུས་པ་བཅས་ཉམས་པ།

❀ བསམ་བློའི་གེགས་བར། སྐབས་འདིའི་ནད་པ་མང་ཆེ་བར་འཁྲུལ་སྣང་ངམ་སྟོང་བསམ་སྐྱེ་སྲིད། འཁྲུལ་སྣང་སྐྱེས་ཚད་མང་བ་དང་། བསམ་བློའི་འགྱུར་ལྡོག་རྒྱུན་པར་མཐོང་སྲིད། དཔེར་ན། སེམས་ཁྲལ་དང་ཡིད་མུག་པ། ཁོང་ཁྲོ་ལང་སླ་བ། སྤྲོ་སྣང་འཕེལ་སླ་བ། བརྩེ་དུང་ཚོད་འཛིན་མི་ཐུབ་པ་སོགས་སྣང་། མཚན་མོར་བླ་འཚོལ་བའི་དུས་སྐབས་ཀྱང་མང་ཙམ་སྣང་།

❀ བྱ་སྤྱོད་ཀྱི་གེགས་བར། དཔེར་ན། གཉིད་ཡེར་བ་དང་སྤྲོ་ངར་ལངས་པ་ལྟ་བུ།

(3) དུས་མཇུག་གི་ནད་རྟགས། ཕྱོགས་ཡོངས་ནས་བློ་རིག་ལ་གེགས་བར་ཐེབས་པ་དང་མལ་སར་ལྷུང་བ། རང་དབང་མེད་པར་འགུལ་འགུལ་བྱེད་པ། སྐད་ཆར་གོ་བ་ལེན་པའམ་བགོལ་སྤྱོད་ནུས་པ་རྩ་བ་ནས་ཉམས་ཤིང་། བརྩེ་བ་ཇེ་ཞན་དང་འཚོ་བར་རྣད་དེ་རང་མགོ་མི་ཐོན་ལ། རྒྱུན་པར་གཅིན་སྐྱག་ཤོར་ནས་མཐར་སྨྲགས་འདུས་ནད་ཀྱིས་འཆི་བ།

2. ཞེས་རྟོགས་ལ་གེགས་བར་ཐེབས་པའི་རྒན་འཁོགས་ལ་གཉེར་སྐྱོང་།

དུས་ཚོད་འདས་པ་དང་བསྟུན། ཨའར་ཚི་ཧའེ་མོའི་ནད་པར་གཞི་རྩའི་འཚོ་བའི་ནུས་པ་ཉོར་འགྲོ། དཔེར་ན། ལུ་བ་གྱོན་པ་དང་སོ་བཀྲུ་བ། ཁྲུས་བྱེད་པ་སོགས་ལས་མངོན། ཁྱིམ་མིར་བརྩེ་དུང་གི་གནོན་ཤུགས་དང་དཔལ་འབྱོར་གྱི་ཁུར་པོ་ཧ་ཅང་ཆེ་སྲིད། མིག་སྔར། ཨའར་ཚི་ཧའེ་མོའི་ནད་ལ་སྨན་གསོ་བྱེད་པར་དམིགས་བསལ་ཕན་ནུས་ལྡན་པའི་སྨན་མེད་ཅིང་། རྒྱུན་སྤྱོད་སྨན་གྱིས་ནད་གཞི་ཞི་སྐྱོད་འགྲོ་བའི་ནུས་པ་ཐོན་གྱིན་ཡོད། དེར་བརྟེན། ཨའར་ཚི་ཧའེ་མོའི་ནད་ཕོག་པའི་ནད་པར་ཁྱིམ་ཚང་གི་ནད་གཡོག་ནི་ཧ་ཅང་གལ་ཆེ་བ་ཡིན་པས། ནད་གཡོག་པས་ཟས་གོས་འགྲོ་སྡོད་སོགས་རྒྱུན་གཏན་འཚོ་བའི་ཐད་ནས་དམིགས་བསལ་གྱིས་གཉེར་སྐྱོང་བྱེད་དགོས།

བློ་རིག་ཉམས་པའི་རྒན་འཁོགས་ལ་མཚོན་ན། གཉེར་སྐྱོང་གི་རྩ་བའི་དམིགས་ཡུལ་ནི་ཁོང་ཚོའི་དུས་རྒྱུན་འཚོ་བར་རང་མགོ་ཐོན་པའི་ནུས་པ་རྒྱུན་འཁྱོངས་ཡོང་དུ་འཇུག་པ་མ་ཟད། འཚོ་བའི་ཁོར་ཡུག་སྙོམས་སྒྲིག་བྱས་པ་བརྒྱུད། ནད་པའི་འཚོ་བའི་ནུས་པ་དང་འཚམ་པར་བྱེད་ཅིང་། ནད་པས་འཚོ་བར་རང་མགོ་མི་ཐོན་པའི་སྣང་ཚུལ་འབྱུང་རྒྱུ་འགོག་ཐབས་བྱེད་དགོས། དེའི་ཕྱིར་བློ་རིག་ཉམས་པའི་ཐོག་མའི་ནད་རྟགས་ལ་ངོས་འཛིན་ཡང་དག་བྱེད་ཅིང་། དུས་ཐོག་ཏུ་ཡང་དག་པའི་གཉེར་སྐྱོང་དང་སྨན་གསོ་འཐོབ་ཏུ་འཇུག་པ་དང་། ནད་འཕེལ་བར་འགོག་ཐབས་བྱེད་པ་ནི་ཧ་ཅང་གལ་ཆེ་བ་ཞིག་རེད།

(1) གྱོན་ཆས་ཐད་ནས་གཉེར་སྐྱོང་། བློ་རིག་ཉམས་པའི་རྒན་འཁོགས་ཀྱིས་གནམ་གཤིས་འགྱུར་ལྡོག་ལ་གཞིགས་ནས་ལྭ་བ་འཕྲི་སྣོན་མི་ཐུབ་པས། ཁྱིམ་མིས་གནམ་གཤིས་འགྱུར་ལྡོག་ལ་གཞིགས་ནས་སྐུལ་མ་བྱེད་པ་འམ། ཡང་ན་ནད་པར་ལྭ་བ་བརྗེས་ནས་འཁྱག་སྐྱོན་དང་ཚ་དུག་ཕོག་པར་འགོག་དགོས། ནད་པར་གྲ་སྒྲིག་བྱས་པའི་ལྭ་བའི་ཁ་གྲངས་མང་དགོས། ནད་པས་ལྭ་བ་གང་ཞིག་གྱོན་དགོས་པ་མི་ཤེས། རབ་ཡིན་ན་ཁ་དོག་གཅིག་འདྲ་དང་རྒྱན་ཅུང་ཞིང་དཔུར་ཧྲི་རྒྱག་མི་དགོས་པའི་རས་འདེམ་པ། ལྷམ་ནི་སོབ་འཇམ་དང་

སྐྱིད་སྡང་སྐྱེ་བའི་སྲིད་བལ་གྱི་བཟོས་པ་གདམ་དགོས་པ་ལས། ཀོ་ལྷམ་སམ་ཡང་ན་ལྷམ་སྒྲོག་ཅན་གདམ་མི་འོས།

(2) སྟོད་གནས་ཐད་ཀྱི་གཉེར་སྐྱོང་། སྟོད་ཁང་ཡངས་ཤིང་གློག་བཀོད་སྟབས་བདེ་བ། འོད་རྒྱུག་པ། གློག་ཆས་ཀྱི་ཐོགས་རྐྱེན་མེད་པ་བཅས་བྱེད་དགོས། དཔེར་ན། སྒོ་ཐེམ་སོགས་ཀྱིས་ནད་པ་འགྲེལ་དུ་འཇུག་སྲིད། ཁང་པའི་ནང་གི་ས་ངོས་སམ་མཐིལ་ཤིང་། ཁྲུས་རྫིང་། གསང་སྤྱོད་བཅས་འདྲེད་སླ་བ་ཅན་ཡིན་མི་རུང་། རབ་ཡིན་ན་ཧུམ་གདན་བཏིང་ན་བཟང་། ཉལ་ཁྲིའི་གམ་ན་སྲུང་ར་ཡོད་དགོས། ཉེན་ཁ་ཡོད་པའི་དངོས་རྫས་ཏེ། དཔེར་ན། གྲི་དང་། རྫེམ་ཙེ། སྨན་རྫས། འབུ་གསོད་སྨན་རྫས་སོགས་ཉར་ཚགས་ཡག་པོ་བྱེད་དགོས། འབར་ནྲངས་དང་གློག་ཁྲུངས་ཀྱི་གློག་སྒོ་ལ་བདེ་སྲུང་གློག་ཆས་ཡོད་དགོས། རབ་ཡིན་ན་ནད་པས་གང་འདོད་ལྟར་ཁ་ཕྱེ་མི་ཐུབ་པ་ཡིན་དགོས། ནད་པའི་འཚོ་བའི་ཁོར་ཡུག་གཏན་འཇགས་དགོས་ལ། ཁྱིམ་ནང་གི་དངོས་རྫས་འགྱུར་ལྡོག་ཉུང་དགོས། སྐྱོང་མཁན་ཡང་རྒྱུན་པར་བརྗེས་ན་མི་བཟང་།

(3) གཉིད་ཉལ་བར་གཉེར་སྐྱོང་། རྒན་འཁོགས་ལ་གཉིད་མི་ཁུག་པའི་གེགས་བར་ཡོད་པས་ནད་པར་གཉིད་ཁུག་པའི་ཆ་རྐྱེན་བསྐྲུན་དགོས། ཁོར་ཡུག་ལྷིང་འཇགས་དགོས་ལ། ཉལ་ཁར་ཚུ་དྲོན་མོས་རྐང་པ་བཀྲུ་བ། ཐབས་སྐྱུལ་ཅན་གྱི་ཁ་བརྡ་དང་། ཡང་ན་བརྙན་འཕྲིན་སོགས་ལ་ལྟ་མི་འོས། ཚང་དང་། ཐ་མག་གམ་ཇ་གར་པོ། ཁ་ཧྭི་སོགས་འཐུང་དུ་འཇུག་མི་རུང་། གཉིད་མི་ཁུག་པ་ཚབས་ཆེ་ན། སྨན་གྱི་གཉིད་ཁུག་ཐབས་སྤྱད་ཆོག་པ་དང་། བསམ་ཡུལ་ལས་འདས་པའི་དོན་འབྱུང་བ་འགོག་ཆེད། མཚན་མོར་ནད་པ་ཁེར་རྐྱང་དང་སྟོད་དུ་འཇུག་མི་རུང་། ཡུན་རིང་ཉལ་སར་ལྷུང་བ་ཡིན་ན། དུས་བགོས་ལྟར་ལུས་པོའི་ཉལ་གཞོག་བརྗེ་བ་དང་། རྒྱབ་ལ་དལ་སོར་རྡུང་བ། ལུས་རྨ་འབྱུང་བར་སྔོན་འགོག་བཅས་བྱེད་དགོས།

(4) ཕྱི་ལ་སྐྱོད་པའི་གཉེར་སྐྱོང་། རྒན་འཁོགས་མང་ཆེ་བར་སྐྱལ་ཚིགས་མ་ལག་གི་ནད་ཡོད་སྲིད་པས། ནད་པ་ལངས་ནས་འགྲོ་བ་ལ་དཀའ་ངལ་འབྱུང་སྲིད། ཐེམ་སྐས་ལ་ཡར་འགོ

མར་འབབ་བྱེད་སྐབས་ངེས་པར་རོགས་སྐྱོར་བྱེད་དགོས། བློ་རིག་ཉམས་པའི་རྐྱེན་འབོགས་ནད་པར་ས་ཕྱོགས་ངེས་གཏན་གྱི་གེགས་བར་འབྱུང་བས་སྒོ་ཕྱི་ལ་སོང་ན་ལམ་ནོར་སླ། ཁྲིམ་ལ་ལོག་པའི་ལམ་རྙེད་མི་སྲིད་པས་རྐྱེན་འབོགས་ཀྱི་ཀྱོན་ཆས་ཀྱི་མདོན་གསལ་དོད་སར་ཊུས་མིང་དང་། སྡོད་གནས། འབྲེལ་གཅུག་ཁ་པར་བཅས་གསལ་པོར་འགོད་དགོས་ལ། རབ་ཡིན་ན་ནད་པ་ལ་འགྲོ་རོགས་ཡོད་དགོས། ནད་པའི་བདེ་འཇགས་ལ་འགན་འཁུར་དགོས།

(5) འཕྲོད་བསྟེན་ཐད་ཀྱི་གཉེར་སྐྱོང་། མི་སྐེར་གྱི་འཕྲོད་བསྟེན་གོམས་གཤིས་བཟང་པོ་རྒྱུན་འཁྱོངས་བྱས་ན། འགོས་ནད་འགོ་བའི་གོ་སྐབས་ཇེ་ཉུང་གཏོང་ཐུབ། མི་སྐེར་གྱི་འཕྲོད་བསྟེན་ནང་ལུས་པགས་དང་། སྐྲ། སེན་མོ། ཁ་སྨུག་སོགས་ཀྱི་འཕྲོད་བསྟེན་འདུས་ལ། ནངས་དགོང་ལ་སོ་བཀྲུ་བ་དང་ངོ་བཀྲུ་བ། སེན་མོ་འབྲེག་པ། དུས་བགོས་ལྟར་མགོ་བཀྲུ་བ། ལུས་པོ་བཀྲུ་བ། ནང་གོས་དང་ཉལ་ཆས་བརྗེ་བ་བཅས་རྒྱུན་འཁྱོངས་བྱེད་དགོས། རིག་པ་མི་གསལ་བའི་ནད་པར་གཉེར་སྐྱོང་བྱེད་སྐབས་རྒྱབ་བམ་གམ་ནས་རོགས་རམ་བྱེད་པར་དོ་སྣང་ཡོད་དགོས། རྒྱུ་མཚན་ནི་ཁ་གཏད་ནས་ངོ་གདོང་འཁྲུ་སྐབས། ནད་པར་བཙན་ཤེད་ཐེབས་པའི་ཚོར་སྣང་བྱུང་ནས། དང་ལེན་མི་བྱེད་པའམ་ཡང་ན་སྡུན་རོགས་མི་བྱེད་པ་འབྱུང་སྲིད། དཔེར་ན། ནད་པས་སོ་མི་བཀྲུ་བའམ་བཀྲུ་མི་ཤེས་ཚེ། སྲིང་བལ་ཐུར་མ་ཚྭ་ཆུའི་ནང་བསྒྲེས་ནས་གཙང་མར་བཀྲུས་ཆོག་ཅིང་། སོ་རྫུན་སྒྲད་ཡོད་པའི་ནད་པ་རྣམས་ཀྱིས་སོ་རྫུན་དང་སྒྲོད་གནས་གཉིས་མཐུན་མིན་ལ་ཞིབ་བཤེར་བྱེད་དགོས་ཤིང་། ཟ་མ་ཟོས་རྗེས་སོ་རྫུན་མ་གཙང་འཁྲུད་བྱེད་དགོས།

(6) ཟ་འཐུང་ཐད་ཀྱི་གཉེར་སྐྱོང་། ཟ་འཐུང་ཐད་ནས་འཚོ་བཅུད་སྤེལ་སྒྲིག་ལ་དོ་སྣང་བྱེད་དགོས་ཤིང་། ཞག་ཆེ་ཉུང་བའི་ཟས་རིགས་མང་ཙམ་དང་། འཚོ་བཅུད་དང་གཏེར་རྒྱུ་འདུས་པའི་ཟས་རིགས་མང་ཙམ་ཟ་དགོས། དཔེར་ན། འབྲུ་རིགས་དང་ཤ་སྐམ་པོ། སྲན་མའི་རིགས། རྒྱ་མཚོའི་ཐོན་ཐས་སོགས་སྤྱོད་དགོས། ལུས་ཕུང་ལ་གནོད་པ་འབྱུང་སླ་བའི་ཟས་རིགས་ཟ་བར་འཛེམ་དགོས། དཔེར་ན། ཚ་དྲགས་པའི་ཟས་རིགས་ལྟ་བུ།

བཟའ་རྒྱུ་ཉུང་དྭགས་པའམ་མང་དྭགས་པར་འཛེམ་དགོས། ནད་པ་ལ་ལས་ལྕོགས་པ་དང་རྒྱུགས་པ་མི་ཤེས་པས། ཐུན་གཅིག་ལ་ཟས་མང་པོ་ཟ་བ་རེད། ཟ་མ་ཟོས་མ་ཐག་ད་དུང་ཟ་འདོད་ཡོད་པར་བཤད་ན་དོ་སྣང་བྱེད་དགོས། ཉིན་གཅིག་ལ་ཟས་སྤྱོད་ཐེངས་མང་ཉུང་བརྩིས་ནས། ཐེངས་6～8ལ་བགོས་ནས་ཟ་རུ་བཅུག་ཆོག་ལ། རྒྱུན་པར་སིལ་ཏོག་དང་ནུས་ཚད་དམའ་བའི་ཞོར་ཟས་གྲ་སྒྲིག་བྱས་ནས་ནད་པས་ཟ་འདོད་དུས་སྤེར་དགོས། ནད་པ་ལ་ལས་སྐད་ཆ་བཤད་པ་ཧ་ཅང་ཉུང་ཞིང་ཙོག་ནས་སྡོད་ཡུན་ཧ་ཅང་རིང་བས། ཟ་མ་ཟ་རུ་བཅུག་ཀྱང་དང་ལེན་མི་བྱེད་པས། དུས་སྨད་ཀྱི་ནད་པར་འཚོ་བཅུད་མི་འདང་བ་འབྱུང་སྲིད། གནས་ཚུལ་དེ་འདྲ་བྱུང་སྐབས། ཁ་དོག་ཕུན་སུམ་ཚོགས་པའི་ཁ་ཟས་གྲ་སྒྲིག་བྱས་ཆོག་ལ། ཁོང་ཚོ་དགའ་བའི་ཟས་སྣོད་གྲ་སྒྲིག་བྱ་རྒྱུ།

ཁ་ཟས་ཟས་སྣོད་ནི་རབ་ཡིན་ན་ཆག་གྲུམ་ཐེབས་དཀའ་བའི་སྤྱོས་འཁྱིག་གིས་བཟོས་པ་ཡིན་དགོས་ཤིང་། རྒན་འཕོགས་ལ་གྲི་དང་ཁ་དབྲག་སྲིད་པའི་ཡོ་བྱད་བཀོལ་ནས་ཁ་ཟས་ཟ་རུ་འཇུག་མི་རུང་། གལ་སྲིད་ནད་པའི་མིག་གིས་མི་མཐོང་ན། གསོལ་ཙོག་དེ་འོད་བཟང་བའི་གནས་ལ་འཛུག་དགོས། ཟས་ཀྱི་རིགས་མང་དྭགས་ན་མི་བཟང་། ནད་པ་ཅི་བྱ་གཏོལ་མེད་ལྟར་འགྱུར་སྲིད།

ནད་པར་འབྱར་གཤིས་ཟས་རིགས་ཟ་རུ་འཇུག་མི་འོས། ཟ་མ་ཟ་དུས་ནད་པའི་ལྟ་བ་བཙོག་པར་བཟོ་སྲིད། སྐབས་འདིར་ཁོ་ཚོར་ལེ་བདའ་མི་བྱེད་པ་དང་། ཐེངས་གཅིག་ལ་ཟས་མང་དྭགས་པ་མི་སྤེར་བ། ཟས་སྤྱོད་པར་མགྱོགས་དྭགས་མི་རུང་། ནད་པར་ལྐད་པའི་དུས་ཚོད་འདང་ངེས་ཤིག་ཡོད་དུ་འཇུག་དགོས། སྐབས་ལ་ལར་ནད་པས་ལྐད་རྒྱུ་བརྗེད་ནས་ཟས་མེད་པས། མེད་པ་འགག་ཉེན་ཡོད་སྲིད། ནད་པའི་སྡུག་བསྔལ་དང་འཇིགས་སྐྲག་གི་རྣམ་འགྱུར་ལས་གནས་ཚུལ་དེ་རྟོགས་ཐུབ།

(7) སྨན་འཐུང་བར་གཉེར་སྐྱོང་། བློ་རིག་ཉམས་པའི་རྒན་འཕོགས་ཀྱིས་སྨན་འཐུང་སྐབས་མི་ཞིག་གམ་ན་ཡོད་དགོས་ལ། རོགས་བྱས་ནས་ཚད་ལོངས་པར་སྨན་འཐུང་དུ་བཅུག་

རྗེས་སྨན་རྫས་དོ་དམ་བྱེད་དགོས། ཡིད་སྨུག་པའི་ནད་པ་དང་། འཁྲུལ་སྣང་སྐྱེས་འདུག་པ། རང་སྲོག་གཅོད་པའི་ཕྱོགས་ལྷུང་ཡོད་པ་བཅས་ཀྱི་ནད་པར་གཉེར་སྐྱོང་བྱེད་མཁན་གྱིས་ངེས་པར་སྨན་རྫས་དོ་དམ་ཡག་པོ་བྱེད་དགོས་ལ། ནད་པས་ལེན་མི་ཐུབ་པའམ་མི་རྙེད་པའི་གནས་ལ་འཇོག་དགོས། རྐྱེན་འཕོགས་ཀྱིས་སྨན་འཐུང་མི་མོས་དུས། ངང་རྒྱུད་རིང་པོས་གོ་བ་བསྐོན་པ་དང་། སྨན་འཐུང་རྗེས་རྐྱེན་འཕོགས་ལ་ཁ་གདངས་སུ་བཅུག་ནས་སྨན་མེད་ཡོད་མེད་ལ་བརྟག་དགོས། མལ་སར་ལྷུང་བའི་ནད་པ་ཡིན་ན། སྨན་བཙག་ནས་ཆུ་ལས་བཞུ་དགོས། ཚད་པར་གནོད་སྐྱོན་ཐེབས་པས་ནད་པའི་ལྟོགས་སྐོམ་གྱི་ཚོར་བ་ཞོར་ན། ཉིན་མཚན་གོ་ལྡོག་ནས་ཟ་མ་ཟ་བའི་དུས་ཚོད་ལ་ནོར་འཁྲུག་འབྱུང་སྲིད་པས། ནད་པས་ཟ་མ་ཟ་བའི་དུས་ཚོད་ལྟར་སྨན་འཐུང་དུ་བཅུག་ནས་འགོག་སེམས་སེལ་དགོས།

3. ཤེས་རྟོགས་ལ་གེགས་བར་ཐེབས་པའི་རྐྱེན་འཕོགས་ཀྱི་དམིགས་བསལ་ནད་གཡོག

ལག་ལེན་དངོས་ཀྱི་ནང་ཤེས་རྟོགས་ལ་གེགས་བར་ཐེབས་པའི་རྐྱེན་འཕོགས་ཀྱི་སྣང་ཚུལ་སྣ་ཚོགས་ལ་དམིགས་གཏད་ཀྱི་ཐབས་སྤྱོད་དགོས།

(1) བཤང་གཅི་གཏོང་ནུས་ཉམས་པའམ་ཞན་པ། བློ་རིག་ཉམས་པའི་རྐྱེན་འཕོགས་ཀྱིས་གཅིན་སྐྱག་ཤོར་ནས་འགོ་ནད་དང་པགས་ནད་འབྱུང་བའི་ཉེན་ཁ་ཆེ། ནད་གཡོག་སྐྱོང་ཐབས་ལ་གསང་སྤྱོད་ཀྱི་མཚོན་རྟགས་མངོན་གསལ་འདོན་རྒྱུ་ཡང་ཡོད་དགོས། གསང་སྤྱོད་ཁང་དེ་ནད་པའི་འཚོ་བ་རོལ་ཁྱུལ་གྱི་ཉེ་འགྲམ་དུ་བཙུགས་ནས། དུས་ཚོད་ངེས་གཏན་ནང་ནད་པར་བཤང་གཅི་འདོར་དགོས་པའི་དྲན་སྐུལ་བྱེད་པ་དང་། བཤང་གཅི་འདོར་བའི་གོམས་གཤིས་སྲུང་བཟོར་བྱེད་དགོས།

(2) རང་གིས་རང་ལ་གཉེར་སྐྱོང་གི་ནུས་པ་ཤོར་བ། ཕྱོགས་གཅིག་ནས་ནད་གཡོག་པས་ཡང་དང་བསྐྱར་དུ་ནད་པར་བློ་སྟོན་སྤྱོད་བཟོར་བྱས་པ་བརྒྱུད་ནས། ཁོ་ཚོར་གཞི་རྩའི་འཚོ་བའི་ནུས་པ་འཐོབ་ཏུ་འཇུག་པ་དང་། ཕྱོགས་གཞན་ཞིག་ནས་བདེ་སྡུག་དང་ལྟོགས་སྐོམ

སོགས་ཕྱོགས་གང་ཅིའི་ཐད་ནས་ནད་པར་བསམ་བློ་ཞིབ་མོ་གཏོང་དགོས།

(3) འཁྲུམས་ཉུལ། འདི་ནི་བློ་རིག་གི་གེགས་བར་དང་། ཁོར་ཡུག་ལ་རྒྱུས་མངའ་མེད་པ། ཐང་ཆད་པ། སེམས་ཁྲལ་བྱེད་པ། འདུ་ཤེས་ཀྱི་གེགས་བར་སོགས་དབང་གིས་བྱུང་བ་ཡིན་སྲིད། མཚན་མོར་འཁྲུམས་ཉུལ་བྱེད་པ་དེ། གཙོ་བོ་བློ་རིག་ཉམས་པའི་རྐྱེན་འཕོགས་ཀྱི་མུན་ནག་ཁོར་ཡུག་ནས་ངེས་གནས་མི་གསལ་བ་དང་འབྲེལ་བ་ཡོད། ནད་གཡོག་སྐྱོང་ཐབས་ལས་ནད་པར་དེ་བས་བཟང་ཞིང་བདེ་འཇགས་ལྡན་པའི་འཚོ་བའི་ཁོར་ཡུག་འདོན་དགོས་ཏེ། དཔེར་ན། གེགས་མེད་འཚོ་བ་རོལ་གནས་དང་། མདོན་གསལ་མཚོན་རྟགས་ཡོད་པའི་སྡོད་ཁང་ལྷ་བུ་ལྡན་དགོས་པ་མ་ཟད། མཚོན་རྟགས་དངོས་པོ་ལ་ནད་པར་ཆེས་ཆ་རྒྱུས་ཡོད་པ་བཀོལ་དགོས། ནད་པར་འཆར་གཞི་ཡོད་པའི་བྱེད་སྒོ་བཀོད་སྒྲིག་བྱས་ཚེ། ནད་པའི་འཁྲུམས་ཉུལ་ཇི་ཉུང་དུ་གཏོང་ཐུབ་པར་མ་ཟད། ནད་པའི་འབྲེལ་འདྲིས་ཀྱི་ནུས་པ་ཡང་ཇི་བཟང་ཡོང་ཐུབ་ལ། ཁོང་ཚོའི་སྤྲོ་སྣང་དང་རང་ཉིད་ཀྱི་ངོས་འཛིན་ནུས་པ་རྒྱས་ཐུབ། བྱེད་སྒོ་དེ་དག་ནད་པའི་དགའ་ཕྱོགས་དང་དེ་སྔའི་འཚོ་བའི་ཉམས་མྱོང་དང་སྦྲེལ་ནས། ཁོང་ཚོ་བྱེད་སྒོའི་ཁྲིད་ཞུགས་པའི་བརྩོན་སེམས་རྒྱས་སུ་འཇུག་དགོས།

(4) ཟས་མིད་དཀའ་བ། བློ་རིག་ཉམས་པའི་ནད་པར་ཟས་མི་ཟ་བ་དང་ཟས་ཧམ་ཆེ་བ། ལག་པས་ཟས་གང་འདོད་སྐབས་ནས་ཟ་བའི་གནས་ཚུལ་ཡོད། ཟས་སྦྱོད་པར་བདག་སྐྱོང་ཡག་པོ་བྱས་ན་ནད་པའི་བདེ་ཐང་ལ་ཐད་ཀར་ཤུགས་རྐྱེན་བཟོ་ངེས་ཡིན། དེའི་ཐབས་ལ་སྤྱིར་དུས་བཅད་ལྟར་ཟ་མ་ཟ་རུ་འཇུག་ཅིང་། འཚོ་བཅུད་ལྡན་ཞིང་འཇུ་སླ་བའི་ཟས་རིགས་འདེམ་པ་དང་། ནད་པའི་དགའ་ཕྱོགས་ལྟར་ཟས་ཐོ་བཀོད་སྒྲིག་བྱེད་དགོས། ཟ་མ་ལྟུད་སྐབས་དལ་དགོས་ལ། ནད་པར་ལྷོད་ཡུན་ཡོད་དུ་འཇུག་དགོས།

(5) ཆགས་སྤྱོད་རྒྱུན་ལྡན་མིན་པ། འཁྲིག་སྤྱོད་ལ་ཚོད་འཛིན་དཀའ་བའི་(ལག་གཡེམ་བྱེད་པ་)གནས་ཚུལ་དེ་བློ་རིག་ཉམས་པའི་སྐྱེས་པར་མཐོང་རྒྱུ་མང་། དེ་ནི་ནད་པའི་ཆེས་མཐའ་མཇུག་གི་སྤྲོ་སྣང་ཡང་ཡིན་སྲིད། དེ་བཀག་འགོག་བྱེད་པ་ལས་འོས་ཤིང་འཚམ་པའི་

ཁོར་ཡུག་བརྟན་ནས་འཕྲུད་འདོན་བྱེད་དུ་བཅུག་ན་བཟང་།

(6) སེམས་ཁམས་ཀྱི་ནད་རྟགས། བློ་རིག་ཉམས་པའི་རྒྱན་འཕོགས་ལ་འཕྲུལ་སྣང་དང་སྟོང་བསམ་བྱུང་ཆེ། དེ་དང་འོས་མིན་གྱི་རྩོད་པ་མ་སློང་། ཐབས་བརྒྱ་ཇུས་སྟོང་གིས་བློ་ཁ་བསྒྱུར་བ་དང་། དེ་ནས་ངང་རྒྱུད་རིང་པོས་གསལ་བཤད་བྱེད་པར་སྨྲགས་ནས། སེམས་ཁམས་ཚན་ཁག་གི་སྨན་པ་བསྟེན་ནས་སྨན་གསོ་བྱེད་དགོས། ནད་པས་དྲག་ཤུགས་དང་ཕར་རྒོལ་བྱ་སྤྱོད་ལ་སྔར་བཞིན་ཁྲིད་སྟོན་དང་། འགྲེལ་བཤད། བློ་ཁ་དང་སྒྱུར་སོགས་ཀྱི་བྱེད་ཐབས་སྤྱོད་རྒྱ་གཙོ་བོར་འཛིན་དགོས་པ་མ་ཟད། སྨན་པའི་བློ་སྟོན་ལ་བརྟེན་ནས་ཡུན་ཐུང་ནང་ཞི་སྐྱོད་སྨན་རྫས་ཀྱིས་ཚོད་འཛིན་བྱེད་པ་དང་སྨྲགས་ནས། ནད་པའི་སེམས་མི་སྐྱིད་པའི་རྒྱུ་རྐྱེན་ལ་དཔྱད་ཅིང་། ཡང་བསྐྱར་འབྱུང་བ་སྔོན་འགོག་བྱེད་དགོས།

(7) གཉིད་མི་ཁུག་པ། བློ་རིག་ཉམས་པའི་རྒྱན་འཕོགས་ཀྱི་ཤེས་རྟོགས་ལ་གེགས་བར་ཚབས་ཆེན་ཐེབས་ཆེ། ཉིན་མོར་ངལ་གསོ་དང་མཚན་མོར་སྐད་ཅོར་བརྒྱབ་ནས་ནད་གཡོག་པ་ལ་ངལ་དུབ་ཀྱིས་མནར་སྲིད། སེལ་ཐབས་ནི་ཉིན་མོར་གཉིད་དུ་མི་འཇུག་པར། དགའ་སྤྲོའི་ངང་ཚུལ་རྒྱུན་འཁྱོངས་བྱས་ནས་མཚན་མོར་ངལ་གསོ་བར་རོགས་རམ་བྱེད་དགོས།

ཀ་ཕྲེང་ལྟར་བསྒྲིགས་པའི་ཐ་སྙད་བོད་རྒྱ་ཤན་སྦྱར།

ཀ

ཀོན་ཕྲེད་ཚི་ཨེམ་སྐྱུར། 半胱氨酸

ཀླད་གྲིབ་འཕྲིང་བ། 脑卒中

ཀླད་པའི་ཁྲག་རྩའི་ནད། 脑血管意外

དཀར་བྱེད་ཕྱེ་མ། 漂白粉

རྐེད་ཚིགས་མཚམས་འབུར་ནད། 腰椎间盘突出症

སྐྱེ་ལུགས་ཚྭ་ཆུ། 生理盐水

སྐྱེད་བྱེད་ཟས། 发物

ཁ

ཁྲག་རེངས། 血栓

ཁྲག་ཤེད་འཕར་རྩ་བརྟག་ཆས། 血压脉搏监护仪

ཁྲུན་ཁ་པ། 乙醇

མཁྲིས་དཀག་ཁྲུན། 胆固醇

འཁྱགས་དུགས། 冷敷

འཁྱམས་ཉུལ། 漫游

ག

གུ་གུ་ཤལ་ཅན་དངོས་རྫས། 搪瓷类物品

གུར་གུམ་པགས་སྣུམ། 红花油

གོ་ཆོད་ཁིལ་འདུས་དུག་སེལ་གཤེར་ཁུ། 含有效氯的消毒液

གྲང་འབུ། 滴虫

གློ་སྙིང་ནད། 肺心病

གློ་བ་དབུགས་སྐྲངས། 肺气肿

འགག་འབྱེད་སྨན་ཐིལ། 开塞露

རྒན་མིག ། 老花眼

རྒས་མཛེར། 老年疣

རྒུན་འབྲུམ་རིལ་སྲིན། 葡萄球菌

སྒལ་ཚིགས་རུས་གཤིས་གྲིམ་ནད། 脊柱关节骨性关节炎

ང

མངར་ཤིང་ཁུན། 木糖醇

སྔ་ལྟས། 预兆

ཅ

གཅུད་ཐུག་རྒྱུ་ཆ། 敷料

ཆ

ཆུ་དྲོད་ཁུག་མ། 热水袋

ཆུ་བ། 韧带

མཆིན་དྲིའི་ཧེན་ཤ། 膈肌

ཇ

ལྗང་ལོའི་རྫས། 叶绿素

ཉ

ཉིང་སེར་རྫས། 核黄素

སྙིང་ལྷང་རིས། 心电图

ད

དོས་དྲག་ནད། 急性病

མདོག་ཆགས་རྫས། 色素

འདག་བྱེད་གཤེར་ཁུ། 清洁剂

རྫོལ་སྦུག། 瘘管

ལྡོག་མདོན། 反应

ན

ནད་སྐྱེད་སྲིན་འབུ། 致病微生物

ནད་མི་སྐྱེད་སྲིན་འབུ། 非致病微生物

ནད་གཞིའི་སྲིན་འབུ། 病原菌

སྣུམ་སྐྱུར་གཉམ་མ། 亚油酸

པ

པའེ་ཧྲི་གཤེར་ཁུ། 贝氏溶液

པུས་ཚིགས་རུས་གཤིས་གྱུམ་ནད། 膝关节骨性关节炎

དཔྱི་ཚིགས་རུས་གཤིས་གྱུམ་ནད། 髋关节骨性关节炎

སྤྱིན་ཐུམ། 胶囊

ཕ

ཕ་ཅིན་སེན་ནད། 帕金森病

ཕྱི་རྐྱེན་སངས་སྨན། 解表药

ཕྲེང་སྲིན། 念珠菌

འཕར་རྩ་མཚོན་རིས་བརྟག་ཆས། 脉搏描记仪

འཕྲོས་གསོ། 放疗

བ

དབུར་ཏེ། 熨烫

དབྱིབས་འགྱུར་སྲིན་ནར་མོ། 变形杆菌

འབྱར་སྐྱི། 黏膜

འབྱར་སྒྲོག ། 尼龙搭扣

སྦྱུར་རྣམ། 剂型

སྦྱུར་ཚད། 剂量

དམར་དཔེ། 标本

ཚ

ཚ་དུགས། 热敷

ཚི་སྣའི་རྫས། 纤维素

ཚིལ་ཞག ། 脂质

མཚམས་ཚིགས། 临界性

ཟ

ཟེ་སྐྱུར་མངར་སྣུམ་སྨན་ལེབ། 硝酸甘油片

ར

རལ་ཟགས། 溃疡

རླན་དུགས། 湿敷

རླུང་རླན། 风湿

ཤ

ཤ་བཀྲའི་རླུང་ནད། 白癜风

ཤོག་ཧྲུག ། 纸屑

གཉེར་རྫེན་ཕུང་རྫི། 胰岛素

ས

སིང་ཕྱེའི་རྩབས། 淀粉酶

སེ། 硒

སོ་ཚང་། 牙槽

སྲིང་ཐུར། 棉棒

སྲིན་འཇོམས་སྨན། 抗生素药物

གསང་སྒྲིའུ། 阴囊

ཧ

ལྷག་ཕྱིའི་ནད། 后遗症

ཨ

ཨའར་ཚི་ཧའེ་མོའི་ནད། 阿尔茨海默症